Kohlhammer

Die Autorinnen/der Autor

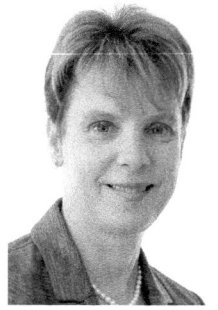

Prof. Dr. Christa Büker, Pflege- und Gesundheitswissenschaftlerin. Seit 2010 Professorin für Pflegewissenschaft an den Hochschulen München und Bielefeld; Lehre im primärqualifizierenden Bachelorstudiengang Pflege und im Masterstudiengang Erweiterte Pflegeexpertise – Advanced Nursing Practice. Schwerpunkte Lehre: Ambulante Pflege, Multiprofessionelle Versorgungsgestaltung, Edukative Aktivitäten in der Pflege. Forschungsschwerpunkte: Bildungs- (Entwicklung von digitalen Lehr-Lernmaterialien für Pflegestudiengänge, curriculare Integration von Planetary Health) und Versorgungsforschung (Pflegende Angehörige, Tagespflege für ältere Menschen). Mitglied der Sektion Planetary Health und der Sektion Beraten, Informieren, Schulen in der Deutschen Gesellschaft für Pflegewissenschaft e.V.

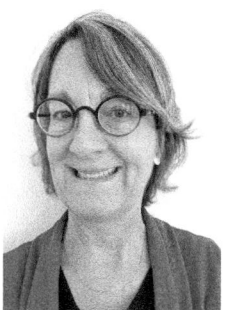

Prof. Dr. Julia Lademann, seit 2008 Professorin für Pflegewissenschaft an der Hochschule München und der Frankfurt University of Applied Sciences. Schwerpunkte in Lehre und Forschung: Professionalisierung und Akademisierung der Pflegeberufe, Pflege und Familie (pflegende Angehörige, ambulante Schwerstkrankenpflege), Gesundheitswissenschaften (Gesundheitsförderung und Prävention) sowie qualitative Gesundheits- und Pflegeforschung. Mitglied der Deutschen Gesellschaft für Pflegewissenschaft e.V. (DGP) und Mitherausgeberin der Fachzeitschrift »Pflege & Gesellschaft«.

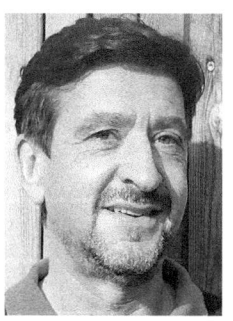

Prof. Dr. Klaus Müller, Krankenpfleger, Berufspädagoge und Gesundheitswissenschaftler. Professor an der Frankfurt University of Applied Sciences mit dem Lehrgebiet »Pädagogische Aufgaben in der Pflege«. Forschung zu praktischer Pflegeausbildung, Hospiz-Versorgung, Wertschätzungserleben von Pflegepersonen, Kompetenzkommunikation, Evaluation von anwendungsbezogenen Projekten. Hospiz- und Trauerbegleiter und Ethikberater im Gesundheitswesen. Arbeitsthemen: Professionelle Sorge, Diversity Care, Palliativpflege, Beratung/Coaching, Gestaltung von Bildungsprozessen.

Christa Büker
Julia Lademann
Klaus Müller

Moderne Pflege heute

Beruf und Profession zeitgemäß
verstehen und leben

2. Auflage

Verlag W. Kohlhammer

Dieses Werk einschließlich aller seiner Teile ist urheberrechtlich geschützt. Jede Verwendung außerhalb der engen Grenzen des Urheberrechts ist ohne Zustimmung des Verlags unzulässig und strafbar. Das gilt insbesondere für Vervielfältigungen, Übersetzungen, Mikroverfilmungen und für die Einspeicherung und Verarbeitung in elektronischen Systemen.

Die Wiedergabe von Warenbezeichnungen, Handelsnamen und sonstigen Kennzeichen in diesem Buch berechtigt nicht zu der Annahme, dass diese von jedermann frei benutzt werden dürfen. Vielmehr kann es sich auch dann um eingetragene Warenzeichen oder sonstige geschützte Kennzeichen handeln, wenn sie nicht eigens als solche gekennzeichnet sind.

Es konnten nicht alle Rechtsinhaber von Abbildungen ermittelt werden. Sollte dem Verlag gegenüber der Nachweis der Rechtsinhaberschaft geführt werden, wird das branchenübliche Honorar nachträglich gezahlt.

Dieses Werk enthält Hinweise/Links zu externen Websites Dritter, auf deren Inhalt der Verlag keinen Einfluss hat und die der Haftung der jeweiligen Seitenanbieter oder -betreiber unterliegen. Zum Zeitpunkt der Verlinkung wurden die externen Websites auf mögliche Rechtsverstöße überprüft und dabei keine Rechtsverletzung festgestellt. Ohne konkrete Hinweise auf eine solche Rechtsverletzung ist eine permanente inhaltliche Kontrolle der verlinkten Seiten nicht zumutbar. Sollten jedoch Rechtsverletzungen bekannt werden, werden die betroffenen externen Links soweit möglich unverzüglich entfernt.

2. Auflage 2026

Alle Rechte vorbehalten
© W. Kohlhammer GmbH, Stuttgart
Gesamtherstellung: W. Kohlhammer GmbH, Heßbrühlstr. 69, 70565 Stuttgart

produktsicherheit@kohlhammer.de

Print:
ISBN 978-3-17-044853-7

E-Book-Formate:
pdf: ISBN 978-3-17-044854-4
epub: ISBN 978-3-17-044855-1

Inhalt

Vorwort der Reihenherausgeberinnen 9

Einleitung 11

1 Pflegeberuf heute 15
Christa Büker
   1.1   Bedeutung des Pflegeberufs 16
   1.2   Handlungsfelder und Aufgaben einer modernen Pflege 17
   1.3   Gesellschaftliche Einflüsse auf den Pflegeberuf 25
       1.3.1 Demografische Entwicklung 25
       1.3.2 Multimorbidität und Pflegebedürftigkeit 27
       1.3.3 Veränderung von Familienstrukturen 30
       1.3.4 Konsequenzen für die pflegerische Versorgung 31
       1.3.5 Gesellschaftlicher Auftrag der Pflege 33
   1.4   Gesetzliche Rahmenbedingungen des Pflegeberufs .. 35
       1.4.1 Pflegeberufegesetz 35
       1.4.2 Vorbehaltsaufgaben 38
       1.4.3 Hochschulische Qualifizierung 39
   1.5   Bildungskonzepte in der Pflege 40
   1.6   Fazit 43
   1.7   Literatur 44
   Zum Weiterlesen – Pflegeberuf heute 48

2 Entwicklung des Pflegeberufs 49
Julia Lademann
   2.1   Hintergrund: Historische Pflegeforschung 50
   2.2   Pflegerische Tätigkeiten vom Altertum bis zur Neuzeit 52
       2.2.1 Erste Hinweise auf Krankenpflege 53
       2.2.2 Spirituell-Religiöse Prägungen 55
       2.2.3 Klostergemeinschaften im Christentum 55
       2.2.4 Pflege im 19. Jahrhundert: Entwicklung zum »Frauenberuf« 57
       2.2.5 Pflege im Nationalsozialismus 61

	2.3	Pflege als Ausbildungsberuf	66
		2.3.1 Erste Ansätze zur Ausbildung in der Pflege	67
		2.3.2 Beginn staatlicher Ausbildungsregelung	69
		2.3.3 Pflegeberufegesetze nach 1945	72
	2.4	Akademisierung in der Pflege	74
		2.4.1 Entwicklung der Pflegewissenschaft	75
		2.4.2 Beginn der hochschulischen Qualifizierung	80
	2.5	Fazit	81
	2.6	Literatur	83
		Zum Weiterlesen – Entwicklung des Pflegeberufs	86
3	**Berufsverständnis**		**87**
	Klaus Müller		
	3.1	Was ist Pflege? – Definitionen	88
		3.1.1 Definition des International Council of Nurses (ICN)	90
		3.1.2 Definition des Verbandes der PflegedirektorInnen der Unikliniken (VPU)	92
		3.1.3 Definition der Weltgesundheitsorganisation (WHO)	92
		3.1.4 Definition des Royal College of Nursing (RCN)	93
	3.2	Handlungskonzept und Haltung in der Pflege – das Konzept des »Caring«	94
		3.2.1 »Caring« als existenzerhaltende Strategie	95
		3.2.2 Charakteristika und Phasen von Sorgehandeln	96
		3.2.3 Kernstrategien professionellen Sorgehandelns	99
		3.2.4 Fürsorgliches Handeln als zentrales Handlungskonzept beruflicher Pflege	102
	3.3	Verantwortung und Berufsethik	104
	3.4	Fazit	106
	3.5	Literatur	108
		Zum Weiterlesen – Berufsverständnis	109
4	**Professionalisierung**		**111**
	Julia Lademann		
	4.1	Hintergründe zur Professionalisierung	112
		4.1.1 Theoretische Grundlagen	113
		4.1.2 Professionalisierung der Pflege in Deutschland	116
	4.2	Pflege im Kontext anderer Gesundheitsberufe	121
		4.2.1 Zusammenarbeit im Gesundheitssystem: Definitionen, Chancen und Hürden	121
		4.2.2 Interprofessionelle Teamarbeit: Voraussetzungen und Weiterentwicklung	124
	4.3	Fazit	126

	4.4 Literatur	128
	Zum Weiterlesen – Professionalisierung	131

5 Pflegeorganisationen ... 132
Christa Büker

5.1	Interessenvertretungen der Pflege	133
5.2	Internationale Pflegeorganisationen	134
	5.2.1 International Council of Nurses	135
	5.2.2 European Federation of Nurses Associations	135
	5.2.3 Internationale Fachverbände	136
5.3	Pflegeorganisationen in Deutschland	137
	5.3.1 Deutscher Berufsverband für Pflegeberufe	137
	5.3.2 Berufsverband für Kinderkrankenpflege Deutschland	139
	5.3.3 Deutscher Berufsverband für Altenpflege	139
	5.3.4 Deutsche Gesellschaft für Pflegewissenschaft	139
	5.3.5 Deutscher Pflegerat	141
	5.3.6 Deutscher Bildungsrat für Pflegeberufe	143
5.4	Berufliche Selbstverwaltung der Pflege	143
	5.4.1 Wesen einer Berufskammer	144
	5.4.2 Ziele und Aufgaben einer Pflegekammer	144
	5.4.3 Pflegekammern in anderen Ländern	148
	5.4.4 Entwicklung in Deutschland	149
5.5	Fazit	155
5.6	Literatur	157
	Zum Weiterlesen – Entwicklung in Deutschland	159

6 Perspektiven der akademischen Pflege ... 160
Christa Büker

6.1	Entwicklung der Akademisierung der Pflege in Deutschland	161
	6.1.1 Die Anfänge	162
	6.1.2 Akademisierung der Pflegeausbildung als Modellstudiengänge	163
	6.1.3 Gesetzliche Grundlage für ein primärqualifizierendes Pflegestudium	165
	6.1.4 Pflegestudiumstärkungsgesetz	166
6.2	Pflegeausbildung international	167
	6.2.1 Pflegeausbildung in den USA	168
	6.2.2 Pflegeausbildung in Europa	169
6.3	Qualifikationsmix in der Pflege	170
6.4	Einsatzfelder hochschulisch ausgebildeter Pflegender	174
6.5	Weiterqualifizierung auf Masterebene	178
	6.5.1 Erweiterte Pflegepraxis – Advanced Nursing Practice	179
	6.5.2 Wissenschaftliche Karrierewege	181

6.6	Fazit	182
6.7	Literatur	183
	Zum Weiterlesen – Perspektiven der akademischen Pflege	187

Register **189**

Anhang **191**

Vorwort der Reihenherausgeberinnen

Mit dem im Jahr 2017 verabschiedeten Pflegeberufegesetz wurde (ergänzend zur fachberuflichen Pflegeausbildung) eine bundesgesetzliche Grundlage für eine primärqualifizierende hochschulische Pflegeausbildung geschaffen. Die Option einer hochschulisch fundierten pflegerischen Qualifikation gemäß internationalen Gepflogenheiten wurde damit auch für Deutschland gesetzlich festgeschrieben. Mit der Akademisierung der Erstausbildung soll einerseits den steigenden Anforderungen in der pflegerischen Versorgung entsprochen werden und andererseits die Attraktivität des Pflegeberufs erhöht werden.

Die damalige Gesetzesreform gab den Anstoß zur Entwicklung einer Lehrbuchreihe zur hochschulischen Erstausbildung in der Pflege. In dieser Reihe werden Themen aufgegriffen, die trotz heterogener Curricula hochschulübergreifend gelehrt werden und von grundlegender Bedeutung für Studium und Beruf sind. Die bislang erschienen Bände tragen die Titel »Moderne Pflege heute«, »Beziehungsgestaltung in der Pflege«, »Evidenzbasierte Pflege«, »Edukative Aktivitäten in der Pflege«, und »Interprofessionelle Pflegearbeit«.

Seit 2018 – dem Erscheinungsjahr des ersten Bandes »Moderne Pflege heute« – ist einiges in der Pflegelandschaft in Bewegung geraten. Mit dieser zweiten Auflage wird neuen Entwicklungen und gesetzlichen Anforderungen Rechnung getragen. Darüber hinaus werden aktuelle berufspolitische und akademische Perspektiven in den Ausführungen zu Berufsverständnis und professioneller Identität aufgegriffen.

In der Buchreihe wird ein einheitliches didaktisches Konzept verfolgt. So zeichnen sich die einzelnen Bände durch eine enge Verknüpfung von Theorie, Empirie und pflegerischer Praxis aus. Hiermit wird deutlich, dass pflege- und bezugswissenschaftliche Theorien und Konzepte sowie aktuelles, evidenzbasiertes Wissen eine elementare Grundlage für pflegeberufliches Handeln bilden. Durch den deutlichen Praxisbezug der Bände soll das Ziel der Vermittlung von Grundlagen zur Entwicklung einer wissenschaftsbasierten Pflegepraxis unterstützt werden.

Zielgruppe dieser Lehrbuchreihe sind in erster Linie Studierende, aber auch Lehrende primärqualifizierender Bachelorstudiengänge in der Pflege. Eine weitere Zielgruppe sind Studierende und Lehrende in berufsbegleitenden Bachelorstudiengängen für Pflegende mit abgeschlossener Berufsausbildung. Die Lehrbücher können zur Vor- und Nachbereitung von Lehrveranstaltungen und Prüfungen sowie als Nachschlagewerke eingesetzt werden. Der Praxisbezug dient der Veranschaulichung und regt zur

Reflexion eigener Erfahrungen in der pflegerischen Praxis an. Die relevanten und aktuellen Literaturhinweise führen zu einer weiteren vertieften Bearbeitung der dargestellten Themen.

Die Herausgeberinnen sind erfahrene Pflegepraktikerinnen und ausgewiesene Pflegewissenschaftlerinnen, die seit Beginn der Entwicklung grundständiger Pflegestudiengänge an deren Umsetzung und Weiterentwicklung an verschiedenen Studienstandorten maßgeblich mitwirken. Bei der Auswahl der Autoren und Autorinnen für die Einzelbände erfolgt ebenfalls eine Orientierung an diesen Kriterien. Als Herausgeberinnen einer ersten Lehrbuchreihe für primärqualifizierende Pflegestudiengänge ist es uns ein Anliegen, einen Beitrag zu einer innovativen Weiterentwicklung von Pflege und Pflegeberuf zu leisten.

Christa Büker und Julia Lademann
Bielefeld und Frankfurt, im Sommer 2025

Einleitung

Dieser erste Band in der Lehrbuchreihe zur akademischen Pflegeausbildung widmet sich dem Berufsbild der Pflege als moderner Gesundheitsberuf und deckt somit ein breites Spektrum an Themen ab. Zentrale Aspekte sind gesellschaftliche Bedeutung, Handlungsfelder und Rahmenbedingungen von Pflege sowie deren Geschichte und Entwicklung zum Beruf. Ebenfalls aufgegriffen werden relevante Hintergründe zur Bildung eines modernen Berufsverständnisses. Hierbei spielen Aspekte der Professionalisierung eine Rolle, ebenso wie Überlegungen zur Gestaltung einer adäquaten Zusammenarbeit mit anderen Gesundheitsberufen. Schließlich werden sowohl die aktuelle Situation als auch der Entwicklungsbedarf der beruflichen Organisation und Selbstverwaltung vorgestellt und diskutiert sowie Perspektiven der akademischen Pflege aufgezeigt.

Damit werden Pflegestudierende in die Lage versetzt:

- den Pflegeberuf als einen modernen Gesundheitsberuf von hoher gesellschaftlicher Relevanz zu verstehen,
- die Entwicklung des Pflegeberufs bis in die heutige Zeit nachzuvollziehen,
- ein professionelles Verständnis von ihrem Beruf und eine professionelle Haltung im Bewusstsein ihrer Verantwortung zu entwickeln,
- die Pflege als eigenständige wissenschaftliche Disziplin und gleichberechtigte Berufsgruppe im Kontext der anderen Gesundheitsberufe zu begreifen,
- die Bedeutung einer berufsständischen Organisation zu erkennen und
- Perspektiven für ihre eigene berufliche Entwicklung zu entdecken.

In dem vorliegenden Buch werden die Kapitel jeweils mit einem praktischen Beispiel eingeleitet, um die Bedeutung der dann dargelegten Aspekte zu veranschaulichen. Am Ende der Kapitel finden sich zunächst Lernfragen, welche sich auf die theoretischen und empirischen Inhalte beziehen. Die darauffolgenden Reflexionsfragen sind wiederum eher praxisbezogen und regen die Leserinnen und Leser zu einer vertieften Auseinandersetzung an: Mit dem erarbeiteten Basiswissen und eigenen Praxiserfahrungen wird zu einer weitergehenden argumentativen Bearbeitung der Themen angeregt.

Moderne Pflege heute bietet als erster Band der Lehrbuchreihe *Bachelor Pflegestudium* die wichtigsten Grundlagen zum Verständnis dieses gesellschaftlich bedeutsamen Gesundheitsberufes. Er dient vor allem dazu, sich als »Neuling« im Feld der Pflege einzufinden und schafft eine Basis, um eine professionelle berufliche Haltung zu entwickeln. Die Autorinnen und der Autor erachten hierfür sowohl pflegewissenschaftlich fundierte Inhalte als auch Aspekte, welche sich auf die Entwicklung der Pflege als Beruf und Profession beziehen, als grundlegend.

Das *erste Kapitel* widmet sich dem Bild des Pflegeberufs als ein innovativer, anspruchsvoller und unverzichtbarer Gesundheitsberuf. Es zeigt die Vielfalt der möglichen Handlungsfelder und Aufgabenbereiche für Pflegefachpersonen auf, thematisiert relevante gesellschaftliche Entwicklungen mit ihren Konsequenzen für die Pflege und beschäftigt sich mit den gesetzlichen Rahmenbedingungen von Ausbildung und Studium in der Pflege, die derzeit einem tiefgreifenden Veränderungsprozess unterliegen und wesentlichen Einfluss auf die zukünftige Entwicklung des Pflegeberufs haben werden.

Im *zweiten Kapitel* wird die Entstehung und Entwicklung des Pflegeberufs von den Anfängen bis in die heutige Zeit nachgezeichnet mit dem Ziel, im Wissen um die »Wurzeln« des Pflegeberufs ein vertieftes Verständnis für die derzeitige Situation der Pflege und die Wirkmächtigkeit traditioneller Vorstellungen zu entwickeln. In der Auseinandersetzung mit der beschämenden Rolle der Pflege in der Zeit des Nationalsozialismus werden grundsätzliche Fragen zum beruflichen Selbstverständnis und zur berufsspezifischen Verantwortung aufgeworfen, die auch heute noch von hoher Relevanz sind. Vervollständigt wird das Kapitel durch Ausführungen zur Entwicklung der staatlichen Ausbildungsregelung und die – zugegebenermaßen kurze – Geschichte der Pflegewissenschaft in Deutschland.

Das *dritte Kapitel* befasst sich mit der Klärung von grundlegenden Handlungskonzepten und der Entwicklung einer beruflichen Haltung in der Pflege. Pflegefachpersonen arbeiten mit Menschen und übernehmen Sorge für deren Wohlergehen und Gesundheit. Diese professionelle Sorge, konzeptionell als »Caring« gefasst, ist eingebettet in eine Pflegebeziehung, die von gegenseitiger Wahrnehmung und Vertrauen und damit einer Begegnung auf Augenhöhe geprägt ist. Caring als existenzerhaltende Strategie bedeutet eine hohe ethische Verantwortungsübernahme durch Pflegefachpersonen.

Eine Auseinandersetzung mit dem Stand der Professionalisierung der Pflege wird im *vierten Kapitel* vorgenommen. Dazu erfolgt zunächst einmal eine kritische Reflexion des Professionalisierungsbegriffs, seiner Merkmale und Kennzeichen sowie seiner Verwendung im Zusammenhang mit der Pflege. Anschließend wird dargelegt, unter welchem Verständnis von Professionalisierung diese für Pflege und Pflegeberuf zeitgemäß und sinnvoll sein kann. Im nächsten Schritt erfolgt eine Verortung der Pflege im Kontext anderer Gesundheitsprofessionen und im Hinblick auf die Gestaltung von interprofessioneller Zusammenarbeit.

Im Mittelpunkt des *fünften Kapitels* steht die Bedeutung berufsständischer Interessens- und Standesvertretungen. Mit dem Anliegen, für ein größeres berufspolitisches Interesse und Engagement der Pflegenden zu werben, werden nationale und internationale Pflegeorganisationen mit ihren jeweiligen Zielen und Aufgabenschwerpunkten vorgestellt. Besonderes Augenmerk liegt auf dem Thema der pflegerischen Selbstverwaltung in Form von Landespflegekammern, die international längst eine Selbstverständlichkeit sind, sich hierzulande jedoch nur mühsam ihren Weg bahnen.

Im *sechsten Kapitel* wird zunächst dem (verspäteten) Akademisierungsprozess der Pflege in Deutschland nachgegangen, seinen Besonderheiten im Vergleich zu anderen Ländern und den daraus resultierenden Folgen. Im Mittelpunkt stehen anschließend die Chancen, die sich mit einer akademischen Erstausbildung in der Pflege ergeben. Es werden Einsatzfelder hochschulisch ausgebildeter Pflegender aufgezeigt und die damit eng verbundene Frage nach dem optimalen Qualifikationsmix in der Pflege behandelt. Schließlich sollen die mit Abschluss eines Bachelorstudiums sich eröffnenden Möglichkeiten einer weiterführenden Qualifizierung auf Masterebene dargelegt werden, die neue Perspektiven eröffnen und zu einer weiteren Steigerung der Attraktivität des Pflegeberufs beitragen.

Um Pflege inhaltlich voranzubringen, ist eine professionelle Weiterentwicklung unabdingbar: Eine qualitativ gute Pflege erfordert eine beruflich gut aufgestellte Profession. Engagierte Pflegefachpersonen, die sich für beides einsetzen, werden in der Zukunft benötigt. Ein erster »Samen« hierfür wird in Studium und Ausbildung gelegt – hierzu soll dieses Buch beitragen.

> **Zur Orientierung im Buch: Piktogramme**
>
> Praxisbeispiel
>
> Zielsetzung
>
> Lernaufgaben
>
> Reflexionsaufgaben

1 Pflegeberuf heute

Christa Büker

> Ziel dieses ersten Kapitels ist es, den Pflegeberuf als innovativen, anspruchsvollen und unverzichtbaren Gesundheitsberuf darzustellen. Es zeigt die Vielfalt eines häufig unterschätzten Berufs mit seinen verschiedenen Handlungsfeldern und Aufgabenbereichen, die in der Gesellschaft oftmals gar nicht bekannt und auch vielen Pflegenden nicht hinreichend bewusst sind. Thematisiert werden ferner die gesellschaftlichen Entwicklungen, die Einfluss auf die Pflege nehmen und die Konsequenzen, die sich daraus für die Profession ergeben. Schließlich werden die gesetzlichen Rahmenbedingungen der Ausbildung in der Pflege thematisiert, die derzeit einem tiefgreifenden Veränderungsprozess unterliegen und wesentlichen Einfluss auf die zukünftige Entwicklung des Pflegeberufs haben werden.

Praxisbeispiel

Nadine Westermann[1] befindet sich im vierten Semester ihres dualen Bachelorstudiums Pflege. Die Koppelung von Ausbildung und Studium sowie der Wechsel von Theorie- und Praxisphasen gefallen ihr sehr gut. Die Arbeit mit kranken und hilfebedürftigen Menschen erlebt sie als ausgesprochen sinnhaft und verantwortungsvoll.

Die späteren Berufsaussichten und Karrierechancen waren ein wesentlicher Grund für Nadine, sich für eine akademische Ausbildung in der Pflege zu entscheiden. Verunsichert wurde sie jedoch in der Berufsfindungsphase durch negative Äußerungen von Mitschülerinnen und Mitschülern dem Pflegeberuf gegenüber. Von diesen wurde eine Tätigkeit in der Pflege als eher unattraktiv angesehen; man müsse früh aufstehen und häufig am Wochenende arbeiten, habe es vorwiegend mit alten Menschen zu tun und überhaupt sei die Arbeit doch eher »schmutzig«. Bestärkt durch ein Praktikum in einem Krankenhaus, bei dem sie den Pflegeberuf näher kennenlernen konnte, blieb Nadine Westermann jedoch ihrem Berufswunsch treu und hat bislang ihre Entscheidung nicht bereut. Allerdings muss sie in ihrem Freundes- und Bekanntenkreis immer noch erklären, warum sie ausgerechnet diesen Beruf gewählt hat. Nadine stellt fest, dass es zahlreiche Vorurteile ge-

---

1 Fiktiver Name

genüber dem Pflegeberuf gibt, die ihrer Ansicht nach vorwiegend auf Unwissenheit und überkommenen traditionellen Vorstellungen beruhen.

1.1 Bedeutung des Pflegeberufs

Pflege als größte Berufsgruppe

Von den mehr als 6 Millionen Beschäftigten im bundesdeutschen Gesundheitswesen stellt die professionelle Pflege mit schätzungsweise 1,2 bis 1,7 Millionen Beschäftigten mit Abstand die größte Berufsgruppe dar (SVR Gesundheit und Pflege 2024; Statistisches Bundesamt 2024a). Zugleich ist sie auch die Berufsgruppe mit dem dichtesten Kontakt zu kranken und pflegebedürftigen Menschen. So ist beispielsweise in stationären Einrichtungen wie Krankenhäusern und Altenheimen eine pflegerische Versorgung zu allen Tages- und Nachtzeiten rund um die Uhr sicherzustellen und die Pflegenden sind die primären Ansprechpartner für Patientenanliegen aller Art. Auch in anderen Bereichen, wie der ambulanten Pflege, findet sich eine hohe Kontakthäufigkeit durch eine oftmals tägliche oder sogar mehrmals tägliche Versorgung. Pflegerische Versorgung findet in allen Phasen des menschlichen Lebens statt. Pflegefachpersonen begleiten PatientInnen quasi »von der Wiege bis zur Bahre«. Sie kümmern sich um Frühgeborene, Neugeborene, Kinder, Jugendliche, Erwachsene und alte Menschen.

Ansehen des Pflegeberufs

In der Öffentlichkeit genießt der Pflegeberuf ein hohes Ansehen, wie verschiedene Erhebungen zu den vertrauenswürdigsten Berufen zeigen. Sowohl in internationalen Umfragen wie »Trust in Professions« oder »European Trusted Brands« als auch in nationalen Erhebungen (Statista 2024) liegt die Pflege stets auf den vorderen Plätzen (▶ Tab. 1.1).

Überholtes Bild von Pflege

Trotz seines hohen Ansehens gibt es immer noch veraltete Vorstellungen über den Pflegeberuf. Das über Jahrhunderte kultivierte Bild der dienenden, aufopferungsvollen und selbstlosen Pflegerin (▶ Kap. 2) sitzt offensichtlich immer noch in vielen Köpfen. Dabei hat sich in den letzten Jahrzehnten eine erhebliche Veränderung des Berufsbildes vollzogen. Von der Öffentlichkeit nahezu unbemerkt, entwickelte sich die Pflege von einem traditionell geprägten Berufszuschnitt zu einem modernen Dienstleistungsberuf, der zahlreiche Perspektiven bietet.

Tab. 1.1: Welche dieser Berufe genießt Ihrer Meinung nach ein hohes bzw. kein hohes Ansehen? (Statista 2024)

Brufsgruppen, die ein sehr hohes bzw. hohes Ansehen genießen	Anteil der Befragten in Prozent
Feuerwehrmann/-frau	94 %
Krankenpfleger/in	90 %

Brufsgruppen, die ein sehr hohes bzw. hohes Ansehen genießen	Anteil der Befragten in Prozent
Altenpfleger/in	86 %
Arzt/Ärztin	86 %
Polizist/in	81 %
Erzieher/in (Kita)	78 %
Müllmann/-frau	70 %
Richter/in	70 %
Techniker/in	67 %
Lehrer/in	66 %
Soldat/in	65 %
Hochschulprofessor/in	64 %
Kanal-Klärwerkmitarbeiter/in	63 %
Pilot/in	63 %
Förster/in	58 %
Justizvollzugsbeamte/r	54 %
Lokführer/in	53 %
Briefträger/in	52 %

Tab. 1.1: Welche dieser Berufe genießt Ihrer Meinung nach ein hohes bzw. kein hohes Ansehen? (Statista 2024) – Fortsetzung

1.2 Handlungsfelder und Aufgaben einer modernen Pflege

Kaum ein Beruf ist derart vielfältig wie der Pflegeberuf. Pflegerische Aktivitäten finden in allen Bereichen der gesundheitlichen Versorgung statt: Im Kontext von *Gesundheitsförderung* und *Prävention*, in der *Kuration* und *Rehabilitation* sowie in der *Langzeitversorgung* und *Palliativversorgung*. Pflegefachpersonen sind in zahlreichen Settings tätig, wie die nachfolgende – keineswegs vollständige – Auflistung zeigt:

- Akutkrankenhäuser und Fachkliniken
- Rehabilitationseinrichtungen
- Alten- und Pflegeheime
- Hospize
- Tageskliniken
- Einrichtungen für Menschen mit Behinderungen

Vielfalt der Arbeitsbereiche

- Einrichtungen des Betreuten Wohnens
- Ambulante Pflegedienste
- Tagespflege- und Kurzzeitpflegeeinrichtungen
- Wohngruppen für Menschen mit Intensivpflegebedarf
- Arztpraxen und ambulante OP-Zentren
- Krankenkassen
- Medizinischer Dienst (MD)
- Beratungsstellen (z. B. Pflegeberatungsstellen, Demenzberatungsstellen)
- Patienten-Informations-Zentren
- Schulen
- Fachhochschulen, Universitäten und Forschungseinrichtungen
- Kommunen, Gesundheitsbehörden, Ministerien
- Berufsgenossenschaften und Unfallkassen
- Rettungsdienste
- Humanitäre Organisationen der Katastrophen- und Krisenhilfe
- Unternehmen der Gesundheitswirtschaft (Pharmazeutische Industrie, Medizinproduktehersteller, EDV-Unternehmen, Unternehmensberatungen etc.)
- Kreuzfahrtschiffe
- Bundeswehr
- usw.

In einigen Settings gibt es verschiedene Abteilungen oder Bereiche. In *Allgemeinkrankenhäusern* können professionell Pflegende je nach Interesse an einem bestimmten Fachgebiet auf der Chirurgie, Orthopädie, Gynäkologie, Onkologie oder in einer anderen Abteilung arbeiten. *Fachkliniken* bieten Arbeitsmöglichkeiten nach ihrem jeweiligen Schwerpunkt, beispielsweise Gerontopsychiatrie, Suchtrehabilitation, Psychosomatik, Forensische Psychiatrie etc. Auch im *teilstationären* und *ambulanten Bereich* gibt es unterschiedliche Arbeitsfelder, beispielsweise in Gerontopsychiatrischen Tageskliniken, Institutsambulanzen und Fachpflegediensten für psychiatrische und gerontopsychiatrische Pflege sowie in ambulanten Kinderkrankenpflegediensten. Bei Interesse für die Pflege von PalliativpatientInnen gibt es Einsatzmöglichkeiten in einem stationären Hospiz, einer Palliativstation eines Krankenhauses oder einem spezialisierten ambulanten Palliativdienst.

Aufgabenfelder und Funktionen

So vielfältig wie die Arbeitsbereiche sind auch die Aufgabenfelder und Funktionen, die von Pflegefachpersonen ausgeübt werden können. Einen Überblick gibt die nachfolgende Abbildung (▶ Abb. 1.1) mit den anschließenden Erläuterungen. Zur vertiefenden Information über einzelne Arbeitsbereiche finden sich weiterführende Literaturhinweise am Ende des Kapitels.

Steuerung Pflegeprozess

Steuerung Pflegeprozess

Den Kernbereich professionellen pflegerischen Handelns bildet der Pflegeprozess (Müller Staub & Alfaro-LeFevre 2013). Dabei gilt es, den individuellen Pflegebedarf von PatientInnen zu erheben, die Pflege zu planen, sie durchzuführen und zu evaluieren. Die schriftliche Fixierung der einzelnen Schritte des Pflegeprozesses erfolgt in der Pflegedokumentation. Der Pflegeprozess ist sowohl ein systematischer Regelkreis als auch ein Beziehungsprozess. Er ist Ergebnis eines Aushandlungsprozesses zwischen der Pflegefachperson, der pflegebedürftigen Person und ihren Bezugspersonen. Die Bedeutung des Pflegeprozesses (▶ Abb. 1.1) zeigt sich darin, dass er seit 1985 im Krankenpflegegesetz verankert ist und im Pflegeberufereformgesetz seit 2020 die Gestaltung des Pflegeprozesses als vorbehaltliche Tätigkeit der Pflege festgeschrieben ist (▶ Kap. 1.4.3).

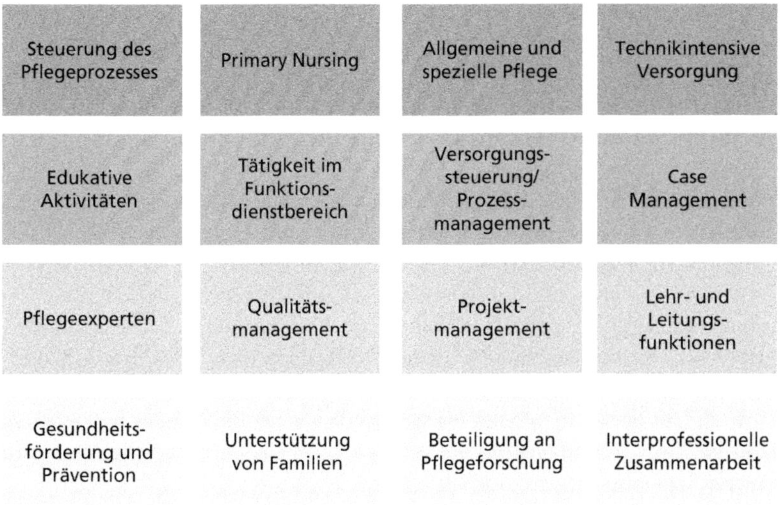

Abb. 1.1: Aufgabenfelder und Funktionen der professionellen Pflege

Steuerung des Pflegeprozesses	Primary Nursing	Allgemeine und spezielle Pflege	Technikintensive Versorgung
Edukative Aktivitäten	Tätigkeit im Funktionsdienstbereich	Versorgungssteuerung/ Prozessmanagement	Case Management
Pflegeexperten	Qualitätsmanagement	Projektmanagement	Lehr- und Leitungsfunktionen
Gesundheitsförderung und Prävention	Unterstützung von Familien	Beteiligung an Pflegeforschung	Interprofessionelle Zusammenarbeit

Primary Nursing

Das aus den USA stammende Konzept des Primary Nursing weist *einer* Pflegeperson die Verantwortung für den gesamten Pflegeprozess einer Person von der Aufnahme bis zur Entlassung zu und versteht sich als »patientenorientierte, personengebundene Bezugspflege« (Deutsches Netzwerk Primary Nursing 2016, S. 3). Neben der Planung der Pflege übernimmt die Primary Nurse so viel direkte Pflege wie möglich. Selbst wenn sie nicht im Dienst ist, behält sie die pflegerische Gesamtverantwortung. Die sie vertretende Pflegeperson ist verpflichtet, sich an den vorgegebenen Pflegeplan zu halten. Zu den Zielen des Primary Nursing gehört nicht nur eine Verbesserung der Pflegequalität, sondern auch eine Erhöhung der Berufsmotivation durch die Ermöglichung eines eigenverantwortlichen Gestaltungsraums.

Primary Nursing

Allgemeine und spezielle Pflege

Tätigkeiten der allgemeinen und speziellen Pflege bilden die Kernaufgaben professioneller Pflege. Zur allgemeinen Pflege gehören Tätigkeiten rund um die Aktivitäten des täglichen Lebens, wie Kommunikation, Körperpflege, Bewegung, Ernährung, Ausscheidung etc. Spezielle Pflegetätigkeiten sind beispielsweise die Medikamentenvergabe, der Verbandswechsel oder die Versorgung einer Ernährungssonde. Während allgemeine Pflegetätigkeiten in der Selbstverantwortung der Pflegenden liegen, gehören viele spezielle Pflegemaßnahmen in den Bereich der ärztlichen Anordnungsverantwortung und der pflegerischen Durchführungsverantwortung. Zukünftig können entsprechend qualifizierte Pflegefachpersonen ohne ärztliche Anweisung bestimmte heilkundliche Tätigkeiten übernehmen (vgl. Kap. 1.4.3).

Technikintensive Versorgung

Vor dem Hintergrund des medizinisch-technischen Fortschritts steigt seit Jahren die Anzahl von PatientInnen mit intensivpflegerischem Versorgungsbedarf. Handlungsfelder für Pflegefachpersonen in diesem Bereich finden sich inzwischen nicht mehr nur auf Intensivstationen, sondern immer häufiger im ambulanten Bereich, z. B. in der häuslichen Intensivpflege oder in Wohngemeinschaften für Menschen mit Beatmungsbedarf. International bekannte häusliche Versorgungskonzepte wie High-Tech Home Care oder Hospital-at-Home werden allmählich auch in Deutschland bekannt (Lehmann & Ewers 2016) und bedürfen einer hochspezialisierten Expertise professionell Pflegender.

Edukative Aktivitäten

Die Information, Anleitung, Schulung und Beratung von PatientInnen hat in den letzten Jahrzehnten immer mehr an Bedeutung gewonnen. Edukative Aktivitäten gehören mittlerweile zum Aufgabenspektrum aller Gesundheitsberufe und sind auch im Pflegeberufegesetz verankert. Demzufolge soll die Ausbildung unter anderem dazu befähigen, Beratung, Anleitung und Unterstützung von zu pflegenden Menschen und ihrer Bezugspersonen in der individuellen Auseinandersetzung mit Gesundheit und Krankheit eigenverantwortlich auszuführen (PflBG § 5, Abs. 3, 1.f). In nahezu allen pflegerischen Settings bietet die tägliche Praxis unzählige Anknüpfungspunkte für edukative Aktivitäten (Schieron et al. 2021). Pflegefachpersonen beantworten Fragen von Patienten, vermitteln Informationen, geben Erklärungen oder konkrete Anleitung. Im ambulanten Bereich führen sie häusliche Einzelschulungen durch oder bieten Kurse für pflegende Angehörige an.

Tätigkeit in Funktionsdienstbereichen

In vielen Funktionsdienstbereichen von Krankenhäusern und Kliniken sind Pflegefachpersonen beschäftigt, die an ärztlichen Untersuchungen und therapeutischen Maßnahmen beteiligt sind. Typische Funktionsdienstbereiche sind die Zentrale Aufnahme, OP, Anästhesie, Endoskopie, Herzkatheterlabor etc. Die Arbeit dort unterscheidet sich wesentlich von der pflegerischen Tätigkeit auf den Stationen. Die Pflegefachpersonen sind für die ärztliche Assistenz sowie für die Begleitung, Unterstützung und Versorgung der PatientInnen bei Untersuchungen und Eingriffen zuständig. Sie benötigen ein hohes spezialisiertes Wissen im jeweiligen Bereich. Ein weiterer spezieller Bereich ist eine Tätigkeit im Hygienemanagement, zum Beispiel als Hygienebeauftragte oder Hygienefachkraft.

Funktionsdienstbereiche

Versorgungssteuerung und Prozessmanagement

Vor dem Hintergrund der zunehmenden Ökonomisierung der gesundheitlichen Versorgung und der steigenden Bedeutung von Qualitätsmanagement kommt einer reibungslosen Steuerung von PatientInnen durch das Versorgungssystem eine immer größere Bedeutung zu. Auch hier sind es häufig Pflegefachpersonen, die mit dieser Aufgabe betraut sind. Ein typisches Tätigkeitsfeld ist das Überleitungs- bzw. Entlassungsmanagement von Krankenhäusern und Rehakliniken, das einen sicheren Übergang der PatientInnen von der stationären in die häusliche Versorgung gewährleisten soll. Andere Pflegende sind mit der Optimierung von Prozessabläufen im Krankenhaus betraut, kümmern sich um das Belegungsmanagement oder die OP-Planung. Im ambulanten Bereich steuern professionell Pflegende als Koordinatoren die Versorgung von PalliativpatientInnen.

Versorgungssteuerung und Prozessmanagement

Case Management

Als Case ManagerIn kümmern sich professionell Pflegende um einzelne PatientInnen mit langwierigen Krankheitsverläufen und komplexen Problemlagen, die mit den herkömmlichen Gesundheitsangeboten nicht hinreichend versorgt werden können (Monzer 2024). Sie begleiten die Betroffenen über einen längeren Zeitraum und über die Grenzen von Versorgungssektoren (ambulant – stationär) hinweg. Zu ihren Aufgaben gehört die Organisation, Steuerung und Überwachung der individuellen Versorgung, jeweils in enger Abstimmung mit den KlientInnen. Case ManagerInnen arbeiten unter anderem in Krankenhäusern, Rehabilitationskliniken, bei Krankenkassen, Berufsgenossenschaften und in Pflegeberatungsstellen.

Case Management

PflegeexpertInnen

Viele PatientInnen weisen gesundheitliche Problemlagen auf, für deren Versorgung ExpertInnen benötigt werden, die über spezifisches, pflege-

PflegeexpertInnen

wissenschaftlich fundiertes Fachwissen verfügen. In der Pflege gibt es eine Vielzahl an Spezialisierungen, z. B. für die Bereiche Intensivpflege, Palliative Care oder psychiatrische Fachkrankenpflege. In vielen Einrichtungen gibt es inzwischen Pflegefachpersonen, die u. a. als WundexpertInnen, KontinenzberaterInnen, Breast Care Nurses, Parkinson Nurses oder Pain Nurses tätig sind. In anderen Ländern wird für diese Spezialisierungen häufig ein ANP-Masterstudium (Advanced Nursing Practice = erweiterte pflegerische Praxis) benötigt (▶ Kap. 6.5.1). In Deutschland werden bislang zumeist Fachweiterbildungen angeboten, inzwischen gibt es jedoch auch hierzulande ANP-Masterstudiengänge. Die AbsolventInnen zeichnen sich aus durch ein hohes Expertenwissen, die Fähigkeit zur Entscheidungsfindung bei komplexen Sachverhalten sowie eine hohe Handlungsautonomie.

Disaster Nursing

Disaster Nursing

Ein hierzulande bislang wenig beachtetes Handlungsfeld der professionellen Pflege bei der gesundheitlichen Versorgung der Bevölkerung liegt im ›Disaster Nursing‹. Mit diesem aus der angloamerikanischen militärischen Krankenversorgung stammenden Begriff ist der Einsatz von Pflegenden in nationalen und internationalen Notfällen, Krisen und Katastrophensituationen gemeint, wozu auch die durch den Klimawandel gehäuft auftretenden Naturkatastrophen gehören. So stellt beispielsweise in solchen Situationen die häusliche Versorgung von schwerkranken und technikabhängigen Menschen durch ambulante Pflegedienste eine besondere Herausforderung dar, wie sich bei der Flutkatastrophe im Ahrtal gezeigt hat. Während international eine Einbeziehung von Pflege beim Katastrophenmanagement etabliert ist, muss sich dieses Handlungsfeld in Deutschland erst noch entwickeln (Ewers & Lehmann 2021).

Qualitätsmanagement

Qualitätsmanagement

Qualitätsmanagement spielt in allen Einrichtungen des Gesundheitswesens heutzutage eine wichtige Rolle. Hintergrund sind die ständig wachsenden gesetzlichen Anforderungen an die Qualität der PatientInnenversorgung, der zunehmende Kostendruck sowie die Konkurrenzsituation auf dem Markt (Schwinger et al. 2023). Vielfach sind Pflegefachpersonen mit Aufgaben des Qualitätsmanagements betraut, wie beispielsweise der Entwicklung und Einführung von Standards, der Überprüfung von Prozessabläufen, der Erarbeitung von Qualitätsmanagementhandbüchern, der Durchführung von internen Qualitätsaudits oder der Vorbereitung von externen Qualitätsprüfungen (z. B. Zertifizierungen).

Projektmanagement

Projektmanagement

Für die systematische Einführung neuer Konzepte oder Ideen eignet sich die Methode des Projektmanagements (BGW 2016). Dabei arbeitet ein interdisziplinär zusammengesetztes Team innerhalb eines begrenzten Zeitraums und mit festgelegten Mitteln an einem geplanten Vorhaben. In vielen Gesundheitseinrichtungen engagieren sich MitarbeiterInnen in Projekten, die zur Weiterentwicklung der Pflege und Versorgung beitragen. Sie sind beispielsweise beteiligt an der Implementierung von evidenzbasiertem Wissen in die Praxis, der Einführung von Expertenstandards, der Verbesserung der Versorgung von Menschen mit Demenz im Akutkrankenhaus oder der Sturzprävention in Pflegeheimen.

Lehr- und Leitungsfunktionen

Bei entsprechender Neigung, mehrjähriger Berufserfahrung sowie einer passenden Qualifizierung (pädagogisch ausgerichtetes Studium oder Managementstudium) können Pflegefachfrauen und -männer auch in Lehr- und Führungspositionen tätig werden. Als Lehrende arbeiten sie schwerpunktmäßig an Berufsfachschulen oder sind in den Praxiseinsätzen der Auszubildenden und Studierenden für die Praxisanleitung zuständig. Typische Leitungsfunktionen sind Stationsleitung, Abteilungsleitung, Pflegedienstleitung oder Heimleitung. Unter Umständen bietet sich die Möglichkeit, zunächst eine stellvertretende Leitungsfunktion auszuüben, um so einen Einstieg in das anspruchsvolle Aufgabenfeld zu finden. Immer häufiger fungieren Pflegefachpersonen zudem als Leitung multidisziplinärer Teams, z. B. wenn es um die Durchführung von Projekten geht.

Lehr- und Leitungsfunktionen

Gesundheitsförderung und Prävention

Handlungsfelder für Pflegefachpersonen im Bereich von Gesundheitsförderung und Prävention sind in Deutschland bislang noch wenig entwickelt. Dies liegt in der traditionellen Vorstellung begründet, dass Pflege sich in erster Linie auf die Unterstützung von Menschen mit Funktionseinschränkungen, Behinderungen und chronischen Erkrankungen und die Bewältigung ihrer Alltagsaktivitäten konzentriert (Hurrelmann & Horn 2011, S. 727). Gesundheit zu erhalten und zu fördern wird hingegen weniger als pflegerische Aufgabe betrachtet. Ganz anders sieht es im internationalen Raum aus. Hier gehören Gesundheitsförderung und Prävention bereits seit langer Zeit zum Selbstverständnis der Pflege (Steinbach 2022). Einige dieser Handlungsfelder werden allmählich auch in Deutschland übernommen, wie beispielsweise die Schulgesundheitspflege (School Health Nursing), die Tätigkeit von Pflegenden in der kommunalen Gesundheitsförderung (Community Health Nursing und Public Health Nursing), die betriebliche Gesundheitsförderung oder die Durchführung von Präventionskursen durch Pflegefachpersonen (DBfK 2021).

Gesundheitsförderung und Prävention

Unterstützung von Familien

Die Familie als Zielgruppe pflegerischer Aktivitäten steht in Deutschland erst seit wenigen Jahren im Fokus. Während in anderen Ländern die sogenannte Familiengesundheitspflege (Family Health Nursing) längst eta-

Unterstützung von Familien

bliert ist, findet das Konzept hierzulande eher zögerlich Verbreitung. Im Mittelpunkt der ausgesprochen eigenverantwortlichen Tätigkeit stehen die Beratung sowie die Stärkung und Förderung der Gesundheitskompetenz von Familien. So unterstützen Familiengesundheitspflegende beispielsweise Angehörige, die sich zu Hause um ein pflegebedürftiges Familienmitglied kümmern oder sie begleiten junge Familien in prekären Lebenssituationen (Händler-Schuster & Budroni 2023).

Beteiligung an Pflegeforschung

Beteiligung an Pflegeforschung

Im Verlauf einer akademischen Ausbildung eignen sich die Studierenden Grundlagenwissen über Forschung an. Sie werden vertraut mit verschiedenen Forschungsdesigns und Forschungsmethoden und erwerben die Kompetenz, Studien zu lesen, kritisch zu analysieren und für die Praxis aufzubereiten. Auf diese Weise können BachelorabsolventInnen zum Theorie-Praxis-Transfer und zur Anwendung von Forschungserkenntnissen beitragen (Mayer 2018). Mit einer Weiterqualifizierung auf Masterebene oder einer Zusatzqualifikation zur Study Nurse können sie zudem als wissenschaftliche Assistenz an Forschungsprojekten mitarbeiten.

Interprofessionelle Zusammenarbeit

Interprofessionelle Zusammenarbeit

Viele Patienten weisen komplexe gesundheitliche Problem- und Bedarfslagen auf, die eine Zusammenarbeit verschiedener Professionen und Institutionen erfordern (Fleischmann 2024). Keine Berufsgruppe oder Einrichtung allein ist in der Lage, eine umfassende Versorgung zu leisten. Dazu bedarf es oftmals interprofessioneller Teams, bestehend aus VertreterInnen der Ärzteschaft, der Pflege, der Therapieberufe, der Sozialen Arbeit etc. Außerdem müssen ambulante und stationäre Versorgungseinrichtungen eng zusammenarbeiten, um die für das bundesdeutsche Gesundheitssystem typischen Schnittstellenprobleme zwischen den verschiedenen Sektoren zu überwinden. Interprofessionelle Zusammenarbeit findet zum Beispiel in der Rehabilitation, beim Entlassungs- und Case Management oder bei der Entwicklung Klinischer Pfade statt. Häufig übernimmt dabei die Berufsgruppe der Pflegenden eine prominente Rolle, indem sie die Zusammenarbeit verantwortlich koordiniert und steuert. Wichtig sind die Bereitschaft und Fähigkeit aller Beteiligten zu einer Teamarbeit, die gleichberechtigt und auf Augenhöhe stattfindet.

Wie die bisherigen Ausführungen zeigen, bietet der Pflegeberuf vielfältige Spezialisierungsmöglichkeiten und Karrierechancen. Wie in anderen Berufsfeldern auch, erfordern sie in aller Regel die Absolvierung entsprechender Qualifizierungsmaßnahmen in Form von Weiterbildungen oder Studiengängen. Nicht zuletzt bieten sich auch Karrieremöglichkeiten in der Wissenschaft. Nach Absolvierung eines Bachelor- und Masterstudiums kann eine Promotion angeschlossen werden, die den Weg in die Forschung und Lehre an einer Fachhochschule bzw. Hochschule für angewandte Wissenschaften oder Universität ebnet (▶ Kap. 6.5.2).

1.3 Gesellschaftliche Einflüsse auf den Pflegeberuf

Die derzeitige und zukünftige gesellschaftliche Bedeutung des Pflegeberufs hängt eng mit verschiedenen Entwicklungen der letzten Jahrzehnte in der Gesellschaft zusammen. Als wesentliche Faktoren sind hier zu nennen: Die *demografische Entwicklung*, die *Entwicklung von Multimorbidität und Zunahme von Pflegebedürftigkeit* sowie die *Veränderung von Familienstrukturen*. Diese sollen nachfolgend aufgezeigt werden, um daraus die gesellschaftliche Bedeutung des Pflegeberufs und entsprechende Konsequenzen für die Zukunft abzuleiten.

Entwicklungen der letzten Jahrzehnte

1.3.1 Demografische Entwicklung

In den letzten Jahrzehnten haben sich in Deutschland in der Bevölkerungsstruktur tiefgreifende Veränderungen vollzogen, die häufig als »demografischer Wandel« bezeichnet werden. Dieser Wandel ist dadurch gekennzeichnet, dass aufgrund der höheren Lebenserwartung der Anteil älterer Menschen ansteigt, während gleichzeitig der Anteil der jüngeren Menschen sinkt, da immer weniger Kinder geboren werden. Die Alterspyramide (▶ Abb. 1.4) lässt diesen Trend sehr gut erkennen. Insbesondere die immer besseren Lebensbedingungen haben den Anstieg der Lebenserwartung bewirkt. Heute beträgt die durchschnittliche Lebenserwartung bei der Geburt für männliche Neugeborene 78,2 Jahre, für weibliche Neugeborene 83 Jahre (Statistisches Bundesamt 2024b).

Veränderungen der Bevölkerungsstruktur

Ein erheblicher Teil der Bevölkerung in Deutschland ist bereits im höheren Lebensalter, wie die nachfolgende Abbildung zeigt (▶ Abb. 1.2). Jede vierte Person ist älter als 60 Jahre, im Jahr 2050 wird es jede dritte Person sein. Auch der Anteil der hochaltrigen Menschen, d. h. der über 80-Jährigen, wird in den nächsten Jahren deutlich steigen (▶ Abb. 1.3).

In der Wissenschaft gibt es seit Jahren eine anhaltende Diskussion darüber, ob der Zugewinn an Lebensjahren für die meisten Menschen mit einem Altern bei weitgehender Gesundheit oder überwiegend mit Krankheit und Pflegebedarf einhergeht (Hummel & Wrzeziono 2022; SVR 2009). Sind die Menschen länger gesund oder länger krank? Und welche Auswirkungen hat dies auf die Entwicklung der Gesundheitsausgaben? Zwei Thesen zu den Auswirkungen der demografischen Entwicklung stehen sich dabei gegenüber: Die Kompressionsthese und die Medikalisierungsthese.

Längeres Leben in Gesundheit oder Krankheit?

Kompressionsthese
- Die *Kompressionsthese* geht davon aus, dass immer mehr Menschen relativ gesund alt werden und der Eintritt chronischer Krankheiten sich hinausschiebt. Gründe dafür liegen in den allgemein verbesserten Lebensbedingungen, dem medizinischen Fortschritt sowie in dem eigenen Bemühen vieler älterer Menschen, sich gesund und fit zu halten. Erst als Hochaltrige treten sie in eine Phase ausgeprägter Multimorbidität ein und weisen lediglich in den letzten Lebensjahren einen vermehrten Bedarf an Versorgungsleistungen auf, sodass sich auf der Ausgabenseite nicht viel ändern wird.

Medikalisierungsthese
- Im Gegensatz dazu sind die Anhänger der *Medikalisierungsthese* (auch Expansionsthese genannt) deutlich skeptischer. Dieser These zufolge steigt mit dem Alter das Auftreten chronischer Krankheit und Multimorbidität kontinuierlich an. Die zahlenmäßige Zunahme älterer Menschen und ein verlängertes Leben führen damit zu einer erheblichen Erhöhung der Versorgungsausgaben, denn Leistungen werden länger und in steigendem Ausmaß angenommen.

Bislang fehlt es an eindeutigen wissenschaftlichen Beweisen sowohl für die Kompressionsthese als auch für die Medikalisierungsthese. Vielmehr gibt es Hinweise darauf, dass weitere Faktoren, wie die soziale Schicht, Bildung und Einkommen, wesentlichen Einfluss auf die Gesundheit haben (Hummel & Wrzeziono 2022).

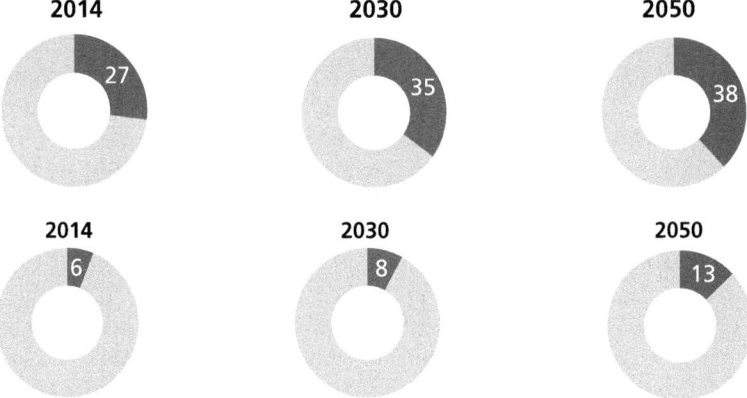

Abb. 1.2: Anteil der Personen ab 60 Jahre an der Gesamtbevölkerung in % (Statistisches Bundesamt 2016, S. 15)

Abb. 1.3: Anteil der Personen ab 80 Jahre in der Gesamtbevölkerung in % (Statistisches Bundesamt 2016, S. 15)

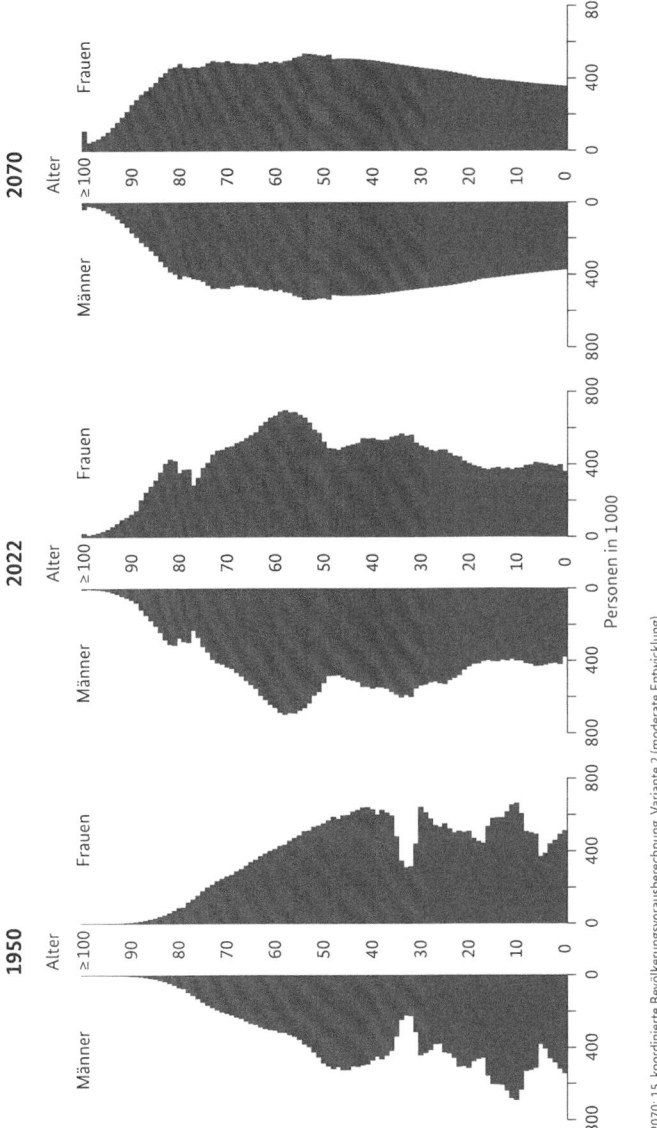

Abb. 1.4:
Altersstruktur der Bevölkerung (Demografieportal 2024)

1.3.2 Multimorbidität und Pflegebedürftigkeit

Mit zunehmendem Lebensalter, insbesondere nach dem 80. Lebensjahr, erhöht sich die Wahrscheinlichkeit für Erkrankungen und Mehrfacherkrankungen (Multimorbidität). Insbesondere chronische Erkrankungen dominieren das Krankheitsspektrum im Alter (RKI 2021). Bei den körperlichen Erkrankungen sind dies Herz-Kreislauf-Erkrankungen, Krebserkrankungen, chronische Lungenerkrankungen, Muskel-Skelett-Erkran-

Krankheitsspektrum im Alter

kungen und Diabetes mellitus. Häufige psychische Krankheiten im Alter sind dementielle Erkrankungen und Depressionen. Durch die Abnahme der körperlichen und kognitiven Leistungsfähigkeit kommt es zu Einschränkungen bei der Bewältigung des Alltags. Dies bedeutet nicht nur einen Verlust an Lebensqualität und Selbstbestimmung, sondern unter Umständen das Eintreten von Hilfe- und Pflegebedürftigkeit.

Derzeit gelten etwa 5,7 Millionen Menschen als pflegebedürftig (Statistisches Bundesamt 2025). Im Pflegeversicherungsgesetz ist definiert, wer als pflegebedürftig einzustufen ist:

»Pflegebedürftig im Sinne dieses Buches sind Personen, die gesundheitlich bedingte Beeinträchtigungen der Selbständigkeit oder der Fähigkeiten aufweisen und deshalb der Hilfe durch andere bedürfen. Es muss sich um Personen handeln, die körperliche, kognitive oder psychische Beeinträchtigungen oder gesundheitlich bedingte Belastungen oder Anforderungen nicht selbständig kompensieren oder bewältigen können. Die Pflegebedürftigkeit muss auf Dauer, voraussichtlich für mindestens sechs Monate [...], bestehen« (Sozialgesetzbuch XI, § 14).

Anstieg der pflegebedürftigen Menschen

Die Zahl der pflegebedürftigen Menschen ist in den letzten Jahrzehnten kontinuierlich gestiegen, wie die Daten der Pflegestatistik zeigen, die erstmalig für das Jahr 1999 und seither im Abstand von zwei Jahren regelmäßig erhoben wird (▶ Tab. 1.2). Waren es im Jahr 1999 noch 2,0 Millionen als pflegebedürftig anerkannte Personen (Statistisches Bundesamt 2001), so sind es der letzten Erhebung zufolge bereits 5,7 Millionen (Statistisches Bundesamt 2025).

Tab. 1.2: Entwicklung der Pflegebedürftigkeit von 1999–2021 (Statistisches Bundesamt 2001, 2003, 2005, 2007, 2008, 2011, 2013, 2015, 2017, 2018, 2020, 2022, 2025)

Jahr	Anzahl pflegebedürftiger Personen in Millionen
1999	2,02 Millionen
2001	2,04 Millionen
2003	2,08 Millionen
2005	2,13 Millionen
2007	2,25 Millionen
2009	2,34 Millionen
2011	2,50 Millionen
2013	2,62 Millionen
2015	2,86 Millionen
2017	3,41 Millionen
2019	4,13 Millionen
2021	4,96 Millionen
2024	5,68 Millionen

Es steht zu erwarten, dass die Anzahl der pflegebedürftigen Menschen zukünftig weiter steigen wird. Schätzungen gehen davon aus, dass für das Jahr

2050 mit etwa 6,7 Millionen und für 2070 mit ca. 6,9 Millionen Menschen mit Pflegebedarf gerechnet werden kann (Statistisches Bundesamt 2024). Entscheidend wird sein, ob die bisherige Pflegequote konstant bleibt oder ob es durch geeignete Präventionsmaßnahmen zu einer sinkenden Pflegequote kommt (▶ Abb. 1.5).

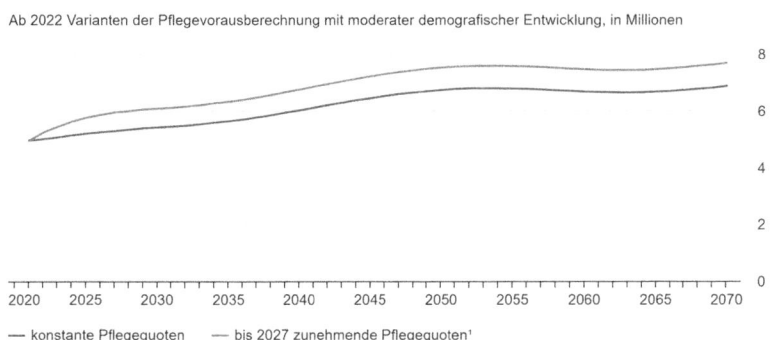

Abb. 1.5: Pflegebedürftige 2021 bis 2070 (Statistisches Bundesamt 2024)

Das Risiko, pflegebedürftig zu werden, steigt mit dem Alter, insbesondere ab dem 80. Lebensjahr (▶ Abb. 1.6). So sind derzeit 28 % der Männer und 39 % der Frauen zwischen 80 und 84 Jahre von Pflegebedürftigkeit betroffen, bei den 85–89-Jährigen sind es bereits 47 % bei den Männern und 65 % bei den Frauen. Ab 90 Jahre sind 73 % der Männer und 89 % der Frauen pflegebedürftig. Frauen sind aufgrund ihrer höheren Lebenserwartung häufiger von Pflegebedürftigkeit betroffen als Männer (Bundesinstitut für Bevölkerungsforschung 2025).

Alter und Pflegebedürftigkeit

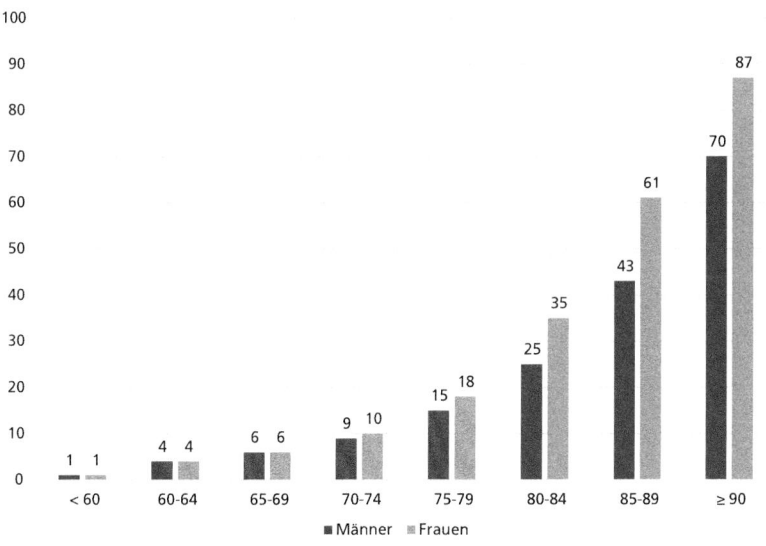

Abb. 1.6: Pflegequote: Anteil pflegebedürftiger Personen (in Prozent) im Jahr 2023 Bundesinstitut für Bevölkerungsforschung 2025)

Die steigende Anzahl an pflegebedürftigen Menschen stellt unser Gesundheits- und Sozialsystem bereits jetzt und in Zukunft vor beachtliche Herausforderungen. Eine wichtige Aufgabe wird es sein, durch geeignete Maßnahmen eine Pflegebedürftigkeit so lange wie möglich hinauszuzögern bzw. dort, wo bereits Pflegebedürftigkeit eingetreten ist, eine weitere Verschlechterung zu vermeiden.

1.3.3 Veränderung von Familienstrukturen

Neben der demografischen Entwicklung und der Zunahme von Multimorbidität und Pflegebedürftigkeit hat sich in den letzten Jahrzehnten in der Gesellschaft ein weiterer Wandel vollzogen, nämlich tiefgreifende Veränderungen in den Familienstrukturen. Hier ist in erster Linie die *Verringerung der Geburtenrate* zu nennen. Seit dem Ende der 1960er-Jahre ist die Zahl der Geborenen kräftig zurückgegangen. So wurden im Jahr 2023 in Deutschland nur noch halb so viele Kinder wie 1964 geboren, nämlich rund 693.000 Kinder (Statistisches Bundesamt, 2024c). Die durchschnittliche Kinderzahl je Frau lag in 2023 bei 1,35 Kindern (ebd.).

Abnahme des familialen Pflegepotenzials

Durch die Verringerung der Geburtenrate in Deutschland wird das Pflegepotenzial aus dem direkten familiären Umfeld dauerhaft abnehmen. Bereits jetzt haben immer mehr (ältere) Menschen keine oder nur wenige Kinder. Selbst wenn Kinder da sind, leben sie nicht unbedingt mit den alten Eltern zusammen. Oftmals leben sie sogar in weit entfernten Regionen, wenn sie als junge Erwachsene ihren Wohnort durch Studium und Beruf verlegen und schließlich auf Dauer dortbleiben. Die *Notwendigkeit beruflicher Mobilität* ist ein weiterer Faktor, der eine Übernahme der Pflege der Eltern oftmals verhindert, selbst wenn der Wille dazu vorhanden ist. Auch die stärkere Berufsorientierung von Frauen und *steigende Frauenerwerbstätigkeit* führt zu einer Verringerung des familialen Pflegepotenzials. Von den 15- bis unter 65-jährigen Frauen in Deutschland waren in 2023 75,8 % erwerbstätig (Bundesagentur für Arbeit 2024). Im Jahr 2013 betrug die Quote 72,4 %.

Eine weitere Veränderung gesellschaftlicher Strukturen ist der *Trend zur Singularisierung*. Derzeit sind 41 % der Haushalte in Deutschland Einpersonenhaushalte (Statistisches Bundesamt, 2024e). Auch im Alter leben viele Menschen allein. Von den Menschen ab 65 Jahren lebten im Jahr 2020 ein Drittel (5,9 Millionen) allein, 20 Jahre zuvor waren es noch 5,1 Millionen (Statistisches Bundesamt 2021). Auch im Fall von Pflegebedürftigkeit besteht der weit verbreitete Wunsch, in der gewohnten Umgebung zu verbleiben. Eine repräsentative Befragung von mehr als 1.000 pflegenden Angehörigen durch das Zentrum für Qualität in der Pflege (ZQP) zum Thema »Wohnen mit Pflegebedürftigkeit« ergab, dass knapp die Hälfte der betreuten, pflegebedürftigen Personen allein im eigenen Haushalt lebte (Eggert & Teubner 2023).

Angesichts der aufgezeigten gravierenden gesellschaftlichen Veränderungen wird bereits seit etlichen Jahren von einer »Erosion des familialen

Pflegepotenzials« gesprochen (Kunstmann, 2010). Vergleicht man die Daten der beiden Pflegestatistiken aus den Jahren 1999 und 2023, so lässt sich diese These jedoch nicht aufrechterhalten (▶ Tab. 1.3). Demnach werden trotz des deutlichen Anstiegs an pflegebedürftigen Personen 86 % der Betroffenen zu Hause versorgt und der weitaus größte Teil von ihnen allein durch Angehörige.

	1999	2023
Pflegebedürftige insgesamt	2.000.000	5.680.000
Zu Hause versorgt	1.440.000 (70 %)	4.880.000 (86 %)
• allein durch Angehörige	1.030.000	2.550.000
• mit/durch ambulante Pflegedienste	415.000	1.100.000
Pflegebedürftige in Heimen	573.000 (30 %)	799.000 (14 %)

Tab. 1.3: Versorgungssetting bei Pflegebedürftigkeit im Zeitvergleich (Statistisches Bundesamt 2001 und 2025)

Die Tabelle verweist auf eine bemerkenswerte Stabilität häuslicher Pflegearrangements und eine beeindruckend hohe Pflegebereitschaft von Familien. Inwieweit dies in Zukunft aufrechterhalten werden kann, darf jedoch bezweifelt werden, insbesondere wenn die sogenannten »Baby-Boomer«, d. h. die geburtenstarken Jahrgänge von Mitte der 1950er- bis Mitte der 1960er-Jahre, ins höhere Lebensalter eintreten.

1.3.4 Konsequenzen für die pflegerische Versorgung

Was bedeuten die aufgezeigten gesellschaftlichen Veränderungen nun für die professionelle Pflege? Zunächst einmal ist davon auszugehen, dass mehr Pflegefachpersonen als bisher benötigt werden. Erhöhen sich die Anzahl der hilfe- und pflegebedürftigen Menschen und die Komplexität ihrer Pflegebedarfe, so muss auch die Zahl und Qualifikation der sie versorgenden Pflegenden steigen. Derzeit deutet allerdings vieles darauf hin, dass in Zukunft nicht genügend Pflegefachpersonen zur Verfügung stehen werden. Vorausberechnungen des Statistischen Bundesamts gehen von zwei unterschiedlichen Szenarien aus: in der günstigeren Variante fehlen im Jahr 2049 etwa 280.000 Pflegefachpersonen, in der ungünstigen Variante fehlen sogar 690.000 (Statistisches Bundesamt 2024d; SVR Gesundheit und Pflege 2024). Ferner bedarf es eines Ausbaus an professionellen Angeboten der ambulanten, teilstationären und vollstationären Versorgung. Hierbei ist allerdings nicht nur ein quantitativer, sondern auch ein qualitativer Ausbau erforderlich. Neue, moderne Pflegekonzepte sind gefragt, die den Bedürfnissen der NutzerInnen stärker als bisher gerecht werden.

Höherer Bedarf an fachlich qualifizierter Pflege

Kann der steigende Bedarf an professionellen Pflegeleistungen nicht gedeckt werden, müssen noch stärker als bisher familiale, nachbarschaft-

Herstellung gemischter Pflegearrangements

liche und ehrenamtliche Pflegepotenziale aktiviert werden (Jacobs et al., 2016). Sie zu beraten und zu qualifizieren, wird zukünftig eine wichtige Aufgabe für Pflegefachpersonen sein. Durch die Herstellung gemischter Pflegearrangements, d. h. einer Verknüpfung von formeller und informeller Pflege, gilt es die Versorgung sicherzustellen. Auch Angehörige, die weiter entfernt wohnen, müssen stärkere Beachtung erfahren. Sie erbringen trotz geographischer Distanz häufig vielfältige und komplexe Hilfeleistungen, wie emotionale Unterstützung, Organisation und Koordination der Versorgung, Kontrolle von Medikamenteneinnahmen und Vitaldaten oder die Regelung finanzieller Angelegenheiten der pflegebedürftigen Person. Diese Form der Unterstützung wird als »Distance Caregiving« bezeichnet und erfordert eine neue, moderne Form der Zusammenarbeit zwischen Angehörigen und Pflegefachpersonen (Bischofberger et al. 2017).

Zukunftsaufgabe Vermeidung von Pflegebedürftigkeit

Zu den zentralen Zukunftsaufgaben in unserem Gesundheitssystem gehören die Vermeidung von Pflegebedürftigkeit sowie der Erhalt und die Förderung von Selbstständigkeit im Alter. Stärker als bisher müssen Maßnahmen der Gesundheitsförderung und Prävention für ältere Menschen Beachtung finden. Selbst bei eingeschränkter Gesundheit und bereits vorliegender Multimorbidität können derartige Interventionen dazu beitragen, ein eigenständiges Leben so lange wie möglich aufrechtzuerhalten. Dies gilt im Übrigen auch für HeimbewohnerInnen. Gesundheitsförderung in diesem Bereich wird erst seit wenigen Jahren als Handlungsfeld wahrgenommen (GKV-Spitzenverband 2023). So kann beispielsweise durch gezielte Maßnahmen zur Bewegungsförderung dazu beigetragen werden, dass sich eine bereits vorhandene Pflegebedürftigkeit nicht weiter verschlechtert.

Gesundheitsförderung als Aufgabe der Pflege

Die professionelle Pflege kann einen wesentlichen Beitrag zur Gesunderhaltung im Alter leisten. Aufgaben in diesem Bereich liegen insbesondere in der Beratung und in der Förderung von Gesundheitskompetenz, der sogenannten *Health Literacy* (Schaeffer et al. 2023). Eine diesbezügliche Maßnahme könnte der *Präventive Hausbesuch* darstellen. In anderen Ländern, beispielsweise in Dänemark oder den Niederlanden, können ältere Menschen regelmäßig ein solches Angebot wahrnehmen. Die Durchführung dieser Hausbesuche obliegt Pflegefachpersonen, die zunächst ein umfassendes Assessment der Lebens-, Gesundheits- und Wohnsituation der älteren Menschen erstellen. Risiken und Beeinträchtigungen können auf diese Weise frühzeitig erkannt und durch eine gezielte Beratung und die Einleitung entsprechender Interventionen verringert werden. Der Verbleib in den eigenen vier Wänden wird unterstützt und die häusliche Lebenssituation stabilisiert. In Deutschland gehört der Präventive Hausbesuch noch nicht zu den Regelleistungen der Kostenträger, sondern wurde bislang nur in Form von zeitlich begrenzten Projekten umgesetzt.

Um die aufgezeigten gesundheitlichen Herausforderungen der Zukunft bewältigen zu können, ist professionelle Pflege unverzichtbar. Ihr Beitrag wird bislang häufig unterschätzt. Mit ihren vielfältigen Kompetenzen kann die berufliche Pflege jedoch eine Schlüsselrolle in der Gesundheitsversorgung übernehmen.

1.3.5 Gesellschaftlicher Auftrag der Pflege

Die pflegerische Versorgung der Bevölkerung ist ein staatlicher Auftrag und hat einen hohen gesellschaftlichen Wert. Erwartet wird eine hochwertige Pflege, die den vorhandenen Bedarf an Pflegeleistungen erfüllt und sich am aktuellen Stand der Wissenschaft orientiert. Indem für die pflegerische Leistungserbringung entsprechende Rechtsvorschriften verabschiedet und öffentliche Mittel bzw. Beiträge der Versicherten zur Verfügung gestellt werden, erfolgt zugleich eine Abgrenzung der professionellen Pflege von der Laienpflege.

In der Rahmenberufsordnung des Deutschen Pflegerats wird der gesellschaftliche Auftrag des Pflegeberufs definiert:

Rahmenberufsordnung des Deutschen Pflegerats

»Professionell Pflegende leisten ihren berufsspezifischen Beitrag zum gesellschaftlichen Auftrag zur Gesundheitsfürsorge und Krankheitsverhütung, zur Wiederherstellung von Gesundheit, zur Unterstützung und Hilfeleistung bei chronischen Erkrankungen, Behinderungen, Gebrechlichkeit und im Sterbeprozess. [...] Sie arbeiten an den Lösungen der gesellschaftlichen Probleme mit, die sich auf die Pflege auswirken und informieren die Gesellschaft über Gesundheitsfragen« (Deutscher Pflegerat e.V. 2004, S. 4).

Auch die Landespflegekammer Rheinland-Pfalz betont in ihrer Berufsordnung den hohen gesellschaftlichen Wert von Pflege und den staatlichen Auftrag von Pflegefachpersonen zur Sicherstellung der pflegerischen Versorgung der Bevölkerung (Landespflegekammer Rheinland-Pfalz 2020). Die zentrale Rolle von Pflegefachpersonen in der Gesundheitsversorgung des Individuums und der Bevölkerung wird ebenfalls in der Berufsordnung der Pflegekammer Nordrhein-Westfalen (2025) herausgestellt.

Der gesellschaftliche Auftrag der Pflege spiegelt sich ferner in der »Charta der Rechte hilfe- und pflegebedürftiger Menschen«, kurz *Pflege-Charta* genannt. Ziel dieser im Jahr 2005 von der Bundesregierung verabschiedeten Charta ist die Stärkung der Rechte von hilfe- und pflegebedürftigen Menschen als Ausdruck der Achtung der Menschenwürde (BMFSFJ & BMG 2014). Damit ist die Charta mit ihren acht Artikeln Leitlinie und Selbstverpflichtung für alle, die im Gesundheitswesen tätig sind.

Pflege-Charta

Charta der Rechte hilfe- und pflegebedürftiger Menschen (BMFSFJ & BMG 2014, S. 8)

»Artikel 1: Selbstbestimmung und Hilfe zur Selbsthilfe
   Jeder hilfe- und pflegebedürftige Mensch hat das Recht auf Hilfe zur Selbsthilfe sowie auf Unterstützung, um ein möglichst selbstbestimmtes und selbstständiges Leben zu führen.

Artikel 2: Körperliche und seelische Unversehrtheit, Freiheit und Sicherheit

> Jeder hilfe- und pflegebedürftige Mensch hat das Recht, vor Gefahren für Leib und Seele geschützt zu werden.
>
> *Artikel 3: Privatheit*
> Jeder hilfe- und pflegebedürftige Mensch hat das Recht auf Wahrung und Schutz seiner Privat- und Intimsphäre.
>
> *Artikel 4: Pflege, Betreuung und Behandlung*
> Jeder hilfe- und pflegebedürftige Mensch hat das Recht auf eine an seinem persönlichen Bedarf ausgerichtete, gesundheitsfördernde und qualifizierte Pflege, Betreuung und Behandlung.
>
> *Artikel 5: Information, Beratung und Aufklärung*
> Jeder hilfe- und pflegebedürftige Mensch hat das Recht auf umfassende Informationen über Möglichkeiten und Angebote der Beratung, der Hilfe, der Pflege sowie der Behandlung.
>
> *Artikel 6: Kommunikation, Wertschätzung und Teilhabe an der Gesellschaft*
>
> *Jeder hilfe- und pflegebedürftige Mensch hat das Recht auf Wertschätzung, Austausch mit anderen Menschen und Teilhabe am gesellschaftlichen Leben.*
>
> *Artikel 7: Religion, Kultur und Weltanschauung*
> Jeder hilfe- und pflegebedürftige Mensch hat das Recht, seiner Kultur und Weltanschauung entsprechend zu leben und seine Religion auszuüben.
>
> *Artikel 8: Palliative Begleitung, Sterben und Tod*
> Jeder hilfe- und pflegebedürftige Mensch hat das Recht, in Würde zu sterben.«

Die Anforderungen der Charta an die pflegerische Versorgung werden insbesondere in den näheren Ausführungen zum Artikel 4 konkretisiert. Darin wird zunächst das Recht auf eine fachlich kompetente und zugewandte Pflege formuliert, die nach dem aktuellen Stand der Wissenschaft ausgeübt wird. Alle professionellen Akteure sollen im Interesse der PatientInnen miteinander kommunizieren und ihre Leistungen eng aufeinander abstimmen. Die Angehörigen sollen einbezogen und stets über den Stand der Dinge informiert werden. Die Pflege soll individuell geplant werden und zielgerichtet erfolgen. Der Lebenshintergrund und die Gewohnheiten der pflegebedürftigen Person sind zu beachten, Bewegungsbedürfnisse müssen gefördert und Schmerzen gelindert werden (BMFSFJ & BMG 2014, S. 14ff).

Hemmnisse der Erfüllung des gesellschaftlichen Auftrags

Leider wird die Erfüllung des gesellschaftlichen Auftrags der Pflege durch die derzeitigen Rahmen- und Arbeitsbedingungen erschwert. Der Anspruch, der an den modernen Dienstleistungsberuf Pflege gestellt wird, kollidiert oftmals mit den ökonomischen Zielsetzungen im Gesundheitswesen. Hier sind Politik und Kostenträger aufgerufen, Rahmenbedingungen zu schaffen, die eine Gewährleistung der Rechte hilfe- und pflegebedürftiger Menschen ermöglichen.

1.4 Gesetzliche Rahmenbedingungen des Pflegeberufs

Eine Vielzahl von gesetzlichen Regelungen ist für den Pflegeberuf von Bedeutung. Dazu gehören u. a. die Sozialgesetzbücher (insbesondere das SGB V und SGB XI), das Arbeitsrecht, die Regelung der Schweigepflicht, das Betreuungsgesetz oder das Haftungsrecht. Von zentraler Bedeutung für die Ausbildung in einem Pflegeberuf ist das Pflegeberufegesetz, welches ab 2020 die bis dahin geltenden zwei Gesetze, nämlich das Krankenpflegegesetz (KrPflG) und das Altenpflegegesetz (AltPflG), abgelöst hat.

Ein Berufsgesetz dient in erster Linie der Regelung der Ausbildung. Ausbildungsziele und -inhalte werden darin verbindlich festgelegt. Ferner dient es dem Schutz der Berufsbezeichnung, indem es die Erlaubniserteilung zur Führung der Berufsbezeichnung sowie das Versagen und den Widerruf der Erlaubnis regelt. Schließlich werden auch die Aufgabengebiete des betreffenden Berufes definiert.

Bedeutung der Berufsgesetze in der Pflege

Mit dem Krankenpflegegesetz und dem Altenpflegegesetz lagen dem Pflegeberuf über lange Zeit zwei staatliche Gesetze zugrunde. Mit dem Pflegeberufegesetz wurde die lange geforderte Zusammenführung der beiden Berufsausbildungen zu einer generalistischen Ausbildung umgesetzt. Die Ausbildung ist an einer staatlich anerkannten Berufsfachschule bzw. einer Hochschule als Studium zu absolvieren. Die Regelungskompetenz des Bundes bezieht sich allerdings nur auf die Berufszulassung (Zugangsvoraussetzungen, Ausbildungsziel, Ausbildungsdauer und -struktur etc.). Die konkreten Details zur inhaltlichen und organisatorischen Gestaltung der Ausbildung sind in einer Ausbildungs- und Prüfungsverordnung (PflAPrV) geregelt. Am Ende der Berufsausbildung steht dann eine staatliche Prüfung. Der Prüfling erhält bei erfolgreicher Absolvierung die staatliche Anerkennung als Pflegefachfrau bzw. Pflegefachmann. Diese Berufsbezeichnung ist gesetzlich geschützt; das unberechtigte Führen gilt in Deutschland als eine strafbare Handlung.

Pflegeausbildung als staatliche Ausbildung

1.4.1 Pflegeberufegesetz

Nach einem langwierigen Gesetzgebungsprozess verabschiedete im Juni 2017 der Deutsche Bundestag den Gesetzentwurf zur Reform der Pflegeberufe (Pflegeberufereformgesetz – PflBRefG). Zwei Wochen später

Pflegeberufegesetz

stimmte auch der Deutsche Bundesrat dem neuen Gesetz zu, welches zum 01. Januar 2020 in Kraft trat. Die damit verbundenen wesentlichen Neuerungen für die Pflegeausbildung werden nachfolgend skizziert:

- *Einführung einer generalistischen Pflegeausbildung:* Die ersten beiden Jahre der Pflegeausbildung sind generalistisch ausgerichtet mit einer möglichen Vertiefung in der Altenpflege oder Gesundheits- und Kinderkrankenpflege. Nach zwei Jahren können die Auszubildenden wählen, ob sie die generalistische Ausbildung fortsetzen möchten oder ob sie einen Abschluss als AltenpflegerIn oder Gesundheits- und KinderkrankenpflegerIn erwerben möchten. Die Ausbildungen in der Alten- und Kinderkrankenpflege bleiben somit (theoretisch) erhalten. Sechs Jahre nach Beginn der neuen Ausbildung – also im Jahr 2026 – soll eine Überprüfung stattfinden, wie viele Auszubildende den generalistischen Weg und wie viele eine Ausbildung in der Altenpflege bzw. Gesundheits- und Kinderkrankenpflege gewählt haben. Anschließend soll beraten werden, ob weiterhin ein Bedarf für die beiden Abschlüsse in der Alten- und Kinderkrankenpflege besteht.
- *Einführung einer neuen Berufsbezeichnung:* Auszubildende, die sich für die Fortführung der generalistischen Berufsausbildung entscheiden, führen nach dem erfolgreichen Abschluss ihrer Ausbildung die geschützte Berufsbezeichnung »Pflegefachfrau« oder »Pflegefachmann«. Die anderen schließen ihre Ausbildung mit den bisherigen Berufsbezeichnungen als AltenpflegerIn bzw. als Gesundheits- und KrankenpflegerIn ab.
- *Einführung vorbehaltener Tätigkeiten:* Erstmalig werden mit dem neuen Gesetz Vorbehaltsaufgaben für die Pflege formuliert (PflBG § 4). Folgende Tätigkeiten dürfen dann nur von beruflich Pflegenden mit einer abgeschlossenen Ausbildung durchgeführt werden: a) die Erhebung und Feststellung des individuellen Pflegebedarfs, b) die Organisation, Gestaltung und Steuerung des Pflegeprozesses, c) die Analyse, Evaluation, Sicherung und Entwicklung der Qualität der Pflege.
- *Regelung der hochschulischen Ausbildung:* Die Ausbildung an einer Hochschule wird in den Regelbetrieb überführt. Sie ist ausschließlich generalistisch ausgerichtet. Die AbsolventInnen führen die Berufsbezeichnung »Pflegefachfrau« oder »Pflegefachmann« mit dem akademischen Grad. Auch die Wahl der Berufsbezeichnung »Pflegefachperson« ist möglich.

Eine weitere wichtige Neuerung ist der Anspruch auf eine Praxisanleitung im Umfang von mindestens zehn Prozent während eines praktischen Einsatzes.

Ausbildungsziel

Im Paragraph 5 des Pflegeberufegesetzes wird das Ausbildungsziel beschrieben: »Die Ausbildung zur Pflegefachfrau oder zum Pflegefachmann vermittelt die für die selbstständige, umfassende und prozessorientierte Pflege von Menschen aller Altersstufen in akut und dauerhaft stationären sowie ambulanten Pflegesituationen erforderlichen fachlichen und personalen Kompetenzen einschließlich der zugrunde liegenden methodischen,

1.4 Gesetzliche Rahmenbedingungen des Pflegeberufs

sozialen, interkulturellen und kommunikativen Kompetenzen und der zugrunde liegenden Lernkompetenzen sowie der Fähigkeit zum Wissenstransfer und zur Selbstreflexion« (PflBG § 5).

Die Ausbildung soll insbesondere dazu befähigen, bestimmte Aufgaben selbstständig ausführen, ärztlich verordnete Maßnahmen eigenständig durchzuführen und interdisziplinär mit anderen Berufsgruppen zusammenzuarbeiten (▶ Tab. 1.4).

Tab. 1.4: Aufgabenbereiche von professionell Pflegenden lt. § 5 Pflegeberufegesetz

Selbstständige Ausführung	Durchführung angeordneter Maßnahmen	Interdisziplinäre Zusammenarbeit
Erhebung und Feststellung des individuellen Pflegebedarfs und Planung der Pflege Organisation, Gestaltung und Steuerung des Pflegeprozesses Durchführung der Pflege und Dokumentation der angewendeten Maßnahmen Analyse, Evaluation, Sicherung und Entwicklung der Qualität der Pflege	Eigenständige Durchführung ärztlich veranlasster Maßnahmen	Interdisziplinäre fachliche Kommunikation und effektive Zusammenarbeit mit anderen Berufsgruppen
Bedarfserhebung und Durchführung präventiver und gesundheitsfördernder Maßnahmen	Insbesondere Maßnahmen der medizinischen Diagnostik, Therapie oder Rehabilitation	Entwicklung und teamorientierte Umsetzung von individuellen, multidisziplinären und berufsübergreifenden Lösungen bei Krankheitsbefunden und Pflegebedürftigkeit
Beratung, Anleitung und Unterstützung von zu pflegenden Menschen ... unter Einbeziehung ihrer sozialen Bezugspersonen		
Erhaltung, Wiederherstellung, Förderung, Aktivierung und Stabilisierung individueller Fähigkeiten der zu pflegenden Menschen		
Einleitung lebenserhaltender Sofortmaßnahmen bis zum Eintreffen der Ärztin oder des Arztes und Durchführung von Maßnahmen in Kri-		

Tab. 1.4:
Aufgabenbereiche von professionell Pflegenden lt. § 5 Pflegeberufegesetz – Fortsetzung

Selbstständige Ausführung	Durchführung angeordneter Maßnahmen	Interdisziplinäre Zusammenarbeit
sen- und Katastrophensituationen		
Anleitung, Beratung und Unterstützung von anderen Berufsgruppen und Ehrenamtlichen in den jeweiligen Pflegekontexten sowie Mitwirkung an der praktischen Ausbildung von Angehörigen von Gesundheitsberufen		

Mit dem Pflegeberufegesetz wurden die langjährigen Forderungen vieler Pflegeverbände und PflegewissenschaftlerInnen zumindest teilweise erfüllt. So sind die Formulierung vorbehaltener Aufgaben und die Verankerung der hochschulischen Qualifizierung wichtige Meilensteine für die Pflege.

1.4.2 Vorbehaltsaufgaben

Vorbehaltsaufgaben

Mit Inkrafttreten des Pflegeberufegesetzes wurden erstmalig vorbehaltene Aufgaben für Pflegefachpersonen festgelegt (§ 4 PflBG). Dies bedeutet, dass alle anderen Berufsgruppen, z. B. ÄrztInnen oder Pflegehilfspersonen, diese spezifischen Aufgaben nicht durchführen dürfen. Sie dürfen ihnen auch nicht übertragen werden; Arbeitgebende können in einem solchen Fall sanktioniert werden. Intention der Festlegung von Vorbehaltsaufgaben durch den Gesetzgeber waren zum einen der PatientInnenschutz und die Sicherung der Pflegequalität, zum anderen die Aufwertung der beruflichen Pflege, indem ihre Kernaufgaben nur noch von entsprechend qualifiziertem Personal durchgeführt werden dürfen. Die Einführung der Vorbehaltsaufgaben kann als ein bedeutender Meilenstein im Berufsrecht von Pflegefachpersonen gewertet werden.

Die pflegerischen Vorbehaltsaufgaben stehen im engen Zusammenhang zum Pflegeprozess und umfassen:

- die Erhebung und Feststellung des individuellen Pflegebedarfs
- die Organisation, Gestaltung und Steuerung des Pflegeprozesses
- die Analyse, Evaluation, Sicherung und Entwicklung der Qualität der Pflege.

Mit der Einführung der Vorbehaltsaufgaben ergaben sich etliche Fragen. So wird beispielsweise die Planung der Pflege im § 4 PflBG nicht ausdrücklich als Vorbehaltsaufgabe genannt. Unsicherheiten ergaben sich auch, inwiefern die Durchführung und Dokumentation pflegerischer Interventionen als immanente Bestandteile des Pflegeprozesses ebenfalls als Vorbehaltsaufgabe zu betrachten sind. Vor dem Hintergrund des pflegewissenschaftlichen, pflegefachlichen und juristischen Klärungsbedarfs wurde 2021 ein interdisziplinärer Arbeitskreis – der »Think Tank Vorbehaltsaufgaben« – eingerichtet, um sich mit diesen Fragen zu beschäftigen (Weidner 2021). Im Ergebnis wurde eine umfassende Handreichung zur Grundlegung und Einordnung der Vorbehaltsaufgaben erstellt, die von der Deutschen Gesellschaft für Pflegewissenschaft herausgegeben wurde (DGP 2024).

Eine erste Einigung im Think Tank wurde in Bezug auf die Bezeichnung der Vorbehaltsaufgaben vorgenommen. Zwar ist der § 4 PflBG mit »Vorbehaltene Tätigkeiten« überschrieben, im weiteren Verlauf des Gesetzestextes wird jedoch der Terminus »Aufgaben« genutzt. Angesichts der Komplexität der im § 4 beschriebenen Aufgaben und der damit zusammenhängenden Verantwortungsübernahme im Pflegeprozessgeschehen durch Pflegefachpersonen fiel die Entscheidung gegen den Tätigkeitsbegriff und für den Gebrauch des Terminus Vorbehaltsaufgaben (DGP 2024, S. 10). Ferner wurde die in den Vorbehaltsaufgaben nicht aufgelistete Planung der Pflege nach einschlägiger pflegefachlicher und juristischer Auffassung ebenfalls als Bestandteil des Vorbehaltsrechts angesehen. Hingegen können Durchführung und Dokumentation der Pflege an Pflegehilfspersonen delegiert werden und gehören nicht zu den Vorbehaltsaufgaben.

Terminologie

Trotz ihrer seit 2020 bestehenden rechtlichen Verankerung werden die Vorbehaltsaufgaben in der Praxis bislang nur zögerlich rezipiert. Ziel der Studie »Vorbehaltsaufgaben der Pflege im Krankenhaus (VaPiK)« des Deutschen Instituts für angewandte Pflegeforschung (DIP) war es daher, die Grundlagen, Anwendungen und Konsequenzen der Vorbehaltsaufgaben im Krankenhausalltag zu beleuchten, einen Handlungsrahmen zu entwickeln und Empfehlungen für die Umsetzung zu geben (Weidner & Harder 2024). Im Ergebnis wurde ein Handlungsrahmen zur Umsetzung der Vorbehaltsaufgaben im Krankenhaus entwickelt. Dabei wurden für die verschiedenen Ebenen (Mikro-, Meso- und Makroebene) insgesamt 18 Handlungsempfehlungen abgeleitet, die darauf abzielen, die Umsetzung von Vorbehaltsaufgaben der Pflege in der intra- und interprofessionellen Zusammenarbeit sowie der interinstitutionellen und der sektorenübergreifenden Kooperation zu verbessern (Weidner et al. 2024, S. 53).

zögerliche Umsetzung

1.4.3 Hochschulische Qualifizierung

Mit dem Pflegeberufegesetz wurde erstmalig eine bundesgesetzliche Grundlage für ein primärqualifizierendes Pflegestudium geschaffen (▶ Kap. 6). Damit ist die Option einer hochschulisch fundierten pflegerischen Qualifikation gemäß internationalen Gepflogenheiten auch für Deutschland gesetzlich festgeschrieben. Dadurch soll zum einen den steigenden Anforderungen in der pflegerischen Versorgung entsprochen und zum anderen die Attraktivität des Pflegeberufs erhöht werden.

Erweitertes Ausbildungsziel

Das primärqualifizierende Pflegestudium verfolgt gegenüber der beruflichen Pflegeausbildung ein erweitertes Ausbildungsziel. Sie umfasst die im § 5 des PflBG beschriebenen Kompetenzen der beruflichen Pflegeausbildung und befähigt lt. § 37 PflBG darüber hinaus insbesondere:

- zur Steuerung und Gestaltung hochkomplexer Pflegeprozesse auf der Grundlage wissenschaftsbasierter oder wissenschaftsorientierter Entscheidungen,
- vertieftes Wissen über Grundlagen der Pflegewissenschaft, des gesellschaftlich-institutionellen Rahmens des pflegerischen Handelns sowie des normativ-institutionellen Systems der Versorgung anzuwenden und die Weiterentwicklung der gesundheitlichen und pflegerischen Versorgung dadurch maßgeblich mitzugestalten,
- sich Forschungsgebiete der professionellen Pflege auf dem neuesten Stand der gesicherten Erkenntnisse erschließen und forschungsgestützte Problemlösungen wie auch neue Technologien in das berufliche Handeln übertragen zu können sowie berufsbezogene Fort- und Weiterbildungsbedarfe zu erkennen,
- sich kritisch-reflexiv und analytisch sowohl mit theoretischem als auch praktischem Wissen auseinandersetzen und wissenschaftsbasiert innovative Lösungsansätze zur Verbesserung im eigenen beruflichen Handlungsfeld entwickeln und implementieren zu können,
- an der Entwicklung von Qualitätsmanagementkonzepten, Leitlinien und Expertenstandards mitzuwirken.

Rahmenbedingungen

Das Studium dauert mindestens drei Jahre und umfasst theoretische und praktische Lehrveranstaltungen sowie Praxiseinsätze in Höhe von 2.300 Stunden in stationären Einrichtungen der Akut- und Langzeitpflege sowie der ambulanten Akut- und Langzeitpflege. Die Praxiseinsätze gliedern sich in Pflichteinsätze, einen Vertiefungseinsatz sowie weitere Einsätze. Die Einrichtungen gewährleisten die Praxisanleitung. Die Praxisbegleitung erfolgt durch die Hochschule. Das Studium schließt mit der Verleihung des akademischen Grades durch die Hochschule ab. Die hochschulische Prüfung umfasst auch die staatliche Prüfung zur Erlangung der Berufszulassung.

1.5 Bildungskonzepte in der Pflege

Die Unübersichtlichkeit der Bildungslandschaft in der Pflege, die fehlende Definition klarer Zuständigkeiten sowie Fragen der Durchlässigkeit und Karriereplanung wurden über viele Jahre diskutiert. Wie ein innovatives, zukunftsweisendes Konzept der Pflegeausbildung aussehen könnte, zeigte der *Deutsche Bildungsrat für Pflegeberufe* mit seiner Publikation »Pflegebildung offensiv« (DBR 2009). In diesem Bildungskonzept ist sowohl die horizontale Durchlässigkeit der beruflichen Bildungsabschlüsse untereinander als auch die vertikale Durchlässigkeit der beruflichen Bildungsabschlüsse zur hochschulischen Berufsbildung gegeben (▶ Abb. 1.7. Die verschiedenen Formen der allgemeinen Schulbildung ermöglichen unterschiedliche Zugänge zum Berufsfeld. Eine pflegerische Erstqualifikation kann sowohl im sekundären Bildungssystem als auch im tertiären Bildungssystem erreicht werden, mit jeweils unterschiedlich ausgeprägten Kompetenzen. Nach dem beruflichen Ausbildungsabschluss kann zum einen eine Weiterqualifizierung in Form verschiedener Weiterbildungen angestrebt werden. Zum anderen kann aber auch ein Bachelorstudium aufgenommen werden, da mit dem Berufsabschluss zugleich eine Hochschulzugangsberechtigung erworben wird. Pflegende mit hochschulischer Ausbildung können nach dem Bachelorabschluss direkt in einem konsekutiven Master weiterstudieren oder später nach einer Berufsphase einen weiterbildenden Master absolvieren. Der Masterabschluss berechtigt anschließend zur Promotion (▶ Kap. 6.5.2).

Bildungskonzept des DBR

Der Deutsche Bildungsrat für Pflegeberufe sprach sich für eine generalistisch ausgerichtete Pflegeausbildung aus und forderte, die Pflegeausbildung langfristig ausschließlich im Hochschulbereich anzusiedeln. Mit seinem Konzept leistete er einen wichtigen Beitrag in der Diskussion um die Professionalisierung der Pflege und ihrer Bedeutung für die Sicherstellung der gesundheitlichen Versorgung der Bevölkerung.

Mit der Reform der Pflegeausbildung ergab sich die Notwendigkeit der Entwicklung eines neuen Bildungskonzept für Pflegeberufe. Im Auftrag des Deutschen Pflegerats wurde das Projekt »Bildungsarchitektur der Pflege in Deutschland (BAPID)« auf den Weg gebracht (Genz & von Gahlen-Hoops 2024). Ziele sollte es sein, ein kohärentes Gesamtbild der Bildungslandschaft in den Pflegeberufen zu entwickeln, eine gemeinsame Grundlage für bildungspolitische Akteure zu schaffen und die Identität der Pflegeberufe zu stärken. Das von einer pflegepädagogischen Forschungsgruppe an der Christian-Albrecht-Universität zu Kiel entwickelte Konzept basiert auf den drei Domänen Allgemeine Bildung, Allgemeine Pflegebildung und Spezielle Pflegebildung, die in der individuellen Pflegebildungsbiografie miteinander interagieren. In einer Matrix, die zwischen formeller (berufsschulisch und akademisch) und informeller Pflegebildung unterscheidet, werden verschiedene Pflegetypen unterschieden:

Bildungskonzept BAPID

- Typ I – informeller Pflegebereich, kein Berufsabschluss in der Pflege
- Typ II – formelle, berufliche Pflegebildung; Pflegefachassistenz, wirkt an Pflegeprozessen mit
- Typ III – formelle, berufliche Pflegebildung; Pflegefachberuf, gestaltet komplexe Pflegeprozesse
- Typ IV – formelle, akademische Pflegebildung; Bachelor Pflege, gestaltet hochkomplexe Pflegeprozesse
- Typ V und Typ VI – formelle, akademische Pflegebildung; Pflegende mit Masterabschluss (APN), leiten Pflegeprozesse auf fachwissenschaftlicher

Abb. 1.7: Bildungskonzept des Deutschen Bildungsrats für Pflegeberufe (DBR, 2009)

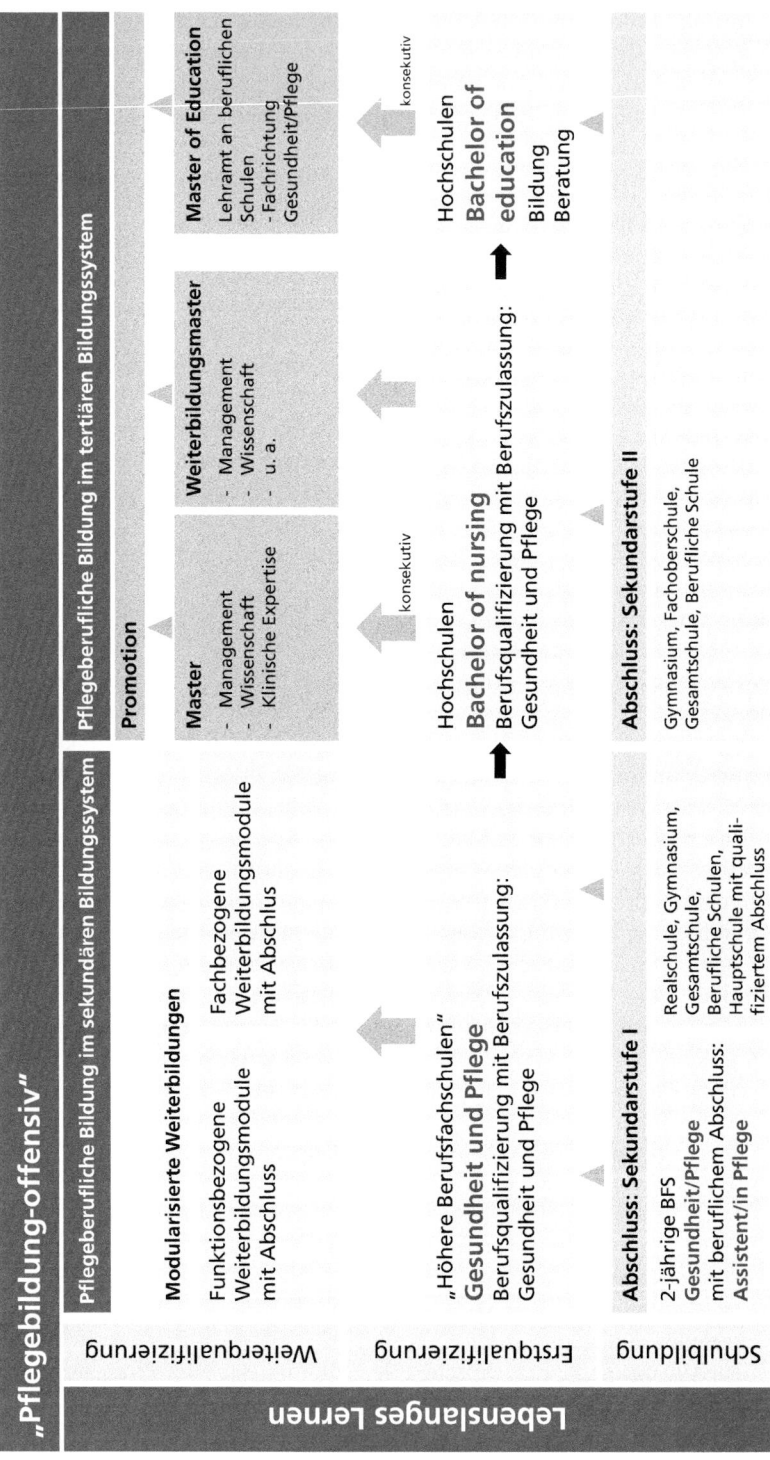

Basis und haben die fachliche Letztverantwortung im Pflegeteam und eines pflegerischen Arbeitsfeldes inne.

Durch das BAPID-Konzept können klare Zuständigkeiten definiert, Karriereoptionen sichtbar gemacht und die Durchlässigkeit innerhalb der Pflegeberufe gefördert werden. Für eine Umsetzung bedarf es politischer Unterstützung und gesetzlicher Anpassungen.

1.6 Fazit

Der Pflegeberuf bietet eine Vielfalt wie kaum ein anderer Beruf. Zahlreiche Spezialisierungen und Karrieremöglichkeiten stehen den dort Tätigen offen, für jede Interessenslage gibt es potentielle Handlungsfelder. Zugleich handelt es sich um einen Beruf, der in unserer Gesellschaft unverzichtbar ist und es angesichts der gesellschaftlichen Entwicklungsprozesse dauerhaft bleiben wird. Pflege ist eine Zukunftsbranche. Beste Berufsaussichten und ein geringes Risiko für Arbeitslosigkeit sind weitere unschätzbare Vorteile.

Zweifelsohne muss der Pflegeberuf attraktiver werden. Hier sind in erster Linie Politik und Kostenträger gefordert, geeignete Rahmenbedingungen zu schaffen. Mit dem Pflegeberufegesetz ist ein wichtiger Schritt getan, dem jedoch noch weitere folgen müssen. Auch der Beruf selbst muss sich stärker und selbstbewusster als bisher als moderner Dienstleistungsberuf präsentieren, damit überkommene Vorstellungen vom Pflegeberuf alsbald der Vergangenheit angehören.

Lernaufgaben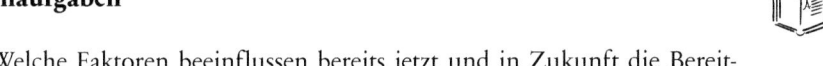

1. Welche Faktoren beeinflussen bereits jetzt und in Zukunft die Bereitschaft zur familiären Pflege?
2. Welche Konsequenzen lassen sich aus der demografischen Entwicklung, der Zunahme von Multimorbidität und Pflegebedürftigkeit sowie der Änderung von Familienstrukturen für die professionelle Pflege ziehen?
3. Zwei Thesen zu den Auswirkungen der demografischen Entwicklung stehen sich gegenüber, die Kompressionsthese und die Medikalisierungsthese. Was kennzeichnet die beiden Thesen und welche Auswirkungen sind je nach These zu erwarten?
4. Welchen Beitrag kann die professionelle Pflege zur Stärkung des familialen Pflegepotentials leisten?
5. Welchen Stellenwert hat die Charta der Rechte hilfe- und pflegebedürftiger Menschen?
6. Was ist ein Berufsgesetz und welche Berufsgesetze sind für eine Tätigkeit in der professionellen Pflege von Relevanz?

7. Welche wesentlichen Neuerungen haben sich für die Pflege mit dem Pflegeberufereformgesetz ergeben?

 Reflexionsaufgaben

1. Möglicherweise sind Ihnen – wie in dem Praxisbeispiel – ebenfalls Vorurteile gegenüber Ihrer Berufswahl begegnet. Mit welchen Argumenten haben Sie Ihre Entscheidung bislang begründet?
2. Welche weiteren Argumente sind Ihnen beim Lesen dieses Kapitels begegnet, um traditionelle Vorstellungen über den Pflegeberuf auszuräumen?
3. Stellen Sie sich vor, Sie müssten vor einer Schulklasse, die sich gerade in der Berufsfindungsphase befindet, einen Vortrag über den Pflegeberuf halten. Wie würden Sie den SchülerInnen die Attraktivität dieses Berufes näherbringen?
4. Wie sehen Sie Ihre späteren Berufsaussichten und Karrierechancen? Haben Sie bereits Präferenzen für einen bestimmten Bereich, in dem Sie zukünftig gern arbeiten möchten?
5. Reflektieren Sie Ihre bisherigen Erfahrungen mit der Umsetzung der Vorbehaltsaufgaben in der Pflegepraxis. Stellen Sie fest, dass eine Auseinandersetzung mit den Vorbehaltsaufgaben stattfindet?

1.7 Literatur

BGW (2016). Projektmanagement – eine Einführung. Hamburg: Berufsgenossenschaft für Gesundheitsdienst und Wohlfahrtspflege.

Bischofberger I, Otto U, Franke A & Schnepp W (2017). Pflegebedürftige Angehörige über Landesgrenzen hinweg unterstützen: Erkenntnisse aus zwei Fallstudien. In: Pflege & Gesellschaft. 22. Jg., Heft 1, 84–93.

BMFSFJ & BMG (2014). Charta der Rechte hilfe- und pflegebedürftiger Menschen. Berlin: Bundesministerium für Familie, Senioren, Frauen und Jugend und Bundesministerium für Gesundheit (https://www.bmfsfj.de/resource/blob/93450/be474bfdb4016bbbca9bf87b4cb9264b/charta-der-rechte-hilfe-und-pflegebeduerftiger-menschen-data.pdf; Zugriff am 20.09.2024).

Bundesagentur für Arbeit (2024). Die Arbeitsmarktsituation von Frauen und Männern 2023. Nürnberg. (https://statistik.arbeitsagentur.de/DE/Statischer-Content/Statistiken/Themen-im-Fokus/Frauen-und-Maenner/generische-Publikationen/Frauen-Maenner-Arbeitsmarkt.pdf?__blob=publicationFile. Zugriff am 10.09.2024).

Bundesinstitut für Bevölkerungsforschung (2025). Pflegequote. Anteil pflegebedürftiger Personen (in Prozent), 2023 (https://www.demografie-portal.de/DE/Fakten/pflegequote-alter.html; Zugriff am 07.07.2025).

DBfK (2021). Neue Handlungsfelder in der Pflege im Kontext von Public Health. Positionspapier. Berlin: Deutscher Berufsverband für Pflegeberufe. (https://www.dbfk.de/media/docs/newsroom/dbfk-positionen/Positionspapier_PHN_Handlungsfelder_2021.pdf. Zugriff am 10.09.2024).

DBR (Hrsg.) (2009). Pflegebildung offensiv. Deutscher Bildungsrat für Pflegeberufe. München: Urban & Fischer.
Demografieportal (2024). Altersstruktur der Bevölkerung. (https://www.demografieportal.de/DE/Fakten/bevoelkerung-altersstruktur.html; Zugriff am 01.10.2024).
Deutscher Pflegerat (2017). Mogelpackung oder guter Kompromiss? Generalistische Pflegeausbildung kommt scheibchenweise. In. Heilberufe/Das Pflegemagazin. Jg. 69, Heft 5, 66–67.
Deutscher Pflegerat e.V. (2004). Rahmenberufsordnung. Berlin.
Deutsches Netzwerk Primary Nursing (2016). Merkmale von Primary Nursing. Eine Orientierung und Handlungshilfe zur Umsetzung der pflegerischen Organisationsform Primary Nursing. Berlin: Bundesgeschäftsstelle des Deutschen Berufsverbands für Pflegeberufe e.V. (https://kaemmer-beratung.de/wp-content/uploads/2020/04/Merkmale-von-Primary-Nursing.pdf; Zugriff am 15.09.2024).
DGP (2024). Vorbehaltsaufgaben der Pflege – Pflegewissenschaftliche und pflegerechtliche Grundlegung und Einordnung. Duisburg: Deutsche Gesellschaft für Pflegewissenschaft e.V. (https://dg-pflegewissenschaft.de/wp-content/uploads/2024/03/Vorbehaltsaufgaben-_Broschuere-DGP-1.pdf. Zugriff am 12.09.2024).
DGP (2023). Stellungnahme zur Zukunft der hochschulischen Pflegeausbildung sowie der Pflegewissenschaft in Deutschland. Duisburg: Deutsche Gesellschaft für Pflegewissenschaft e.V. (https://dg-pflegewissenschaft.de/wp-content/uploads/2024/02/2023_02_13-DGP_Stellungnahme-Hochschulische-Pflegeausbildung.pdf. Zugriff am 12.09.2024).
Dibelius O & Uzarevicz C (2006). Pflege von Menschen höherer Lebensalter. Stuttgart: Kohlhammer.
Eggert S & Teubner C (2023). Wohnen mit Pflegebedürftigkeit: Befragung pflegender Angehöriger. Berlin: Zentrum für Qualität in der Pflege (https://www.zqp.de/wp-content/uploads/ZQP_Analyse_Wohnen.pdf. Zugriff am 12.09.2024).
Ewers M & Lehmann Y (2021). *Krisen, Notfälle und Katastrophen in der häuslichen und gemeindebasierten Pflege.* Literatursynthese & Bibliografie. Working-Paper No. 21-02. Berlin: Charité – Universitätsmedizin Berlin. (https://refubium.fu-berlin.de/bitstream/handle/fub188/30853/2021_Ewers_Lehmann.pdf?sequence=3&isAllowed=y; Zugriff am 20.09.2024).
Fleischmann N (2024). Interprofessionelle Pflegearbeit. Stuttgart: Kohlhammer.
GKV-Spitzenverband (2023). Leitfaden Prävention in stationären Pflegeeinrichtungen nach § 5 SGB XI. Berlin: GKV-Spitzenverband (https://www.gkv-spitzenverband.de/media/dokumente/pflegeversicherung/Leitfaden_Pravention_Pflege_2023_barrierefrei.pdf. Zugriff am 12.09.2024).
Händler-Schuster D & Budroni H (Hrsg) (2023) Gemeinde- und Familiengesundheitspflege: Lehrbuch für die ambulante Pflege. Bern: Hogrefe
Hummel K & Wrzeziono S (2022). Medikalisierungs- und Kompressionsthese. Monitor Versorgungsforschung. 15. Jg., Heft 4, 46–48.
Hurrelmann K & Horn A (2011). Das komplementäre Verhältnis von Gesundheitsförderung und Pflege. In: Wingenfeld K & Schaeffer D (Hrsg.). Handbuch Pflegewissenschaft. Weinheim: Juventa, S. 727–743.
Jacobs K, Kuhlmey A, Greß S, Klauber J & Schwinger A (2016). Pflege-Report 2016. Die Pflegenden im Fokus. Stuttgart: Schattauer.
Kunstmann A-C (2010). Familiale Verbundenheit und Gerechtigkeit. Fehlende Perspektiven auf die Pflege von Angehörigen – Eine Diskursanalyse. Wiesbaden: VS.
Landespflegekammer Rheinland-Pfalz (2020). Berufsordnung. (https://pflegekammer-rlp.de/download/berufsordnung-pdf/?wpdmdl=5786&refresh=66f7d91e5d56a1727519006; Zugriff am 20.09.2024).
Lehmann, Y & Ewers M (2016). Wege invasiv beatmeter Patienten in die häusliche Beatmungspflege: die Perspektive ambulanter Intensivpflegedienste. In: Das Gesundheitswesen. Online-Publikation. (http://dx.doi.org/10.1055/s-0042-116224).
Mayer H (2018). Pflegeforschung kennenlernen. Elemente und Basiswissen für die Grundausbildung. 7., überarbeitete Auflage. Wien: Facultas.

Monzer M (2024). Case Management Grundlagen. 3., neu bearbeitete Auflage. Heidelberg: medhochzwei.

Müller Staub M & Alfaro-LeFevre R (2013). Pflegeprozess und kritisches Denken. Praxishandbuch zum kritischen Denken, Lösen von Problemen und Fördern von Entwicklungsmöglichkeiten. Bern: Huber.

Pflegekammer Nordrhein-Westfalen (2025). Entwurf der Berufsordnung. (https://www.pflegekammer-nrw.de/wp-content/uploads/2025/05/2025-04-10_ENTWURF_Berufsordnung.pdf; Zugriff am 07.07.2025).

RKI (2021). Gesundheitliche Lage der erwachsenen Bevölkerung in Deutschland – Ergebnisse der Studie GEDA 2019/2020 EHIS. Journal of Health Monitoring. 6.Jg., Heft 3 (https://www.rki.de/DE/Content/Gesundheitsmonitoring/Gesundheitsberichterstattung/GBEDownloadsJ/JoHM_03_2021_GEDA_2019_2020_EHIS.pdf?__blob=publicationFile. Zugriff am 15.09.2024).

Schaeffer D, Berens E M & Hurrelmann K (2023). Gesundheitskompetenz in Deutschland – Wiederholungsbefragung des HLS-GER (HLS-GER 2). Bielefeld: Universität Bielefeld (https://www.bundesgesundheitsministerium.de/fileadmin/Dateien/5_Publikationen/Gesundheit/Berichte/20230515Sachbericht_HLS-GER2.pdf. Zugriff am 12.09.2024).

Schieron M, Büker C & Zegelin A (Hrsg.) (2021). Patientenedukation und Familienedukation in der Pflege. Praxishandbuch zur Information, Schulung und Beratung. Bern: Hogrefe.

Schwinger A, Kuhlmey A, Greß S, Klauber J & Jacobs K (Hrsg.) (2023). Pflege-Report 2023. Versorgungsqualität von Langzeitgepflegten. Heidelberg: Springer.

Simon M (2012). Beschäftigte und Beschäftigungsstrukturen in Pflegeberufen. Eine Analyse der Jahre 1999 bis 2009. Studie für den Deutschen Pflegerat e.V. Hannover: Fachhochschule Hannover (https://serwiss.bib.hs-hannover.de/frontdoor/deliver/index/docId/319/file/Simon_2012_Studie_zur_Beschaeftigung_in_Pflegeberufen.pdf; Zugriff am 15.09.2024).

Statista (2024). Welche dieser Berufe genießt Ihrer Meinung nach ein hohes bzw. kein hohes Ansehen? (Zugriff am https://de.statista.com/statistik/daten/studie/163400/umfrage/ansehen-der-berufe-in-der-gesellschaft/; 10.09.2024).

Statistisches Bundesamt (2025). Pflegebedürftige nach Versorgungsart, Geschlecht und Pflegrade. Wiesbaden (https://www.destatis.de/DE/Themen/Gesellschaft-Umwelt/Gesundheit/Pflege/Tabellen/pflegebeduerftige-pflegestufe.html. Zugriff am 07.07.2025).

Statistisches Bundesamt (2024a). 6,0 Millionen Beschäftigte im Gesundheitswesen im Jahr 2022. Pressemitteilung. Wiesbaden (https://www.destatis.de/DE/Presse/Pressemitteilungen/2024/03/PD24_082_23526.html; Zugriff am 10.09.2024).

Statistisches Bundesamt (2024b). Entwicklung der Lebenserwartung in Deutschland. (https://www.destatis.de/DE/Themen/Gesellschaft-Umwelt/Bevoelkerung/Sterbefaelle-Lebenserwartung/sterbetafel.html. Zugriff am 10.09.2024).

Statistisches Bundesamt (2024c). Bevölkerung. Geburten. (https://www.destatis.de/DE/Themen/Gesellschaft-Umwelt/Bevoelkerung/Geburten/_inhalt.html. Zugriff am 10.09.2024)

Statistisches Bundesamt (2024d). Bis 2049 werden voraussichtlich mindestens 280.000 zusätzliche Pflegekräfte benötigt. Pressemitteilung. (https://www.destatis.de/DE/Presse/Pressemitteilungen/2024/01/PD24_033_23_12.html#:~:text=Danach%20steigt%20die%20Zahl%20der,000%20unter%20dem%20erwarteten%20Bedarf. Zugriff am 10.09.2024).

Statistisches Bundesamt (2024e). Haushalte und Haushaltsmitglieder. (https://www.destatis.de/DE/Themen/Gesellschaft-Umwelt/Bevoelkerung/Haushalte-Familien/Tabellen/1-1-privathaushalte-haushaltsmitglieder.html. Zugriff am 12.09.2024).

Statistisches Bundesamt (2024f). Pflegebedürftige 2021 bis 2070. (https://www.destatis.de/DE/Presse/Pressemitteilungen/2023/03/PD23_124_12.html; Zugriff am 01.10.2024).

Statistisches Bundesamt (2021). Fast 6 Millionen ältere Menschen leben allein. Pressemitteilung (https://www.destatis.de/DE/Presse/Pressemitteilungen/2021/09/PD21_N057_12411.html. Zugriff am 12.09.2024).

Statistisches Bundesamt (2020). Pflegestatistik 2019. Pflege im Rahmen der Pflegeversicherung. Deutschlandergebnisse. (https://www.statistischebibliothek.de/mir/servlets/MCRFileNodeServlet/DEHeft_derivate_00074028/5224001199004.pdf; Zugriff am 20.09.2024).

Statistisches Bundesamt (2018). Pflegestatistik 2017. Pflege im Rahmen der Pflegeversicherung. Deutschlandergebnisse. (https://www.statistischebibliothek.de/mir/servlets/MCRFileNodeServlet/DEHeft_derivate_00074028/5224001199004.pdf. Zugriff am 20.09.2024).

Statistisches Bundesamt (2017). Pflegestatistik 2015. Pflege im Rahmen der Pflegeversicherung. Deutschlandergebnisse. Wiesbaden (https://www.statistischebibliothek.de/mir/servlets/MCRFileNodeServlet/DEHeft_derivate_00042871/5224001159004.pdf; Zugriff am 15.09.2024).

Statistisches Bundesamt (2016). Ältere Menschen in Deutschland und der EU. Wiesbaden: Statistisches Bundesamt (https://www.destatis.de/DE/Themen/Gesellschaft-Umwelt/Bevoelkerung/Bevoelkerungsstand/Publikationen/Downloads-Bevoelkerungsstand/broschuere-aeltere-menschen-0010020169004.pdf?__blob=publicationFile; Zugriff am 01.10.2024).

Statistisches Bundesamt (2015) Pflegestatistik 2013. Pflege im Rahmen der Pflegeversicherung. Wiesbaden (https://www.statistischebibliothek.de/mir/servlets/MCRFileNodeServlet/DEHeft_derivate_00015401/5224001139004.pdf; Zugriff am 15.09.2024)

Statistisches Bundesamt (2013). Pflegestatistik 2011. Pflege im Rahmen der Pflegeversicherung. Deutschlandergebnisse. Wiesbaden (https://www.statistischebibliothek.de/mir/servlets/MCRFileNodeServlet/DEHeft_derivate_00012302/5224001119004.pdf; Zugriff am 15.09.2024).

Statistisches Bundesamt (2011). Pflegestatistik 2009. Pflege im Rahmen der Pflegeversicherung. Deutschlandergebnisse. Wiesbaden (https://www.statistischebibliothek.de/mir/servlets/MCRFileNodeServlet/DEHeft_derivate_00012301/5224001099004.pdf; Zugriff am 15.09.2024).

Statistisches Bundesamt (2008). Pflegestatistik 2007. Pflege im Rahmen der Pflegeversicherung. Deutschlandergebnisse. Wiesbaden (https://www.statistischebibliothek.de/mir/servlets/MCRFileNodeServlet/DEHeft_derivate_00012300/5224001079004.pdf; Zugriff am 15.09.2024).

Statistisches Bundesamt (2007). Pflegestatistik 2005. Pflege im Rahmen der Pflegeversicherung. Deutschlandergebnisse. Wiesbaden (https://www.statistischebibliothek.de/mir/servlets/MCRFileNodeServlet/DEHeft_derivate_00012299/5224001059004.pdf; Zugriff am 15.09.2024).

Statistisches Bundesamt (2005). Pflegestatistik 2003. Pflege im Rahmen der Pflegeversicherung. Deutschlandergebnisse. Bonn (https://www.statistischebibliothek.de/mir/servlets/MCRFileNodeServlet/DEHeft_derivate_00012298/5224001039004.pdf; Zugriff am 15.09.2024).

Statistisches Bundesamt (2003) Pflegestatistik 2001. Pflege im Rahmen der Pflegeversicherung. Deutschlandergebnisse. Bonn (https://www.statistischebibliothek.de/mir/servlets/MCRFileNodeServlet/DEHeft_derivate_00012297/5224001019004.pdf; Zugriff am 15.09.2024).

Statistisches Bundesamt (2001). Pflegestatistik 1999. Pflege im Rahmen der Pflegeversicherung. Deutschlandergebnisse. Bonn (https://www.statistischebibliothek.de/mir/servlets/MCRFileNodeServlet/DEHeft_derivate_00012311/5224101999004.pdf de; Zugriff am 15.09.2024).

Steinbach H (2022). Gesundheitsförderung und Prävention: für Pflege- und andere Gesundheitsberufe. 6., überarbeitete Auflage. Wien: facultas.

SVR (2009). Koordination und Integration – Gesundheitsversorgung in einer Gesellschaft längeren Lebens. Sondergutachten 2009. Berlin: Sachverständigenrat zur Begutachtung der Entwicklung im Gesundheitswesen. (https://www.svr-ge

sundheit.de/fileadmin/Gutachten/Sondergutachten_2009/Kurzfassung_2009.pdf; Zugriff am 15.09.2024).

SVR Gesundheit und Pflege (2024). Fachkräfte im Gesundheitswesen. Nachhaltiger Einsatz einer knappen Ressource. Berlin. Sachverständigenrat Gesundheit und Pflege (https://www.svr-gesundheit.de/fileadmin/Gutachten/Gutachten_2024/2._durchgesehene_Auflage_Gutachten_2024_Gesamt_bf_2.pdf. Zugriff am 12.09.2024).

Weidner F (2021). Vorbehaltsaufgaben in der Praxis. Die Schwester/Der Pflege. 60. Jg., Heft 12, 20–25.

Weidner F & Harder N (2024). Vorbehaltsaufgaben regelhaft umsetzen. Die Schwester/der Pfleger, 63. Jg., Heft 5, 36–41.

Weidner F, Harder N & Schubert C (2024). VaPiK – Vorbehaltsaufgaben der Pflege im Krankenhaus. Abschlussbericht. Köln: Deutsches Institut für angewandte Pflegeforschung (https://www.vorbehaltsaufgaben-pflege.de/wp-content/uploads/2024/03/Abschlussbericht_VAPiK-Studie_26032024.pdf. Zugriff am 12.09.2024).

Zum Weiterlesen – Pflegeberuf heute

DBfK (2021). Neue Handlungsfelder in der Pflege im Kontext von Public Health. Positionspapier. Berlin: Deutscher Berufsverband für Pflegeberufe. (https://www.dbfk.de/media/docs/newsroom/dbfk-positionen/Positionspapier_PHN_Handlungsfelder_2021.pdf. Zugriff am 10.09.20224).

DGP (2024). Vorbehaltsaufgaben der Pflege – Pflegewissenschaftliche und pflegerechtliche Grundlegung und Einordnung. Duisburg: Deutsche Gesellschaft für Pflegewissenschaft e.V. (https://dg-pflegewissenschaft.de/wp-content/uploads/2024/03/Vorbehaltsaufgaben-_Broschuere-DGP-1.pdf. Zugriff am 12.09.2024).

SVR Gesundheit und Pflege (2024). Fachkräfte im Gesundheitswesen. Nachhaltiger Einsatz einer knappen Ressource. Berlin. Sachverständigenrat Gesundheit und Pflege (https://www.svr-gesundheit.de/fileadmin/Gutachten/Gutachten_2024/2._durchgesehene_Auflage_Gutachten_2024_Gesamt_bf_2.pdf. Zugriff am 12.09.2024).

Weidner F, Harder N & Schubert C (2024). VaPiK – Vorbehaltsaufgaben der Pflege im Krankenhaus. Abschlussbericht. Köln: Deutsches Institut für angewandte Pflegeforschung (https://www.vorbehaltsaufgaben-pflege.de/wp-content/uploads/2024/03/Abschlussbericht_VAPiK-Studie_26032024.pdf. Zugriff am 12.09.2024).

2 Entwicklung des Pflegeberufs

Julia Lademann

Zielsetzung dieses Kapitels ist es, die wichtigen Etappen der Geschichte der Krankenpflege und deren Verberuflichung nachzuvollziehen und verstehen zu lernen. Gepflegt wird seit Menschengedenken. Als berufliche Tätigkeit wird Pflege erst seit etwa 200 Jahren ausgeübt und seit etwa 100 Jahren gibt es Bestrebungen, diesen Beruf zu akademisieren und zu professionalisieren. Wer eine berufliche Pflegeausbildung bzw. ein Pflegestudium absolviert, kann von dem Wissen über die »Wurzeln« des Pflegeberufs sehr profitieren: So ist es zum einen enorm interessant zu erfahren, wie sich der eigene Beruf entwickelt hat. Zum anderen können manche aktuellen beruflichen Gegebenheiten besser verstanden werden, wenn deutlich wird, warum und unter welchen Umständen bestimmte berufliche Entwicklungen ihren Lauf nahmen. Dieses Wissen kann heute wertvoll sein, wenn es darum geht, Pflege als berufliche Tätigkeit positiv weiterzuentwickeln.

Einen wichtigen Schritt zur Professionalisierung der Pflege stellt die Akademisierung der Pflege dar. Sie dient dazu, der Pflege eine fachlich-wissenschaftliche Basis zu geben und zur Verbesserung der Ausbildungsqualität beizutragen. Die Etablierung einer eigenen Wissenschaft – der Pflegewissenschaft – ist hierfür unabdingbar. Die Verankerung und Entwicklung von Pflegewissenschaft an Hochschulen in Deutschland vollzieht sich im Vergleich zur internationalen Situation allerdings in nachholender Art und Weise.

Praxisbeispiel

Kamila Kowalczyk[2] hat gerade ein grundständiges Bachelorstudium Pflege aufgenommen. Ihre Eltern betreiben bereits seit 20 Jahren einen Pflegedienst mit etwa 25 MitarbeiterInnen. Während ihrer Schulzeit hat sie dadurch bereits viel Kontakt zum beruflichen Feld der ambulanten Pflege geknüpft. Da ihre Eltern großen Wert auf regelmäßige Fort- und Weiterbildung sowohl für sich selbst als auch für ihre MitarbeiterInnen legen, hat sie schon als Schülerin die Bedeutung einer ständigen fachlichen Weiterentwicklung in der Pflege erkannt. Ihre Idee, eine pflegeri-

---

2 Fiktiver Name

sche Berufszulassung zusammen mit einem akademischen Abschluss in der Pflege zu erwerben, fand bei ihren Eltern große Zustimmung.

Als Schülerin hat sich Kamila Kowalczyk besonders für Geschichte interessiert. Sie selbst und auch ihre Eltern sind in Deutschland geboren, ihre Familie väterlicherseits stammt aus Polen. Aus Erzählungen ihrer mittlerweile verstorbenen Großmutter weiß sie, dass ein Teil ihrer jüdischen Familie im zweiten Weltkrieg eine Zeit im Warschauer Ghetto verbringen musste. Unter welchen Umständen ihre Verwandten dort gelebt haben und wie genau ihre Urgroßmutter und Großmutter schließlich nach dem Krieg nach Deutschland gelangt sind, wird bis heute nur wenig und bruchstückhaft in der Familie thematisiert. Daher hat Kamila sich in der Schule besonders für die Zeit des Nationalsozialismus und dessen Auswirkungen in Europa interessiert. Sie hat auch einige Biografien von bekannten Persönlichkeiten und deren Überleben im Warschauer Ghetto gelesen, um sich ein wenig ein Bild zu verschaffen.

Während ihres Studiums gewinnt sie bereits im ersten Semester Einblicke in die Geschichte der Pflege. Sie ist überrascht, dass die Pflegeberufe während des Dritten Reiches eine bedeutende Rolle in der Umsetzung der so genannten Rassengesetze der Nationalsozialisten gespielt haben. Sie stellt fest, dass eine pflegewissenschaftliche Aufarbeitung viele neue Erkenntnisse erbringt. Diese können dazu dienen, sich der Verantwortung von Pflege und damit deren gesellschaftlicher Bedeutung bewusst zu werden.

2.1   Hintergrund: Historische Pflegeforschung

Forschung zur Geschichte der Pflege

Woher stammt eigentlich das Wissen über die Entwicklung der Pflege im Laufe der Geschichte? Hierzu gibt es mittlerweile einen speziellen Zweig innerhalb der Pflegeforschung, in welchem historische Arbeiten über die Pflege als Tätigkeit bzw. Beruf in vergangenen Zeiten verfasst werden. Allerdings wird in Deutschland noch nicht sehr lange über die Geschichte der Pflege geforscht. Unter dem Dach der *Deutschen Gesellschaft für Pflegewissenschaft* (▶ Kap. 5.3.4) gibt es die Sektion »Historische Pflegeforschung« (DGP 2024), die im Jahr 1992 einen ersten Kongress zu dieser Thematik im deutschsprachigen Raum ausgerichtet hat. Ferner gibt es die *Fachgesellschaft für Pflegegeschichte e. V.* (2024), welche als interdisziplinäres Forum pflegehistorische Themen in Forschung und Lehre fördert. Zuvor und bis heute wird an Universitäten an Lehrstühlen für Medizingeschichte, Soziologie und Theologie über Pflegegeschichte geforscht. Eine ausgewiesene Professur für Historische Pflegeforschung gibt es im deutschsprachigen Raum bislang noch nicht. So stammen erste geschichtliche Abhandlungen, in denen auch die Pflege eine Rolle spielt, überwiegend von Medizinhistorikern.

Pionierinnen der Pflegeforschung

Im Jahr 1907 publizierten zwei Pflegewissenschaftlerinnen in den USA den ersten Teil eines vierbändigen Werkes »A history of nursing« (Nutting & Dock 1907). Eine der beiden Autorinnen, Mary Adelaide Nutting (1858–1948), begründete den weltweit ersten pflegewissenschaftlichen Studiengang zur Ausbildung von Pflegefachpersonen an der Columbia University New York und war auch international die erste Pflegeprofessorin (Wolff 1997). Diese erste Publikation zur Geschichte der Pflege aus der eigenen Berufsgruppe heraus wurde übrigens von Agnes Karll (1868–1927), der Mitbegründerin des heutigen Deutschen Berufsverbandes für Pflegeberufe (DBfK), 1910 ins Deutsche übersetzt (Wolff & Wolff 2008). Im ersten Krankenpflegegesetz nach dem Zweiten Weltkrieg wurde im Jahr 1957 die »Geschichte der Krankenpflege« erstmals als verbindlicher Lehrinhalt festgeschrieben. In den 1980er-Jahren hat sich die Pflegewissenschaftlerin Hilde Steppe (1947–1999) ausführlich mit der Rolle der Krankenpflege in Deutschland im Nationalsozialismus auseinandergesetzt (Steppe 2013). Sie war Mitbegründerin der Deutschen Gesellschaft für Pflegewissenschaft und der bereits oben genannten Sektion Historische Pflegeforschung. Der Frankfurt University of Applied Sciences übergab sie das von ihr angelegte umfangreiche Archiv, das einen Schwerpunkt der »Historischen Sondersammlung Soziale Arbeit und Pflege« der hochschuleigenen Bibliothek bildet (Frankfurt University of Applied Sciences 2024a).

Ziel historischer Pflegeforschung

Was nun genau macht historische Pflegeforschung aus? Ein Zitat aus dem Jahr 1995, beim zweiten deutschsprachigen Kongress zu diesem Thema, verdeutlicht dies sehr gut:

> »*Die Geschichte der pflegerischen Berufe* ist auf den ersten Blick eine Geschichte von Tradition, von Kontinuität, von schwesterlichem Dienen und heilkundigen Frauen, von Heiligen und Nationalheldinnen wie Florence Nightingale. Erst beim zweiten Hinsehen werden Brüche, Diskontinuitäten und Widersprüche sichtbar. Diese zu ergründen und herauszufinden und damit Geschichte ›lebendig‹ zu machen, ist das Ziel historischer Pflegeforschung« (Kongressflyer Frankfurt 1995, zitiert nach Recken 2009, S. 31; Hervorhebung durch die Verfasserin, J.L.).

Arten von Quellen

Geschichte hat sich in der Vergangenheit ereignet und diejenigen, die sich damit beschäftigen, versuchen das Vergangene in der Gegenwart zu beschreiben – möglichst so, wie es tatsächlich gewesen sein könnte. Hierfür sind Zeugnisse und Zeugen notwendig, die Auskunft über Ereignisse in der Vergangenheit geben können. Diese werden in der Geschichtswissenschaft als *Quellen* bezeichnet (Wolff & Wolff 2008). Verwendet werden sogenannte *gegenständliche Quellen* wie z. B. paläontologische Funde. Das sind oftmals versteinerte Hinterlassenschaften von Menschen und Tieren in der Ur- und Frühgeschichte, die z. T. Aufschluss über das damalige Leben geben können. Weniger alte gegenständliche Quellen können auch pflegetechnische Gerätschaften sein, wie Betten, Fieberthermometer, Hilfsmittel zur Mobilisation, Nahrungsaufnahme, Körperpflege usw. Seit etwa 5000 Jahren werden von Menschen *schriftliche Quellen* verfasst, um Geschehnisse, Überlegungen und Vorstellungen vom Leben festzuhalten. Diese werden

z. B. in Archiven, Sondersammlungen und Museen aufbewahrt und können dort unter bestimmten Voraussetzungen auch eingesehen werden. Zeitzeugen sind Menschen, die über ihr Leben aus vergangenen Zeiten berichten können – dies sind *mündliche Quellen*. So gibt es beispielsweise noch einige wenige Menschen, welche den Nationalsozialismus in Deutschland und dessen Auswirkungen auf ihr Leben erfahren haben und darüber berichten können. Schließlich werden zur Erforschung der Geschichte auch *Publikationen* verwendet, wie Bücher oder Beiträge in Zeitschriften.

Bedeutung des zeitgenössischen Hintergrunds

Im Umgang mit diesen Quellen ist es zunächst wichtig, Fehler beim Lesen und Hören, Übertragen und Interpretieren zu vermeiden. Dies kann nicht immer ausgeschlossen werden, weshalb es sich auch lohnen kann, Quellen selbst zu überprüfen. Darüber hinaus ist zu bedenken: »Quellen sprechen nicht von selbst« (Panke-Kochinke 2001, S. 17), sondern sie sind vor ihrem zeitgenössischen Hintergrund einzuordnen und kritisch zu hinterfragen. Indem die gesellschaftlichen, sozialen Umstände der jeweiligen Zeitspannen vergegenwärtigt werden, können mögliche Handlungs- und Denkweisen erschlossen werden (Hähner-Rombach 2008). Versteht man beispielsweise die strikte arbeitsteilige Trennung von Frauen und Männern in der bürgerlichen Gesellschaft des 18. und 19. Jahrhunderts, wird auch die Entwicklung des Pflegeberufs als »Frauenberuf« nachvollziehbar (Bischoff-Wanner 2011).

2.2 Pflegerische Tätigkeiten vom Altertum bis zur Neuzeit

Um die Entwicklung der Pflege als Tätigkeit nachvollziehen zu können, ist es hilfreich sich zu vergegenwärtigen, was mithilfe der Erforschung der menschlichen Geschichte bislang darüber bekannt geworden ist. In den groben Zeitetappen Ur- und Frühgeschichte, Mittelalter und Neuzeit soll im Folgenden ein kurzer Abriss präsentiert werden. Der Schwerpunkt wird dabei auf den Entwicklungen der letzten 100 Jahre liegen, da diese Gegebenheiten vermutlich noch am stärksten in die heutige Zeit hineinwirken.

Wurzeln des Pflegeberufs

Wurzeln des Pflegeberufs

Es ist zu vermuten, dass in menschlichen Gesellschaften schon immer gepflegt wurde, vor allem innerhalb enger Gemeinschaften wie der Familie. Die Motivation, sich um kranke, verletzte, schwache Mitmenschen zu kümmern, unterlag und unterliegt noch heute bestimmten weltanschaulichen Vorstellungen und ist besonders von spirituellen bzw. religiösen Traditionen geprägt. Die heute bestehende Trennung zwischen Medizin und Pflege besteht erst seit dem 18. Jahrhundert. Zuvor waren Heilkunde und Krankenversorgung zunächst als »Volkswissen« verbreitet, dann haben sich vor allem im heutigen europäischen Raum die christlich geprägten Klöster ein pflegerisch-medizinisches Wissensfundament angeeignet. Kriege, Armut und Seuchen haben vom Mittelalter bis in die Neuzeit dazu beigetragen, dass es einen hohen Bedarf an Betreuung kranker, verletzter und bedürftiger Menschen gab, der nicht mehr von den Familien allein zu bewältigen war. Dies hat dazu geführt, die soziale, pflegerische und medizinische Versorgung innerhalb der Gesellschaft systematisch aufzustellen und zu betreiben. Mit der Säkularisierung (»Verweltlichung«: abnehmender Einfluss von Kirche und Religion auf Staat und Gesellschaft) hat sich die Medizin als moderne Wissenschaft etabliert und davon getrennt die Pflege als Erwerbsberuf entwickelt. Das Geschlechterverhältnis im Bürgertum des 18. und 19. Jahrhunderts hat dazu geführt, dass pflegerische Tätigkeiten bzw. sich um andere zu kümmern, als gesellschaftliches Idealbild von Frauen betrachtet wurde. Dies wirkt bis heute, sind doch nach wie vor Pflege, Soziale Arbeit, Kindererziehung und -betreuung »typische Frauenberufe«, d. h. sie werden überwiegend von Frauen ausgeübt.

2.2.1 Erste Hinweise auf Krankenpflege

Pflegerische Zeugnisse aus der Ur- und Frühgeschichte sind erwartungsgemäß kaum vorhanden. Schriftliche Quellen können noch nicht vorliegen und gegenständliche Quellen lassen nur schwer auf konkrete pflegerische Tätigkeiten schließen. In der Medizingeschichte wird anhand von Knochenfunden davon ausgegangen, dass Menschen schon vor etwa 12.000 Jahren mithilfe von Steinwerkzeugen chirurgische Eingriffe vorgenommen haben. Diese und weitere Hinweise scheinen dafür zu sprechen, dass Verletzte überlebt haben, was vermutlich nur mithilfe pflegerischer Unterstützung möglich war (Hiemetzberger & Hamedinger 2023; Wolff & Wolff 2008). Gegenseitige Hilfen innerhalb enger menschlicher Gemeinschaften können daher seit Menschengedenken vermutet werden. Auch neuere Erkenntnisse der neurobiologischen und psychologischen Forschung scheinen dafür zu sprechen, dass sich menschliche Gesellschaften evolutionär über Empathie und gegenseitige Hilfestellung produktiver weiterentwickeln als über Konkurrenz (Schlegel 2013).

Gegenseitige Hilfe als Merkmal menschlicher Gemeinschaften

Seit der systematischen Verwendung der Schrift können aus Aufzeichnungen erste Hinweise im Umgang mit Gesundheit und Krankheit in früheren Zeiten rekonstruiert werden. Wolff & Wolff (2008) sowie Seidler & Leven (2003) weisen darauf hin, dass vermutlich die Sumerer, Bewohner von Mesopotamien (im heutigen Irak, zwischen den Flüssen Euphrat und Tigris gelegen), etwa 3000 v. Chr. die ersten Grundlagen für die späteren europäischen Schriften gelegt haben. Allerdings gilt es zu bedenken, dass nur ein sehr kleiner Teil der menschlichen Bevölkerung das Schrifttum beherrschte und somit vermutlich wenig vom eigentlichen Alltag der

Umgang mit Gesundheit und Krankheit in alten Hochkulturen

Menschen überliefert ist. So genannte Tempelpriester hielten Vorstellungen und Vorkommnisse fest, die sich auch auf gesundheitliche Belange bezogen. Aus diesen Aufzeichnungen kann kaum eine klare Trennung zwischen medizinischen und pflegerischen Belangen abgeleitet werden. Weltweit gab es noch weitere so genannte erste Hochkulturen, z. B. in Ägypten, China und Indien, welche Schriftzeugnisse hinterlassen haben. Aus Indien sind die Wurzeln der traditionellen indischen Medizin (Ayurveda) überliefert, welche wie die Heilkunde anderer Hochkulturen auch religiös geprägt waren. Eine besondere Prägung bis heute erfolgte in Indien mit dem Auftreten des Buddhismus (begründete durch Gautama Buddha, ca. 500 v. Chr.). Überlieferte Schriften zu dessen Lehre unterscheiden erstmals zwischen Ärzten und Pflegenden (Wolff & Wolff 2008; Seidler & Leven 2003). Insgesamt kennzeichnen die Anschauungen von Gesundheit und Krankheit sowie von Heilen und Pflegen dieser Kulturen sowohl empirische, d. h. aus Erfahrung gewonnene Erkenntnisse, als auch religiöse und magische Vorstellungen. Offensichtlich verfügten diese Kulturen bereits über sehr effektive Maßnahmen zur Erhaltung von Gesundheit und Versorgung im Krankheitsfall. Dazu zählen vor allem Maßnahmen, die sich auf den Lebensstil beziehen: sich gesundheitserhaltend zu bewegen, zu ernähren, auszuruhen usw. prägen medizinisch-pflegerische Anweisungen (Hiemetzberger & Hamedinger 2023; Seidler & Leven 2003).

Pflege als primäre Aufgabe der Familie

Auch aus der Zeit der griechisch-römischen Antike (ca. 1600 v. Chr. bis etwa 500 n. Chr.) ist über Krankenpflege wenig Konkretes überliefert. Vermutlich wurde auch hier überwiegend innerhalb von Familien gepflegt, auch von Sklaven und anderem Hauspersonal. Interessant ist, dass diese wiederum ebenfalls innerhalb der Familie gepflegt wurden, in welcher sie tätig waren – nicht zuletzt, um ihre Arbeitskraft zu erhalten. Offensichtlich gab es den ärztlichen Beruf, aber »eine deutliche Abgrenzung seiner Tätigkeiten zur Krankenpflege kann nach heutigem Wissensstand nicht vorgenommen werden« (Prühlen 2008, S. 20). Aufgrund ausgeprägter Kriegsgeschehnisse war die Pflege verletzter und erkrankter Soldaten besonders relevant und erfolgte quasi an den Rändern der Schlachtfelder in Lazaretten. Darüber hinaus haben auch Herbergen für Reisende kranke und pflegebedürftige Menschen aufgenommen. Prühlen (2008) sowie Wolff & Wolff (2008) vermuten, dass die familiäre Pflege vorwiegend weiblich geprägt war, während die Kriegskrankenpflege überwiegend von Männern erbracht wurde. Ebenso wie in den Jahrhunderten zuvor besteht die Grundlage der antiken Medizin aus Regelungen der Lebensweise zur Gesunderhaltung bzw. Heilung von Körper, Geist und Seele/Psyche. Angesprochen wird beispielsweise gesundheitsförderliches Essen und Trinken, das Ausbalancieren von Bewegung und Ruhe, Voraussetzungen zum beschwerdefreien Atmen und Ausscheiden sowie der Umgang mit den eigenen Gemütsbewegungen. Die enge Verzahnung von ärztlichen und pflegerischen Bereichen, die für die Gesundheit jedes Menschen relevant sind, wird hierbei besonders deutlich (Hiemetzberger & Hamedinger 2023; Seidler & Leven 2003).

2.2.2 Spirituell-Religiöse Prägungen

Die Kulturen der mittelalterlich-europäischen Welt waren vor allem durch die Religionen des Christen- und Judentums sowie den Islam geprägt. Wie schon im Buddhismus ist die Sorge um den Nächsten Teil der spirituellen Grundlagen: Sich um mittellose, kranke und hilflose Menschen in der unmittelbaren Umgebung zu kümmern, wird als religiös-moralisch begründete Verhaltensweise betrachtet. Im Folgenden soll nun die Bedeutung des Christentums für die Entwicklung der Krankenpflege im westeuropäischen Raum genauer beleuchtet werden. Zum einen, da dies besonders prägend war und ist, und zum anderen, da hierüber relativ viel bekannt ist. Das Judentum verlor in Europa nicht zuletzt durch die Geschehnisse im Dritten Reich in Deutschland an Einfluss, sodass eine jüdisch geprägte Pflege sich kaum etablieren konnte. Mittlerweile erfolgt eine historische Aufarbeitung der jüdischen Krankenpflege (Ulmer et al. 2023; Bönisch & Seemann 2017), womit die oben genannte deutsche Pflegewissenschaftlerin Hilde Steppe begann (Steppe 1997). Seit 2009 gibt es an der Frankfurt University of Applied Sciences eine Forschungsdatenbank, die kontinuierlich aktualisiert und ausgebaut wird (Frankfurt University of Applied Sciences 2024b). Die Bedeutung des Islam in der Geschichte der Pflege in muslimischen Gesellschaften harrt vermutlich noch einer vertieften Bearbeitung, zumindest wird sie in der einschlägigen deutschsprachigen Literatur bislang erst ansatzweise beleuchtet (Wolff & Wolff 2008; Seidler & Leven 2003). Ähnlich verhält es sich mit Kulturen und mit deren spirituell-religiösen Wurzeln, die den europäischen noch weiter entfernt sind, wie z. B. asiatische, afrikanische oder mittelamerikanische.

Bedeutung der Religion für die Entwicklung der Krankenpflege

2.2.3 Klostergemeinschaften im Christentum

Seit etwa 400–500 nach Beginn der christlichen Zeitrechnung entstanden in der europäischen Welt klösterliche Gemeinschaften. In diesen fanden sich zunächst Mönche zusammen, die als Gruppe unter der Leitung eines Abtes nach bestimmten Regeln lebten. Später kam es auch zu Gründungen von Frauenklöstern (Hiemetzberger & Hamedinger 2023; Prühlen 2008). Das Gebot der Caritas, d.h. der Praktizierung von Nächstenliebe und Wohltätigkeit, dient christlich Gläubigen dazu, ihre Liebe zu Gott zu verwirklichen. Brüderliche und schwesterliche Klostergemeinschaften haben sich dieser Aufgabe in besonderem Maße zugewendet, um in der Versorgung schwacher, hilfloser, kranker Menschen das Gebot der Nächstenliebe zu praktizieren. So erklärt sich auch, warum im europäischen Raum die Entwicklung von Medizin und Pflege stark an die Klöster gebunden war und auf einer klaren spirituell-religiösen Motivation fußt. In den Klöstern wurden erste Räumlichkeiten zur Krankenversorgung geschaffen und Wissen über Pflege und Heilung verschriftlicht (Hiemetzberger & Hamedinger 2023; Friedrich 2008; Prühlen 2008).

Pflege und Armenfürsorge in Klöstern

2 Entwicklung des Pflegeberufs

Pflege als Akt von Nächstenliebe und Barmherzigkeit

Als eines der ersten schriftlichen Zeugnisse zur Ausübung von Krankenpflege und Heilbehandlung im Kloster gilt die Ordensregel der Benediktinermönche (Friedrich 2008; Seidler & Leven 2003). Benedict von Nursia gründete ca. 500 n. Chr. diesen Orden im heutigen Italien. Die Ordensregel beinhaltet neben Anweisungen zum klösterlichen Leben auch Hinweise für eine gesunde Lebensweise, ähnlich derjenigen der ersten Hochkulturen (▶ Kap. 2.2.1). Kapitel 36 von Nursias Ordensregel ist der »täglichen Versorgung der kranken Brüder« gewidmet und gilt in den folgenden Jahrhunderten als richtungsweisend in der christlichen Krankenpflege. So heißt es hier beispielsweise:

> »Die Sorge für die Kranken muss vor und über allem stehen: man soll ihnen so dienen, als wären sie wirklich Christus; hat er doch gesagt: ›Ich war krank, und ihr habt mich besucht‹, und: ›Was ihr einem dieser Geringsten getan habt, das habt ihr mir getan‹. Aber auch die Kranken mögen bedenken, dass man ihnen dient, um Gott zu ehren; sie sollen ihre Brüder, die ihnen dienen, nicht durch übertriebene Ansprüche traurig machen. Doch auch solche Kranke müssen in Geduld ertragen werden; denn durch sie erlangt man größeren Lohn. […] Die kranken Brüder sollen einen eigenen Raum haben und einen eigenen Pfleger, der Gott fürchtet und ihnen sorgfältig und eifrig dient« (Benediktinerabtei 2024).

Es zeigt sich deutlich, dass der Glaube im Vordergrund steht und Pflege als Akt von Nächstenliebe und Barmherzigkeit aufgefasst wird, um hiermit Gott zu dienen und ihn zu ehren. Der Lohn für die geleisteten Dienste ist daher kein materieller, sondern gewissermaßen ein »himmlischer«, also ein ideeller. Die Einrichtung von Räumen zur Versorgung kranker Menschen zunächst in Klöstern gilt als Vorläufer der Entwicklung späterer Hospitäler und Krankenhäuser (Hiemetzberger & Hamedinger 2023; Friedrich 2008).

Von der christlichen Caritas zu angestellten Lohnwärtern

Bis zur Reformation im 16. Jahrhundert, welche zur Spaltung der christlichen Kirche in die heutigen katholischen und evangelischen Glaubensgemeinschaften führte, stellten Klöster die wichtigsten Orte zur Beherbergung, Pflege und Behandlung armer, kranker, alter Menschen sowie von Witwen und Waisenkindern dar. Das Motiv der christlichen Caritas und dessen Umsetzung wurde nach der Reformation zunächst vor allem durch die katholische Ordenspflege weiterverfolgt. Nicht zuletzt durch Kriegsgeschehen, Verstädterung und Industrialisierung im europäischen Raum, war der Bedarf an Krankenpflege der nicht mehr ausschließlich familiär gedeckt werden konnte, sehr hoch. Hinzu kam die Verdrängung des kirchlichen Einflusses durch die Säkularisierung, was zu einem Mangel an pflegerisch erfahrenen und tätigen Menschen führte. Diesem wurde von staatlicher Seite mit der Anstellung von so genannten Lohnwärtern und Lohnwärterinnen begegnet. Hierbei handelte es sich vermutlich erstmalig in der Geschichte der Pflege um eine große Anzahl an Personen, welche ohne Ausbildung und Erfahrung – mit der Motivation und Notwendigkeit des Geldverdienstes – pflegerisch tätig wurden. Da dies offenbar nicht ausreichte, wurde beispielsweise in Frankreich nach der Französischen Revolution unter Napoleon den katholischen Pflegeorden wieder mehr Rechte eingeräumt (Seidler & Leven 2003). Nach deren Vorbild entwickelte sich Mitte des 19. Jahrhunderts im europäischen Raum die evangelische Diakonie. Ebenso wie für die katholische Caritas stellt für die Diakonie die Krankenpflege ein christliches Amt mit der ideellen Motivation der Nächstenliebe als Dienst an Gott und Gottessohn dar (Friedrich 2008). Interessant ist, dass von einem »selbstlosen« Dienst die Rede ist; tatsächlich wurde zwar keine materielle Entlohnung erlangt, allerdings erfolgte das Engagement nicht umsonst, sondern zugunsten des eigenen Seelenheiles.

2.2.4 Pflege im 19. Jahrhundert: Entwicklung zum »Frauenberuf«

Wie bereits oben erwähnt, wurde in der klösterlichen Ausübung von Nächstenliebe keine Trennung zwischen Heilbehandlung, Pflege und Armenfürsorge vorgenommen. Das Benötigte und was vorhanden war, wurde bereitgestellt: Obdach, Nahrung, Pflege, Arzneimittel, z. B. in Form von Heilkräutern, sowie die Einhaltung von Regeln für eine gesunde Lebensweise. Die Trennung zwischen Medizin und Pflege erfolgte mit der Entwicklung der Universitäten etwa ab dem 10. Jahrhundert. Waren zuvor die Klöster Träger des Wissens, gründeten sich kirchlich und weltlich getragene Lehrgemeinschaften, die sich den Themen Recht, Theologie und Medizin widmeten. Damit spalteten sich die Mediziner als künftig eigene Berufsgruppe ab, welche aber lange keine flächendeckende ärztliche Behandlung gewährleisten konnte. Somit war die Versorgung von kranken Menschen weiterhin in erster Linie Aufgabe von Familie und Klostergemeinschaften (Hiemetzberger & Hamedinger 2023; Seidler & Leven 2003). Die Wurzeln der modernen Medizin liegen in der Säkularisierung, also der Abwendung von kirchlich-religiösen Vorstellungen und der Hinwendung zu naturwissenschaftlichen Erklärungen von Gesundheit und Krankheit. Die Pflege hat dagegen mit einer Verwissenschaftlichung nicht Schritt gehalten und ist lange über die Grundmotivation des Dienstes aus Nächstenliebe wenig hinausgekommen. Ein Studium, wie das der Medizin, war in der bestehenden Ständegesellschaft lediglich Angehörigen der Obrigkeit erlaubt bzw. möglich (Adelige, Geistliche und Gelehrte zählten hierzu). Für Frauen war es bis zum 19. Jahrhundert höchstens in Ausnahmen möglich, eine Universität zu besuchen. Dies erklärt, warum Frauen zu Beginn der Entwicklung der modernen Medizin kaum beteiligt waren und der bis heute vorwiegend von Frauen geprägte Pflegeberuf erst so spät eine wissenschaftliche Fundierung erfuhr.

Trennung zwischen Medizin und Pflege

Die Entwicklung der Pflege im 19. Jahrhundert wurde vor allem durch Kriege, der mit Verstädterung und Industrialisierung einhergehenden Armut sowie der Verbreitung von Seuchen geprägt. Darüber hinaus haben die Fortschritte der von Männern dominierten Medizin sowie die Vorstellungen über weibliche und männliche Geschlechterrollen in der bürgerlichen Gesellschaft die Pflege als Tätigkeit und Beruf stark beeinflusst (Hiemetzberger & Hamedinger 2023; Bischoff-Wanner 2011). Aufgrund von ausgeprägten Kriegsgeschehnissen hat sich neben den konfessionellen Pflegeverbänden die Kriegskrankenpflege entwickelt, welche bis heute

Männliche Medizin – Weibliche Pflege

unter dem Zeichen »Rotes Kreuz« tätig ist. Die Industrialisierung der westlichen Gesellschaften hat zunächst zu einer ausgeprägten Verarmung der Bevölkerung geführt: Die Menschen mussten unter sehr schlechten Lebensbedingungen arbeiten, die Arbeitskraft von Männern, Frauen und Kindern wurde regelrecht ausgebeutet. Dies führte zu einem enormen Anstieg von Krankheits- und Sterbefällen. Allein um eine gesunde Arbeiterschaft zu bewahren und den sozialen Frieden zu sichern, war die Einführung sozialpolitischer Maßnahmen notwendig. Otto von Bismarck, erster Reichskanzler des Deutschen Reiches, gilt als wichtiger Begründer des Sozialstaats mit der Einführung von Kranken- und Unfallversicherung in den Jahren 1883 und 1884 (Schweikardt 2008b). Dies beförderte den systematischen Ausbau der medizinischen und pflegerischen Versorgung. Letztere war vor allem in Form kirchlicher und privater Wohlfahrt organisiert. Diese »Wohlfahrt« wurde zu Beginn quasi unentgeltlich erbracht, indem konfessionelle Ordensgemeinschaften die pflegerische Versorgung traditionell für »Gottes Lohn«, d. h. lediglich gegen Kost, Logis und kleines Taschengeld, geleistet haben.

Linderung von Armut und Leid als Aufgabe der Frau

Die private Wohlfahrt begründet sich aus dem im 19. Jahrhundert aufkommenden Bürgertum. Hierbei handelt es sich um eine neue soziale Schicht, die sich parallel zur Arbeiterschaft während der Zeit der Industrialisierung entwickelt hat. Im frühen Bürgertum war eine Berufstätigkeit für Frauen weder vorgesehen noch erschien dies angemessen. Bürgerliche Frauen sollten v. a. für das Wohl innerhalb ihrer Familien sorgen, wobei ihnen hierbei in der Regel Personal zur Verfügung stand. Allerdings galt die Linderung von Armut und Leid in der ärmeren Bevölkerung als bürgerliche Tugend, der sich Frauen durchaus widmen konnten. Hierfür wurden z. B. philanthropisch-bürgerliche Vereine gegründet, die sich der unentgeltlichen Versorgung von Waisen, obdachlosen oder kranken Menschen widmeten (Bischoff-Wanner 2011).

Entwicklung der »männlichen« Medizin

Die Entwicklung der Naturwissenschaften (Physik, Chemie, Biologie) und die damit verbundenen Fortschritte der modernen Medizin im 19. Jahrhundert beeinflussten auch die pflegerischen Tätigkeiten und diejenigen, welche sie ausführten, maßgeblich (Bischoff-Wanner 2011). Die bis dahin von Mystik und Religion geprägten Vorstellungen von einem gesunden oder kranken menschlichen Körper, Geist und Seele bzw. Psyche wurden zunehmend von naturwissenschaftlich erklärbaren und beeinflussbaren Konzepten abgelöst. Vorläufer der heutigen Mikrobiologie revolutionierten medizinische Diagnose- und Behandlungsmöglichkeiten, z. B. mit der Entdeckung der Zellstruktur des menschlichen Körpers oder mit Erkenntnissen über Krankheitserreger (Bischoff-Wanner 2011; Seidler & Leven 2003). Damit erschien der Arzt als »Beherrscher« von Gesundheit und Krankheit. Mit den Möglichkeiten des objektiven Erkenntnisgewinns und wissenschaftlich fundierten Maßnahmen gerieten dabei die Patienten mit ihren subjektiven Befindlichkeiten aus dem Blick. Statt weiterhin den gesamten Menschen zu betrachten, entwickelte sich in der Medizin eine krankheits- und organzentrierte Perspektive.In der medizinischen Versorgung entstand damit eine Lücke, nämlich die mitmenschliche Hinwen-

Mitmenschliche Hinwendung als »Lücke« in der medizinischen Versorgung

dung zur kranken Person unter Berücksichtigung ihrer Individualität und Lebensumstände. Diese Lücke wurde und wird noch heute im Gesundheitswesen am ehesten von der Berufsgruppe der Pflegenden gefüllt. Zum einen, weil sie den Bedarf erkannten und zum anderen, weil die Motivation für Nächstenliebe und Mitmenschlichkeit vor allem bei den christlich organisierten Pflegeverbänden eine nach wie vor wichtige Rolle spielte. Hinzu kamen die Vorstellungen über verschiedene Aufgabenbereiche von Frauen und Männern in der bürgerlichen Gesellschaft, welche den Frauen eine quasi »natürliche« Begabung zur Erfüllung des Faktors Mitmenschlichkeit zusprachen (Hiemetzberger & Hamedinger 2023; Bischoff-Wanner 2011; Bischoff 1997).

Die endgültige Zementierung der Pflege als »typische« Frauentätigkeit fand vermutlich in erster Linie aufgrund der Ausprägung der sozialen Rollen von Frauen und Männern in der bürgerlichen Gesellschaft des 19. Jahrhunderts statt. Auch wenn sich die Vorstellungen über Geschlechterrollen – also wie sich Frauen und Männer in der Gesellschaft angemessen zu verhalten haben – glücklicherweise gewandelt haben und sich ständig im Wandel befinden, wirken diese Vorstellungen bis heute nach. Um die Entwicklung und Situation der Pflegeberufe mit ihrem nach wie vor hohen Frauenanteil bei geringer materieller Entlohnung sowie wenig beruflicher Autonomie nachvollziehen und verstehen zu können, ist eine geschlechterspezifische Betrachtung ausgesprochen hilfreich (Lademann 2010; Bögemann-Großheim 2002; Piechotta 2000; Bischoff 1997). Die räumliche und zeitliche Trennung zwischen Erwerbsarbeit und Familienleben scheint in der heutigen Gesellschaft selbstverständlich, ist aber historisch gesehen eine recht neue Erscheinung. Im Zuge der Industrialisierung und der Bildung des Bürgertums hat sich in diesen Kreisen eine klare arbeitsteilige Trennung zwischen Frauen und Männern entwickelt: Während Männer für den Familienunterhalt erwerbstätig waren, sollten sich Frauen auf die Verrichtung häuslicher Tätigkeiten beschränken. Dabei waren Frauen nicht nur ökonomisch von ihren Ehemännern und Vätern bzw. Brüdern abhängig, sondern auch rechtlich den Männern untergeordnet. Begründet wurde diese Unterordnung sowohl mit christlichen Argumenten: In der Bibel heißt es sinngemäß »die Frau sei dem Manne untertan«. In der aufkommenden säkularen Gesellschaft wurde aber auch mit angeblich objektiv-naturwissenschaftlichen Fakten argumentiert. So gab es die aus heutiger Sicht kurios anmutende Vorstellung der geistigen Unterlegenheit von Frauen, z. B. aufgrund durchschnittlich geringerer Gehirngröße und -gewicht im Vergleich zu Männern (erste feministische Aufarbeitungen zu Erkenntnissen der Wissenschaft über Geschlecht lieferten z. B. Fox Keller 1998 und Harding 1994). Hinzu kam – und dies scheint bis heute besonders wirkmächtig – die Vorstellung unterschiedlicher »Naturen« von Männern und Frauen. Die ideale bürgerliche Gesellschaft sollte aus Frauen und Männern bestehen, welche jeweils bestimmte gesellschaftliche Aufgaben »von Natur aus« übernehmen. Da Frauen Kinder gebären, sind diese »natürlicherweise« auch dafür bestimmt, deren Versorgung zu übernehmen. Die bürgerliche Hausfrau und Mutter ist daher zuständig für das Pflegen,

Die endgültige Zementierung der Pflege als »typische« Frauentätigkeit

Begründung der Unterordnung der Frau

Umsorgen und Betreuen Anderer, seien es Kinder, die eigenen Eltern oder Schwiegereltern oder der Ehemann. Als Ausgleich für die von Konkurrenz und Anstrengung dominierte Erwerbsarbeit, für welche die Männer prädestiniert erschienen, sollten Frauen ein liebevolles Zuhause bieten. Die Rollen von Frauen und Männern waren damit klar voneinander abgegrenzt und als sich ergänzend angelegt (Hiemetzberger & Hamedinger 2023; Bischoff 1997). Eine Vermischung oder gar Umkehrung war unter den gegebenen Umständen kaum möglich bzw. führte ins soziale Abseits. Der von den Frauen innerhalb ihrer Familien geleistete »Liebesdienst« erfolgte gegen Kost und Logis unentgeltlich – ähnlich dem Modell der pflegerisch tätigen Klostergemeinschaften.

Protest der ersten Frauenrechtlerinnen

Dieses Ideal einer bürgerlichen Gesellschaft schien für die Männer vorteilhaft, allerdings wollten nicht alle Frauen folgen. Gegen Ende des 19. Jahrhunderts traten aus dem bürgerlichen Milieu erste Frauenrechtlerinnen an die Öffentlichkeit, um gegen die Benachteiligung in Politik, Recht und dem gesamten öffentlichen Leben zu protestieren. Mit dem Ziel persönlicher und beruflicher Emanzipation wollten sich Frauen von bestehenden Abhängigkeiten befreien und ihre Stellung und Einflussmöglichkeiten in der Gesellschaft verbessern (Gerhard 2020; Karsch 2016). Fühlte sich eine bürgerliche Frau nicht unbedingt zur Nonne berufen, so konnte sie in der Krankenpflege lediglich ehrenamtlich tätig sein. Als Lohnwärterin in der Pflege tätig zu werden, kam nur für Frauen der Arbeiterschicht in Frage und stellte – im Unterschied zur christlich motivierten Krankenpflege – eine in der Gesellschaft schlecht angesehene Tätigkeit dar. Die Ausübung einer freien, d.h., von konfessionellen Mutterhäusern unabhängigen und gleichzeitig entlohnten Pflege, wurde von vielen Frauenrechtlerinnen gefordert. Gegen diese Emanzipationsbestrebungen wehrte sich ein Großteil der gesellschaftlich mächtigeren Männer. Gerade unter den Medizinern wurde (vor allem auch im Hinblick auf Bestrebungen von Frauen Medizin zu studieren) mit pseudowissenschaftlichen Vorstellungen über die biologische Bestimmung der Geschlechter, den Frauen Eigenständigkeit und damit die gesellschaftliche Gleichstellung abgesprochen (Hiemetzberger & Hamedinger 2023; Seidler & Leven 2003).

»Entdeckung« der bürgerlichen Frau für den Pflegeberuf

Gleichzeitig war der Bedarf an Krankenpflege sowohl in quantitativer als auch qualitativer Hinsicht sehr hoch. Die konfessionell organisierte Pflege ging zurück und reichte nicht aus. Gleichzeitig führte die sich rasch entwickelnde Medizin dazu, dass Pflegerinnen mit diesen Neuerungen Schritt halten mussten, um Patienten adäquat versorgen zu können. An dieser Erkenntnis kamen auch die Ärzte nicht vorbei. Panke-Kochinke (2001) stellt fest, dass weder die Lohnwärter noch die Ordenspflege als gut geeignet erschienen: Während die Mediziner die Ersteren als zu ungebildet erachteten und ausschließlich für Hilfstätigkeiten in Betracht zogen, beklagten sie, dass pflegende Ordensfrauen eher ihrem Mutterhaus verpflichtet seien als dem Arzt. So kam es dazu, dass Frauen, die dem bürgerlichen Ideal entsprachen und einen Berufswunsch hegten, besonders gut als Pflegerinnen geeignet schienen. Sie waren bildungsfähig und erfüllten

Aspekte von Mitmenschlichkeit gegenüber den Patienten sowie Unterordnung unter männlicher, d. h. ärztlicher Führung. Darüber hinaus erwiesen sie sich als relativ günstige Arbeitskräfte. So waren die Arbeitsbedingungen ausgesprochen schlecht: Lange Arbeitszeiten mit bis zu 15 Stunden und mehr pro Tag, nur wenige Erholungstage, starke körperliche Belastungen und mangelnde eigene Kranken- und Altersversorgung kennzeichneten die Arbeitswelt der Krankenpflege (Seidler & Leven 2003; Panke-Kochinke 2001).

Die aufgezeigte Entwicklung gesellschaftlicher Normen im Hinblick auf das bestehende Welt- und Menschenbild sowie die Medizin im 19. Jahrhundert haben die berufliche Pflege deutlich geprägt, wie in Tabelle 2.1 im Überblick dargestellt.

Tab. 2.1: Auswirkungen von Welt-, Menschenbild und Medizin auf die Pflege im 19. Jahrhundert (nach Hiemetzberger & Hamedinger 2023; Bischoff-Wanner 2011; Seidler & Leven 2003)

Welt- und Menschenbild	Pflege
• vom Glauben und Aberglauben zur naturwissenschaftlich-rationalen Vernunftbegabung (Aufklärung) • Medizin: vom Ganzheitsbezug zum Krankheits- und Organbezug • Mediziner als Subjekt (Handelnder), Patient als Objekt (Behandelter) • Bürgerliche Geschlechterrollen: Männer heilen, Frauen pflegen • Mitmenschlichkeit ist nicht bezahlbar	• Trennung von Medizin und Pflege • Dominanz der Medizin über die Pflege • Pflege ist zuständig für Mitmenschlichkeit und Ganzheitsbezug • von familialer und kirchlicher zu wohlfahrtsstaatlicher Verantwortung • Motiv der christlichen Nächstenliebe geht in bürgerlich-weiblichen Tugenden auf • Pflege darf nicht viel kosten

2.2.5 Pflege im Nationalsozialismus

Die Rolle der Pflege im so genannten Deutschen Reich, d. h. während der Regierungszeit der Nationalsozialistischen Deutschen Arbeiterpartei (NSDAP) unter der Führung des deutschen Reichskanzlers und Diktators Adolf Hitler, zwischen 1933 und 1945 stellt ein dunkles Kapitel dar. Eine historische Aufarbeitung wurde von der Pflegewissenschaftlerin Hilde Steppe in den 1980er-Jahren eingeleitet. Heute liegt das von der mittlerweile verstorbenen Autorin herausgegebene Buch über die »Krankenpflege im Nationalsozialismus« bereits in der 10. aktualisierten und erweiterten Auflage vor (Steppe 2013).

Ein dunkles Kapitel der Pflege

Folgende Aspekte der nationalsozialistischen Ideologie haben die Gesellschaft und das Gesundheitswesen allgemein sowie die Pflege im speziellen besonders beeinflusst (Bundeszentrale für politische Bildung 2024):

- Nationalismus und Vision einer Weltherrschaft
- autoritäres Führerprinzip (Diktatur)
- Gleichschaltung statt Meinungsvielfalt
- rassistisches Weltbild begründet auf einer pseudowissenschaftlichen »Rassenlehre«: Einteilung von Menschen nach äußeren Merkmalen in

Gruppen und die Unterscheidung zwischen »Minderwertigen« und »Hochwertigen« (verknüpft waren hiermit spezielle Vorstellungen hinsichtlich Aussehen, Verhalten und Leistungsfähigkeit sowie über körperliche, geistige, psychische und moralische Gesundheit)
- »Volksgemeinschaft« und »Volksgesundheit« sind wichtiger als das Individuum
- Gehorsamkeit und Disziplin statt kritischen Nachdenkens

Beteiligung an PatientInnenmorden, Zwangssterilisationen und Menschenversuchen

Verbrechen gegen die Menschlichkeit

Das Gesundheitswesen wurde in besonderem Maße zur Umsetzung der nationalsozialistischen Ideologie missbraucht (Steppe 2013). Unter der Mitwirkung von ÄrztInnen, Pflege- und Hilfspersonal wurden medizinische Menschenversuche ohne Rücksicht auf Würde und Versehrtheit von Körper, Geist und Psyche der Misshandelten durchgeführt. Vor allem psychisch kranke und behinderte Menschen wurden gemäß der bestehenden Rassenlehre in großem Umfang zwangssterilisiert. Unter dem verschleiernden Begriff der »Eugenik« (Maßnahmen der so genannten Erb- und Rassenpflege) wurden Menschen durch die Hände und unter Hilfestellung des Gesundheits- und Betreuungspersonals ermordet. Getötet wurden vor allem psychisch erkrankte und behinderte BewohnerInnen von Langzeiteinrichtungen, die früher als »Anstalten« bezeichnet wurden. Darüber hinaus sind unter direkter Beteiligung von Ärzten und Pflegefachpersonen auch gezielt Menschen in den Krankenabteilungen von Konzentrationslagern und in Lazaretten ermordet worden (Steppe 2013). Ausdrückliche Aufgabe der Gemeindekrankenpflege war es, gemäß dem rassistischen Gedankengut tätig zu werden. Dies diente dem Aufspüren und dem Denunzieren von Menschen, welche nicht den nationalsozialistischen Vorstellungen entsprachen (Schweikardt 2008a). Neben der Ermordung von Menschen jüdischen Glaubens, politisch Andersdenkenden sowie weiteren Personen, welche sich nicht im Sinne der nationalsozialistischen Ideale verhielten (wie beispielsweise Sinti und Roma, Homosexuelle u. a.) wurden vermutlich mindestens 185.000 psychisch erkrankte und körperlich beeinträchtigte Menschen gezielt getötet und mehrere hunderttausend zwangssterilisiert (Schweikardt 2008a).

Versuch der nationalsozialistischen Gleichschaltung der Pflege

Gemäß der nationalsozialistischen Ideologie erfolgte die Zentralisierung und Gleichschaltung des Gesundheitswesens, ähnlich wie in vielen anderen Bereichen von Politik und Gesellschaft. Mit der Gründung der nationalsozialistischen Schwesternschaft 1933, den so genannten »Braunen Schwestern«, wurde der Versuch unternommen, Pflegefachpersonen unter einem Dach zu organisieren. Sie sollten auf das rassistische Weltbild eingestimmt werden und sich diszipliniert sowie gehorsam autoritärer Führung fügen. Dies gelang nur eingeschränkt – der Anteil der »Braunen Schwestern« ging kaum über 8% hinaus (Wolff & Wolff 2008, S. 243; Seidler & Leven 2003, S. 253). Eine nationalsozialistische Gleichschaltung der Schwesternschaften der Diakonie, Caritas und des Roten Kreuzes war aufgrund der starken gesellschaftlichen Positionierung kirchlicher Organisationen nicht möglich. Dennoch mussten sich diese den politischen und gesetzlichen Vorgaben bis zu einem gewissen Grad fügen, was sie auch taten, um weiterhin eigene Interessen wahren zu können. Der gezielte Ausschluss von Menschen jüdischen Glaubens sowohl aus der Medizin als auch aus der Pflege (sowie aus allen anderen gesellschaftlichen Bereichen) erfolgte unter der NS-Herrschaft schrittweise und unerbittlich (Steppe 2013).

Pflegende als Täter, Mitlaufende, Widerständige und Opfer

Die Frage, warum Pflegefachpersonen und Ärzte ihnen anvertraute Menschen getötet und misshandelt haben, ist bis heute nicht einfach zu beantworten. Gesundheitsberufe blicken auf eine lange Tradition christlicher und humanistischer Weltanschauung zurück, so dass der Gesinnungswandel im Dritten Reich aus heutiger Sicht nur schwer nachvollziehbar erscheint. Die Ideologie des Nationalsozialismus mit seinen autoritären Prinzipien hat offenbar einen Großteil der Bevölkerung dazu bewogen, diese Ideen aktiv umzusetzen oder zumindest an deren Umsetzung mitzuwirken. Selbst diejenigen, welche sich nicht aktiv für den politischen Erfolg der Nationalsozialisten eingesetzt haben, mussten sich früher oder später entscheiden, ob sie »aktiv mittun«, mehr oder weniger »passiv mitlaufen« oder in den Widerstand gehen.

Protokolle der Vernehmungen von Krankenschwestern der ehemals psychiatrischen Heilanstalt Meseritz-Oberwalde machen deutlich, dass diese als *Täterinnen und Mitläuferinnen* an Patientenmorden beteiligt waren (Steppe 2013; Steppe & Ulmer 2010). Sie machten dabei widersprüchliche Aussagen wie teilweise Schuldeingeständnisse versus Erklärungen und Entschuldigungen. Dabei betonten sie, es als ihre oberste Pflicht verstanden zu haben, für einen reibungslosen Ablauf zu sorgen und Anordnungen auszuführen. Hierzu gehörte z. B. Menschen zum Abtransport in Vernichtungslager vorzubereiten, die Beteiligung an Zwangssterilisationen sowie tödlich wirkende Medikamente zu verabreichen. Die Ermordungen wurden als »Euthanasie« im Sinne einer »Erlösung« für die Betroffenen gedeutet, auch wenn sich diese offensichtlich gewehrt haben. Dabei betonten einige der Krankenschwestern, dass sie trotzdem einen gewissen humanitären Umgang mit den Opfern gepflegt haben, etwa einen »liebevollen Umgang« und »christliche Nächstenliebe«. Wie mit einer solchen Haltung dennoch eine Beteiligung an der systematischen Misshandlung und Vernichtung von Menschen möglich war, ist schwer zu erklären. Aus den Protokollen wird deutlich, dass die Pflicht zum Gehorsam sowie die strenge hierarchische Unterstellung unter den ärztlichen und staatlichen Dienst für die Pflegenden offenbar einer der obersten berufsethischen Pfeiler darstellte. Eigenes kritisches Denken wurde weder erlernt noch erwünscht. Die Übernahme individueller Verantwortung stand aus Sicht vieler Mittäte-

Erklärungsversuche der Beteiligung Pflegender an Euthanasie-Morden

Pflicht zum Gehorsam als oberste ethische Maxime

rinnen nicht zur Debatte (Steppe 2013; Steppe & Ulmer 2010). Diese Ansicht hatte offenbar auch noch nach dem Krieg Bestand. Alle angeklagten Pflegerinnen wurden mit folgender Urteilsbegründung freigesprochen: »Wer […] von den geistig unbeweglichen Angeklagten verlangen wollte, sie hätten gleichwohl zusammen bei genügendem Nachdenken zu der richtigen Entscheidung kommen können und müssen, der würde nach der Überzeugung des Schwurgerichts die Angeklagten in unzumutbarer Weise überfordern« (Steppe & Ulmer 2010, S. 104 f). Diese Einstellung lässt durchaus den Schluss zu, dass von Pflegefachpersonen ein selbständiges und reflektiertes Nachdenken nicht erwartet werden kann – was ein tragisches Licht auf die Vorstellungen über Pflegende wirft.

Mögliche Folgen von Verweigerung

Sich als Pflegende oder Arzt bzw. Ärztin der Umsetzung der Gesetze nationalsozialistischer Rassenideologie zu verweigern, bedeutete einen Rechtsbruch, dessen Folgen sich die meisten nicht aussetzen wollten. Sich zu widersetzen konnte von großer Tragweite sein. Steppe (2013) geht davon aus, dass es keinen speziell organisierten beruflichen *Widerstand* innerhalb der Pflege gab. Dennoch kommt sie aufgrund vieler geführter Interviews mit PflegerInnen, die im Dritten Reich berufstätig waren, zu dem Schluss, dass das »Mittun« auf der Ebene persönlicher Entscheidungen auch durchaus verweigert werden konnte. So haben sich einige z. B. über das Verbot der Pflege jüdischer Menschen hinweggesetzt oder haben Patienten versteckt, um sie vor dem Abtransport in ein Konzentrationslager zu bewahren. Inwieweit dies den Tatsachen entspricht, kann heute kaum mehr nachvollzogen werden. Dennoch gibt es Belege über einige in der Pflege Tätige, die Widerstand in mehr oder weniger deutlicher Form gezeigt haben. Sie mussten nicht nur mit der Inhaftierung in Gefängnissen und Konzentrationslagern rechnen, sondern waren auch der Todesstrafe ausgesetzt.

Einige wenige Mutige

Die in Berlin geborene und dort als Pflegerin und Fürsorgerin ausgebildete *Gertrud Seele* (1917–1945) wird bereits als Jugendliche aufgrund politisch kritischer Äußerungen der Schule verwiesen. Sie äußert ihre Ablehnung gegenüber dem Nationalsozialistischen Regime weiterhin öffentlich und engagiert sich in der Unterstützung verfolgter jüdischer Menschen (Steppe 2013). 1943 flieht sie mit ihrer zweijährigen Tochter aufgrund schwerer Bombenangriffe auf Berlin in das ländliche Lausitz. Hier wird sie von ihrer Gastfamilie und Nachbarn denunziert, verhaftet und wegen »gehässiger und kriegshetzerischer Äußerungen, Wehrkraftzersetzung und Feindbegünstigung« angeklagt. Aufgrund der Zeugenaussagen wird am 6. Dezember 1944 vom Volksgerichtshof in Potsdam das Todesurteil über Gertrud Seele verhängt, ein Gnadengesuch wird abgelehnt (Gedenkstätte Plötzensee 2024). Sie hinterlässt einen Brief an ihre nun dreijährige Tochter, der erhalten geblieben ist (Bracher & Leber 1984). Im Alter von 28 Jahren wird sie am 12. Januar 1945 in Berlin-Plötzensee hingerichtet. Die Denunzianten werden im Jahr 1948 wegen »Verbrechens gegen die Menschlichkeit« vom Landgericht Cottbus zu Gefängnisstrafen zwischen zehn und acht Jahren verurteilt (Museum Neukölln 2013). An ihrem ehemaligen Wohnort in Berlin, Parchimer Allee 75, wird 2012 ihr zu Ehren ein Stolperstein (Gedenktafel im Gehsteig) angebracht (Koordinierungsstelle Stolpersteine Berlin 2024). In Hamburg wird mit »Gertrud-Seele-Kehre« eine Straße nach ihr benannt, in welcher heute u. a. ein Wohnhaus für Menschen mit Behinderungen des Hamburger Lebenshilfe-Werks seine Adresse hat (Hamburger Lebenshilfe-Werk gGmbH 2024).

Die Krankenpflegerin *Angela Maria Autsch* (1900–1944) hat sich öffentlich negativ über das Nationalsozialistische Regime geäußert, wird daraufhin 1940 verhaftet und ohne Prozess im Krankenlager des Frauenkonzentrationslagers Ravensbrück eingesetzt; 1942 erfolgt ihre Verlegung nach Auschwitz, wo sie 1944 bei einem Luftangriff ums Leben kommt (Wolff & Wolff 2008). In Salzburg hat sich die Ordensfrau und Vinzentinerin Schwester *Anna Bertha von Königsegg* (1883–1948) in einem mutigen Brief gegen den Abtransport psychisch kranker Menschen der ihr unterstellten Einrichtung an den zuständigen Reichsverteidigungskommissar gewendet (Steppe 2013; Fürstler & Malina 2006). Sie verbietet ihren Mitarbeiterinnen die Beteiligung an Zwangssterilisationen und an den Transporten. Sie wird mehrmals verhaftet und schließlich 1941 des Landes verwiesen sowie das gesamte Vermögen des Ordens beschlagnahmt. Nach dem Krieg kehrt sie 1945 direkt wieder zurück, um sich in den wenigen Jahren die ihr noch bleiben, am Wiederaufbau zu beteiligen (Bundesministerium Bildung, Wissenschaft und Forschung 2020). Ebenfalls in Österreich verweigert der Krankenpfleger *Franz Sitter* (1902–1980) seine Mithilfe bei der Ermordung von Menschen mit geistigen Behinderungen. Dies geschieht in der ehemaligen Heilanstalt Schloss Hartheim, welche die Nationalsozialisten zwischen 1940–1944 zur »Tötungsanstalt Hartheim« umwandeln. In diesem Zeitraum kommen dort etwa 30.000 Menschen ums Leben. Ihm gelingt zunächst seine Versetzung, dann wird er zum Kriegsdienst eingezogen und kehrt erst 1946 aus Kriegsgefangenschaft zurück. Bis 1967 arbeitet er wieder als Pfleger – bis zu seinem Tode 1980 spricht er nicht über seine Verweigerung während der NS-Zeit (Verein Schloss Hartheim 2024; Fürstler & Malina 2006).

Sowohl die Bedeutung als auch die Beteiligung der Berufsgruppe der Pflegenden an den Verbrechen im Nationalsozialismus sollten Anlass dafür sein, heute und künftig Machtmissbrauch zu verhindern und Verantwortungsübernahme zu fördern. Dazu zählt u. a., sich für eine Gesellschaft einzusetzen, die sich den Menschenrechten und anderen Grundsätzen zur Wahrung der Menschenwürde verpflichtet (z. B. in Deutschland in Form des Grundgesetzes) sowie eine demokratisch legitimierte Politik zu unterstützen. Über Wissen zu verfügen, dieses kritisch reflektieren zu können und autonom zu handeln, statt gedankenlos Anweisungen zu befolgen, stellen wichtige Grundlagen zur Entwicklung einer eigenen professionellen beruflichen Haltung (▶ Kap. 4) und zur Umsetzung humaner Pflegekonzepte dar. Seit 1953 gibt es einen internationalen Ethikkodex für Pflegefachpersonen, welcher ethische Richtlinien im Hinblick auf Verhaltensweisen und Verantwortlichkeiten für die Berufsgruppe festlegt. Die hier formulierten Werte gilt es konsequent in der pflegerischen Praxis umzu-

Nachdenken über Werte, Normen und Verantwortung des Pflegeberufs

setzen, zu diskutieren und regelmäßig zu aktualisieren (siehe ICN-Ethikkodex 2021 im Anhang).

Aus der Geschichte lernen

»Die Auseinandersetzung mit den dunklen Seiten eines Berufs wie der Pflege führt zu grundsätzlichen Fragen des beruflichen Selbstverständnisses, nämlich wann sich das Postulat der Humanität ins Gegenteil verkehrt und wo die berufsspezifische Verantwortung beginnt, dem entgegenzutreten« (Steppe 2013, S. 16).

2.3 Pflege als Ausbildungsberuf

Gemäß dem Grundgesetz für die Bundesrepublik Deutschland (Artikel 74, 19) wird die Zulassung zu Heilberufen per Bundesgesetzgebung geregelt. Allerdings konnte die Krankenpflege bis ins 19. Jahrhundert »[...] ohne Nachweis fachlicher Kenntnisse von jedermann ausgeübt werden« (Kruse 1995, S. 13). Pflege war bis dahin religiös motivierte »Berufung« von Ordensangehörigen oder ungelernte Hilfstätigkeit von Wärtern. Hinzu kam die zunächst relativ kleine Gruppe der so genannten freien Schwestern (▶ Tab. 2.2).

Tab. 2.2: Relevante Personengruppen in der Krankenpflege im 19. Jahrhundert (nach Kreutzer 2005; Schweikardt 2008b; Kruse 1995)

Personengruppen in der Krankenpflege	Motivation und Kennzeichen
Konfessionelle katholische Ordensschwestern/ -brüder evangelische Diakonissen/Diakone	• christlich motivierter »Liebesdienst« • kein Entgelt, Absicherung durch ein Mutterhaus • Mutterhausorganisation mit strengen Vorschriften und unter Anleitung
Krankenwärter/innen	• ökonomisch motiviert • wenig Entgelt, keine Absicherung • kaum gebildete Arbeiterschaft
weltliche »freie« Krankenschwestern	• emanzipatorisch motivierter »Frauenberuf« • wenig Entgelt, keine Absicherung • bürgerliche Wertvorstellungen

Sonderweg der Pflegeausbildung ...

Heute sind die Pflegeberufe Berufe, die gesetzlichen Regelungen hinsichtlich Ausbildung, Zuständigkeiten, Arbeitsbedingungen usw. unterliegen. Allerdings stellen die pflegerischen Qualifizierungsstrukturen in Deutschland einen Sonderweg dar – sowohl verglichen mit anderen deutschen Ausbildungsberufen als auch mit internationalen Berufsbildungskonzepten. So wurden die Pflegeberufe nie in das Berufsschulsystem überführt, sondern es wurden davon unabhängige Schulen gegründet (überwiegend Krankenpflegeschulen, welche an Krankenhäusern angesiedelt sind). Dies hat Auswirkungen sowohl auf die Inhalte der Berufsausbildung als auch auf die Qualifikation der DozentInnen sowie auf den Einsatz der Auszubildenden in der Praxis.

Während das duale Berufsschulsystem in Deutschland nicht nur eine fachliche sondern auch allgemeine Bildung ermöglicht und zwar von universitär qualifiziertem Lehrpersonal, ist ein solcher Standard in der pflegerischen Ausbildung bis heute nicht erreicht (Lehmann et al. 2019; Moses 2015). Die Qualifizierungsbestrebungen innerhalb der Pflegeberufe müssen vor allem vor dem geschichtlichen Hintergrund betrachtet werden und sind damit zumindest teilweise nachvollziehbar. Insgesamt kann festgestellt werden, dass die konträren Positionen innerhalb der für die Regelung von Pflege als Beruf maßgeblichen Akteure eine beruflich eigenständige und gemeinsame Entwicklung bis heute erschweren (Kreutzer 2005; Bögemann-Großheim 2002; Schweikardt 2008b).

... bis heute

2.3.1 Erste Ansätze zur Ausbildung in der Pflege

Der zunehmend hohe Bedarf an qualifizierter Pflege führte schließlich zu Überlegungen hinsichtlich einer systematischen Ausbildung. Wie bereits oben geschildert, waren es vor allem die Entwicklungen der Medizin und damit zusammenhängend die Zunahme an Krankenhäusern und die schlechte gesundheitliche Situation der Bevölkerung durch Industrialisierung, Kriege und Seuchen, die diesen Bedarf begründeten. Aufgrund der konfessionellen Dominanz in der Pflegetätigkeit haben die katholischen Orden, die (evangelischen) Diakonissen sowie die Schwesternschaften des Roten Kreuzes erste eigene Ansätze zur Ausbildung in der Pflege formuliert.Diese waren und sind bis heute deutlich vom christlichen Auftrag des »Liebesdienstes« bestimmt. Das bedeutet, dass es im Kern der Krankenpflege lange um die Erfüllung der Norm der Nächstenliebe ging. Dies war aus Sicht der kirchlichen Institutionen nicht durch Ausbildung erreichbar, sondern wurde als Voraussetzung erwartet: Eine Art innere dienende, von christlicher Nächstenliebe geprägte Haltung (Bögemann-Großheim 2002). Hinter dieser Haltung stehen »Sittliche Normen (Selbstlosigkeit, Demut, Unterordnungsbereitschaft, Fleiß und Strebsamkeit)« (ebd., S. 100), die sich als berufsvoraussetzende »Tugenden« in Ausbildungskonzepten der Pflege bis in die 1970er-Jahre als bedeutsam erwiesen. 1902 argumentierte beispielsweise die Mutterhausoberin vom Roten Kreuz, Clementine von Wallmenich (1849–1908), gegen die Einführung einer staatlichen Krankenpflegeprüfung, da die »sittlichen Qualitäten der Pflegenden nicht durch eine Prüfung ermittelt werden (können)« (Kruse 1995, S. 75). Diese Argumentation diente auch zur Begründung, warum konfessionelle Verbände und nicht der Staat die Ausbildung regeln sollten.

Zentrale Bedeutung von sittlichen Normen und Tugenden in Ausbildungskonzepten

Darüber hinaus wurde ein solchermaßen motiviertes Engagement in der Krankenversorgung mit einer beruflichen Erwerbstätigkeit, welche mit

Unvereinbarkeit von »Dienen« und »Verdienen«

2 Entwicklung des Pflegeberufs

Entlohnung verknüpft ist, als nicht vereinbar betrachtet. Kruse zitiert aus der Zeitschrift »Deutscher Frauenverband« aus dem Jahr 1901, Heft 9:

> »Kein Beruf verträgt es so wenig, wie gerade der der Schwester, daß der Moment des Verdienstes in ihn hineingetragen wird und er zum Broterwerb wird. Im freiwilligen, selbstvergessenen Dienen liegt seine Größe: Durch Verdienenwollen könnte er leicht gerade an seiner Zartheit und seinem inneren Werte verlieren« (Kruse 1995, S. 21).

Die Auseinandersetzungen zwischen »dienen« und »verdienen« ziehen sich mindestens bis in die 1960er-Jahre – bis zum Abschluss einer ersten gesetzlich geregelten Vergütungsverordnung für Krankenpflegepersonal (Kruse 1995).

Aufnahme ins Mutterhaus als Voraussetzung für eine Ausbildung

Der christliche Auftrag stand demnach bei den ersten Ausbildungskonzepten stets im Vordergrund. So war die Aufnahme in einen katholischen Mutterorden, als Diakonisse oder in einen der Frauenvereine, aus denen das Rote Kreuz hervorging, zunächst die Voraussetzung, um zur pflegenden »Schwester« zu werden. Hierfür mussten die Frauen gesund sein und einen sittlich-moralisch einwandfreien Lebenswandel nachweisen – in der Regel durch einen katholischen oder evangelischen Geistlichen belegt. Nach einer Probe- und Vorbereitungszeit wurde ein für das jeweilige Mutterhaus spezifisches Gelübde abgelegt, z. B. hinsichtlich freiwilliger Armut, Keuschheit und Gehorsam sowie die Verpflichtung, sich um die Versorgung kranker und armer Menschen zu kümmern (Bögemann-Großheim 2002; Kruse 1995). Im Unterschied zu den Diakonissen wurden in den katholischen Orden die so genannten Novizinnen von Beginn an mit den körperlich und psychisch schwersten Aufgaben betraut. Es gab zunächst eine Art praktische Anleitung durch die erfahrene Schwesternschaft, aber ohne theoretische Unterrichtung (Bögemann-Großheim 2002; Kruse 1995).

Unterricht durch Ärzte

Den ersten theoretischen Unterricht für Pflegende erteilten Ärzte. Sie waren auch diejenigen, welche die ersten Lehrbücher verfassten. Wolff & Wolff (2008) weisen darauf hin, dass deutschsprachige schriftliche Unterweisungen für Pflegepersonal bis zurück ins 15. Jahrhundert datiert werden können. Gegen eine ärztliche Unterweisung wurde gerade innerhalb der Ärzteschaft oft das Argument hervorgebracht, die so unterrichteten Pflegenden könnten ihr Wissen im Sinne von »Kurpfuscherei« anwenden. Dennoch sahen einige Mediziner auch den deutlichen Bedarf an gut qualifiziertem Personal, um die ärztliche Arbeit zu unterstützen (Hiemetzberger & Hamedinger 2023; Wolff & Wolff 2008). Statt sich eine potenzielle Konkurrenz heranzuziehen, haben sie sich mit dem ärztlichen Monopol in der theoretischen Ausbildung strategisch gut positioniert: So kann man durchaus zu dem Schluss kommen, dass mit der zunehmenden Säkularisierung die kirchliche Unterordnung der Pflegenden von der ärztlichen Unterordnung abgelöst wurde.

Ein prominenter Vertreter unter den Medizinern zur Förderung der Ausbildung von Pflegenden war *Franz Anton Mai* (1742–1814). Er bezog sich vor allem auf den Stand der KrankenwärterInnen und führt aus:

»Zahllose Kranke, wenn ihre Krankheit auch heilbar ist, sterben dahin, aus Mangel einer vernünftigen Pflege. Der Arzt hat nicht nur gegen die Krankheit, sondern oft mehr gegen die schädlichsten Vorurtheile, und Mißbräuche unwissender Krankenwärter zu kämpfen« (Mai 1811, zit. nach Schweikardt 2008b, S. 47).

Mai setzte sich für die Aufnahme der Krankenpflege zu den Heilberufen ein und forderte eine universitäre Ausbildung und Prüfung. Er hielt in Heidelberg selbst Vorlesungen über »Krankenwärterlehre«, scheiterte aber letztendlich bei einer nachhaltigen Umsetzung seiner innovativen Ansätze.

2.3.2 Beginn staatlicher Ausbildungsregelung

Auf der Generalversammlung der deutschen Frauenvereine 1902 in Wiesbaden forderte die als »freie Schwester« (also ohne Mutterhausanbindung) tätige Agnes Karll sowie weitere Mitstreiterinnen die Einführung einer dreijährigen staatlichen Ausbildung für den Pflegeberuf. Sowohl die schlechten Arbeitsbedingungen (sehr lange Arbeitszeiten, wenige Erholungszeiten, geringe Entlohnung, mangelnde Absicherung im Krankheitsfall und im Alter usw.) als auch eine geringe fachliche Bildung betrafen alle drei Gruppen der in der Pflege Tätigen: Die Mutterhausschwestern, die Lohnwärterinnen und die freien Pflegerinnen. Allerdings waren längst nicht alle Vertreter der Pflege und der Ärzteschaft der Ansicht, dass den bestehenden Missständen mithilfe staatlicher Ausbildungsregelungen entgegengewirkt werden könnte (Kruse 1995). Daher dauerte es bis zum Jahr 1907, bis es im Deutschen Reich zumindest im Land Preußen gelang, die erste gesetzliche Regelung für die Krankenpflege zu verabschieden. Diese sah eine einjährige Ausbildungszeit und das Ablegen einer staatlichen Prüfung vor. Allerdings waren die Betroffenen selbst, nämlich die Pflegenden, weitgehend von einer Einflussnahme ausgeschlossen. Vielmehr standen Eigeninteressen anderer Akteure, wie die der Ärzteschaft und politischer Kräfte (damals vor allem diejenigen, welche sich gegen sozialdemokratische und gewerkschaftliche Einflüsse positionierten) im Vordergrund (Schweikardt 2008b). Das hatte zur Folge, dass es sich bei der gesetzlichen Regelung um einen inhaltlich schlechten Kompromiss handelte. So blieb beispielsweise das Ablegen des staatlichen Examens lediglich eine Option, d. h., es konnten weiterhin Personen ohne jegliche Ausbildung als Pflegekräfte tätig sein. Auch die Bedeutung der schlechten Arbeitsbedingungen und mangelhaften pflegerischen Qualität wurde von politischer Seite weitgehend ignoriert (Wolff & Wolff 2008; Schweikardt 2008b). Fachlich entschieden vor allem Ärzte über Tätigkeiten der Pflegenden und damit über Inhalte der Ausbildung. Sie waren diejenigen, welche einen Großteil des theoretischen Unterrichts durchführten, Lehrbücher verfassten und bis in die 1980er-Jahre Krankenpflegeschulen leiteten (Bögemann-Großheim 2002). Sie entwickelten die Pflege nicht nur zum Vorteil der PatientInnen, sondern überwiegend auch zu ihrem eigenen

Erste Forderungen nach einer dreijährigen Ausbildung

Einjährige Ausbildung als erste gesetzliche Regelung für die Krankenpflege

Vorteil als unselbständigen medizinischen Hilfsberuf. Schweikardt (2008b) kommt daher zu dem Ergebnis:

> »Im gesamten Untersuchungszeitraum *(gemeint ist hier 19. bis frühes 20. Jahrhundert, Anmerkung der Verfasserin, J. L.)* hatte die Krankenpflege als Teil des preußischen Medizinalwesens nie die Chance, sich nach dem Vorbild der angloamerikanischen Krankenpflege zu professionalisieren. Insbesondere das staatliche Krankenpflegeexamen von 1907 war kein Schritt in diese Richtung. Dessen Bestimmungen dienten dazu, die Kontrolle des Ärztestands festzuschreiben und Eigenständigkeit zu verhindern« (Schweikardt 2008b, S. 288).

Bedeutende Persönlichkeit der Pflege in Deutschland

Agnes Karll (1868–1927) (▶ Abb. 2.1)
Agnes Karll stammt aus einer in finanzielle Not geratenen Gutsbesitzerfamilie. Sie erhält eine zu dieser Zeit und für Frauen vergleichsweise umfassende schulische Bildung. Sie wird Erzieherin und arbeitet zunächst als Hauslehrerin. Dann entscheidet sie sich, eine Ausbildung in der Krankenpflege in einem Rotkreuzmutterhaus in Hannover zu absolvieren. Nach den damals üblichen verpflichtenden drei Dienstjahren verlässt sie das Mutterhaus. Sie arbeitet freiberuflich als Privatpflegerin, um ihre verarmten Eltern finanziell zu unterstützen.

Zusammen mit Berufskolleginnen beginnt sie auf die Missstände bezüglich der Arbeitsbedingungen in der Pflege hinzuweisen. Sie ruft die »freien Schwestern« dazu auf, sich gegen Ausbeutung und Diskriminierung zu wehren. Agnes Karll und ihre Mitstreiterinnen vertreten die damals noch ungewöhnlichen Auffassungen zum Recht auf Arbeit für Frauen und Vorstellungen zur Krankenpflege als freier, bürgerlicher Beruf. 1903 zählt sie zu den maßgeblichen Mitbegründerinnen der ersten, von konfessionellen Mutterhäusern bzw. Wohlfahrtsverbänden unabhängigen Vereinigung der freiberuflichen Pflegerinnen. Es handelt sich um die Berufsorganisation der Krankenpflegerinnen Deutschlands (B.O.K.D.), dem Vorläuferverband des heutigen Deutschen Berufsverbandes für Pflegeberufe (DBfK). Agnes Karll setzt sich seit der Gründung des B.O.K.D. für die Einführung einer dreijährigen staatlich geregelten Ausbildung für den Krankenpflegeberuf sowie für eine akademische Weiterqualifikation ein. An der ersten, nur für kurze Zeit bestehenden Frauenhochschule in Leipzig ist sie auch als Dozentin tätig (Seidler & Leven 2003, Wolff 1997).

Aufgrund eines beruflichen Aufenthaltes in den USA entwickelt Karll enge Kontakte zur American Nurses Association (ANA). Sie lernt Mary Adelaide Nutting kennen, die erste Pflegeprofessorin weltweit, und übersetzt das von Nutting und Dock (1907) verfasste Buch »A History of Nursing« ins Deutsche. 1904 sorgen Agnes Karll und Kolleginnen des B.O.K.D. dafür, dass dieser als vierter nationaler Berufsverband dem 1899 gegründeten International Council of Nursing (ICN) beitritt.

Agnes Karll ruft ihre Kolleginnen stets dazu auf, selbst tätig zu werden und ist mit ihrer Forderung auch heute noch hochaktuell: »Wer soll denn unseren Beruf aufbauen, wenn wir es nicht selbst tun! Wir haben gar kein Recht zu verlangen, dass andere das tun«.

Im Jahr 1938 verabschiedeten die Nationalsozialisten das »Gesetz zur Ordnung der Krankenpflege«. Es handelte sich um eine erste einheitliche Regelung der Krankenpflegeausbildung für das damalige Deutsche Reich (Schweikardt 2008b; Kruse 1995). Die Ausbildungsdauer erhöhte sich auf 1,5 Jahre und beinhaltete nationalsozialistisches Gedankengut, wie die Aufnahme der Erb- und Rassenpflege in den Lehrplan. Wie bereits geschildert, wurde die Krankenpflege zur Umsetzung der rassistischen Ideologie herangezogen. Die vormals christliche Vorstellung vom »Dienen« haben die Nationalsozialisten als Dienst im Sinne ihrer menschenverachtenden Politik umgedeutet und missbraucht. Die hierarchisch stark ausgeprägten Strukturen der konfessionellen Schwesternschaften mit ihren Mutterhäusern stellten zumindest teilweise einen fruchtbaren Boden für Führerideologie und sich konsequent unterordnender Gefolgschaft der nationalsozialistischen Partei dar (Schweikardt 2008b; Kruse 1995).

Erhöhung der Ausbildungdsdauer auf 1,5 Jahre in der NS-Zeit

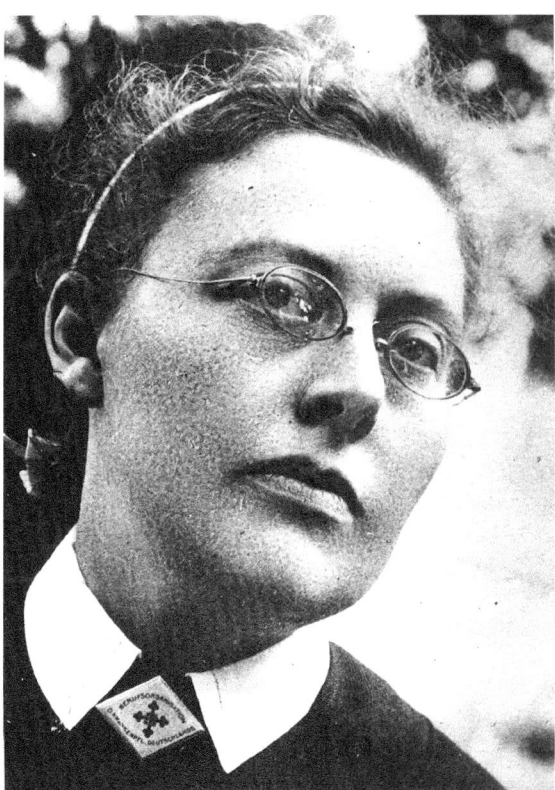

Abb. 2.1:
Agnes Karll (Mit freundlicher Genehmigung des DBfK, Berlin)

2.3.3 Pflegeberufegesetze nach 1945

Der lange Weg zum Krankenpflegegesetz

Bis zur Verabschiedung eines ersten bundeseinheitlichen Krankenpflegegesetzes in Deutschland nach dem zweiten Weltkrieg sollte es noch eine Weile dauern. Zunächst regelten die Bundesländer die Ausbildung jeweils für sich, die Diskussion zur Notwendigkeit einer bundesdeutschen Regelung begann 1949 und wurde kontrovers geführt.

- Erst 12 Jahre nach Kriegsende, im Jahr *1957*, wurde das Krankenpflegegesetz mit Ausbildung- und Prüfungsordnung erlassen. Die theoretische und praktische Ausbildung erfolgte über zwei Jahre mit anschließender Prüfung, zusätzlich musste ein weiteres Praktikumsjahr absolviert werden (Kreutzer 2005; Kruse 1995).

Erste Novellierung 1965

- Bereits *1965* kam es zur Novellierung, in welcher die Prüfung nach dem 3. Ausbildungsjahr vorgeschrieben wurde. Außerdem wurde ein Rahmenlehrplan für den theoretischen Unterricht vorgelegt sowie eine Regelung der praktischen Einsätze. Darüber hinaus wurde als Zugangsvoraussetzung die Mittlere Reife festgelegt sowie Vorgaben zur Ausbildungsvergütung (Kreutzer 2005; Kruse 1995). Diese Novellierung galt für die nächsten 20 Jahre.

Zweite Novellierung 1985

- *1985* erfolgte die nächste Neufassung des Krankenpflegegesetzes, wiederum von heftigen und über 15 Jahren andauernden Debatten begleitet. So wurde beispielsweise in den 1970er-Jahren sehr um den Einbezug der Krankenpflegeausbildung in das Berufsfachschulwesen (und damit in das Berufsbildungsgesetz) gerungen – allerdings ohne Erfolg. Das neue Krankenpflegegesetz enthielt zum ersten Mal Formulierungen zu Ausbildungszielen und der Umfang des theoretischen Unterrichtes wurde deutlich erhöht. Darüber hinaus durfte die Leitung einer Krankenpflegeschule erstmals nicht ausschließlich in den Händen eines Arztes bzw. einer Ärztin liegen (Kreutzer 2005; Bögemann-Großheim 2002).

Dritte Novellierung 2004

- Bis zur nächsten Reform des Krankenpflegegesetzes im Jahr *2004* vergingen wiederum etwa 20 Jahre. Hervorzuheben ist die Einführung der neuen Berufsbezeichnungen »Gesundheits- und (Kinder-)Krankenpfleger bzw. Gesundheits- und (Kinder-)Krankenpflegerin«, in welchen das Ausbildungsziel explizit um eine gesundheitsförderliche und präventive Ausrichtung erweitert werden sollte. Darüber hinaus wurde für Schulleitungen und Lehrkräfte eine Hochschulqualifikation festgeschrieben – mit großzügigen Übergangs- und Bestandsschutzregelungen. Auch wurden die Bundesländer zur zeitlich befristeten Erprobung von Ausbildungsangeboten ermächtigt, die der Weiterentwicklung der Pflegeberufe dienen (§ 4 Abs. 7 KrPflG), von der Unterrichtsvermittlung an staatlich anerkannten Krankenpflegeschulen abzuweichen. Auf dieser Grundlage wurden seitdem zahlreiche *Pflegestudiengänge* eingerichtet, die neben dem Bachelorgrad auch in eine staatliche Berufszulassung münden (Lademann et al. 2016).

- Ebenfalls viele Jahre wurde um eine weitere Reform gerungen, welche 2017 beschlossen und 2020 als das Pflegeberufegesetz (PflBG) in Kraft getreten ist (▶ Kap. 1.4.1). Das Gesetz dient der Umsetzung einer europäischen Richtlinie zur Anerkennung von Berufsqualifikationen. Gemäß internationalem Vorbild erfolgt nun die Zusammenführung der Altenpflege- mit der Gesundheits- und (Kinder-)Krankenpflegeausbildung zu einer generalistisch ausgerichteten Pflegeausbildung. Neu sind auch die erstmals gesetzlich festgeschriebenen Vorbehaltsaufgaben, welche ausschließlich von Pflegefachpersonen ausgeübt werden dürfen: hierbei handelt es sich um Maßnahmen im Rahmen des Pflegeprozesses. Die Berufsbezeichnung lautet nun »Pflegefachfrau«, »Pflegefachmann« bzw. »Pflegefachperson«. Auch die Einführung einer akademischen Erstausbildung, also eines Pflegestudiums mit Berufszulassung wurde von der vorher »zeitlich befristeten Erprobung« in eine Regelqualifikation überführt. Hierfür werden seitdem die bisherigen Modellstudiengänge als so genannte Duale Studiengänge (Studium mit hohem Praxisanteil) weiterentwickelt sowie neu aufgebaut (Hofrath et al. 2024). Dabei sind die berufsfachschulischen und hochschulischen Qualifizierungswege nicht in Konkurrenz zueinander zu sehen, sondern als zentrale Bestandteile einer gestuften und durchlässigen Pflegebildung (Darmann-Finck & Reuschenbach 2018). Seit Ende 2023 wird rege über Eckpunkte eines Pflegekompetenzgesetzes diskutiert. Darin soll die Übernahme erweiterter heilkundlicher Tätigkeiten für entsprechend qualifizierte Pflegefachpersonen festgelegt werden (Deutscher Pflegerat 2023). Je nachdem, wie die gesetzliche Ausformulierung erfolgt, kann dies zu einem enormen Zugewinn an beruflicher Autonomie führen. Zum aktuellen Zeitpunkt (Stand Juli 2025) liegt das Pflegekompetenzgesetz im Referentenentwurf vor (Bundesministerium für Gesundheit 2025).

Vierte Novellierung 2020

Die historischen Erkenntnisse zur Entwicklung der Pflege als Ausbildungsberuf zeigen, dass gewisse Problemlagen offenbar bis heute Bestand haben: So sind nicht nur sämtliche Neuerungen mit jahre- bis zu jahrzehntelangem Ringen verbunden, sondern erfolgen gar nicht oder unter eher wenig Einbezug der Pflegenden selbst. Mit der Professionalisierung der Medizin hat diese mit ihren Vorstellungen zur Krankenpflege als weitgehend unselbständigen, ärztlichen Assistenzberuf dessen Entwicklung maßgeblich geprägt. Während früher von ärztlicher Seite gegen einen gebildeten und selbstbestimmt agierenden Pflegeberuf die Angst vor Kurpfuscherei geschürt wurde, wird heute vor Qualitätsverlusten gewarnt. Neben dem Widerstand gegen die Professionalisierung der Pflege aus der Ärzteschaft sind es vor allem wirtschaftliche Interessen, welche pflegepolitische Entscheidungen stark beeinflussen. Die Träger von pflegerischen Einrichtungen und Dienstleistungen (private, staatlich-öffentliche und konfessionelle bzw. wohlfahrtsstaatliche) befürchten bei Zugeständnissen zur Regelung einer besseren Qualifikation und mehr Selbstbestimmung der Pflegeberufe vor allem ökonomische Einbußen. Das Argument des

Fremdbestimmtheit der Pflege

pflegerischen Personalmangels, welches gegen eine Anhebung von Zugang und beruflicher Qualifikation hervorgebracht wird, kann seit über 100 Jahren durch die entsprechenden Diskussionen verfolgt werden. Das Gegenargument, nämlich eine Verbesserung der Qualität pflegerischer Versorgung, ist mittlerweile zwar wissenschaftlich gut belegt, wird aber politisch erst langsam wirksam. Daher erscheinen aus pflegefachlicher und pflegeberuflicher Perspektive viele politische Entscheidungen und rechtliche Regelungen oftmals »halbherzig« und tragen zur Lösung pflegerischer Problemlagen in der Gesellschaft lediglich sehr kleinschrittig bei.Hinzu kommt, dass es der Pflege nie gelungen ist, mit »einer« Stimme zu sprechen. So gab es stets unterschiedliche berufspolitische Ansichten der verschiedenen Gruppierungen innerhalb der Pflege. Während beispielsweise die konfessionellen Schwesternschaften die christliche Motivation lange vor die Belange von Arbeitsbedingungen und Qualifikation stellten, haben sozialdemokratisch und gewerkschaftlich orientierte Vertreterinnen vor allem gegen die Missstände, unter denen die Krankenwärterinnen tätig waren, in den Fokus gerückt. Die bürgerlich geprägten »freien« Schwestern haben Fragen zur Qualifikation und Selbständigkeit relativ früh thematisiert, konnten aber als eher kleine Gruppe zumindest bis zu Beginn des 20. Jahrhunderts wenig ausrichten. Historisch lässt sich die starke Fremdbestimmung der Pflege durch ökonomische Interessen und Berufsfremde sowie ihre politische Schwäche, die vor allem durch ihre inhaltliche und organisatorische Zersplitterung bedingt ist, bis heute verfolgen. Dies zu erkennen und zu überwinden, gehört zu den wichtigsten Aufgaben moderner Pflegeberufe im Gesundheitswesen (Hofmann 2012).

Fehlende gemeinsame Stimme der Pflege

2.4 Akademisierung in der Pflege

Bedeutung der Akademisierung der Pflege

Die Verberuflichung der Pflege ist *international* bereits vor etwa 100 Jahren in eine akademische Qualifizierung gemündet. Der Schritt der Akademisierung in der Pflege dient nicht nur einer Verbesserung der Ausbildungsqualität, sondern dient vor allem dazu, der Pflege eine inhaltliche, d.h. fachlich-wissenschaftliche Basis zu geben. Es handelt sich damit um einen wichtigen Aspekt hinsichtlich der Professionalisierung pflegerischer Berufstätigkeit: Die Verfügbarkeit und Umsetzung von wissenschaftlichem Wissen stellt eine wichtige Grundlage jeder Profession dar (▶ Kap. 4). Daher ist zum einen die Etablierung einer entsprechenden wissenschaftlichen Disziplin, in diesem Falle der Pflegewissenschaft, unabdingbar. Zum anderen ist eine akademische Qualifizierung der Berufsangehörigen notwendig. Die Verankerung und Entwicklung von Pflegewissenschaft ist in Deutschland im internationalen Vergleich noch wenig ausgeprägt. Dennoch gibt es mittlerweile ein großes Angebot an pflegebezogenen Studiengängen an deutschen Hochschulen für angewandte Wissenschaften

(▶ Kap. 6). Nachfolgend wird ein kurzer Überblick zur Entwicklung der Pflegewissenschaft sowie der hochschulischen Qualifizierung geboten.

2.4.1 Entwicklung der Pflegewissenschaft

Florence Nightingale kann rückblickend als Begründerin einer wissenschaftlich fundierten Pflege mit weltweitem Einfluss verstanden werden. Obwohl sie selbst kein Studium absolvierte und Pflege nicht als wissenschaftliche Disziplin an die Hochschulen brachte, hat sie neben einer religiös motivierten »Berufung« das wissenschaftliche Denken und Arbeiten als unverzichtbare Grundlage einer guten Krankenpflege angesehen. Ein solcher wissenschaftlicher Zugang war ihr als Tochter einer wohlhabenden Adelsfamilie möglich, da sie eine sehr gute Bildung erhielt. Nach ihrem Entschluss, im Bereich der Krankenpflege tätig zu werden, hat sie praktische Erfahrungen sowie Fakten – welche sie durch Datenerhebungen und statistische Auswertungen gewonnen hat – und theoretische Überlegungen verknüpft und publiziert. Die 1860 erschienenen »Notes on Nursing« stellen ein erstes theoretisch fundiertes und praktisch relevantes pflegewissenschaftliches Werk dar (Nightingale 2021).

Florence Nightingale als Pionierin der Pflegewissenschaft

> **International bedeutende Persönlichkeit der Pflege**
>
> **Florence Nightingale (1820–1910)**
> Florence Nightingale wird in einer wohlhabenden englischen Familie geboren und erhält eine sehr gute Bildung. Sie ist christlich-religiös und karitativ orientiert und erfährt als »religiöses Erweckungserlebnis« (Kolling 2015, S. 199) eine »Berufung« zur Krankenpflege. Obgleich Pflege als Tätigkeit in öffentlichen Einrichtungen zu dieser Zeit einen sehr schlechten Ruf hat und gegen massiven Widerstand im eigenen Elternhaus, beschließt Nightingale sich theoretisch und praktisch mit Pflege zu befassen. Aufgrund ihrer privilegierten familiären Situation ist sie mit einflussreichen Persönlichkeiten vernetzt. So gelingt es ihr, Material über Krankenhauswesen zu studieren, eigene Statistiken zu erstellen und Gesundheitseinrichtungen im In- und Ausland zu besuchen.
>
> 1850 hospitiert sie in Deutschland an der Diakonissenanstalt Kaiserswerth bei Düsseldorf. Der evangelische Theologe Theodor Fliedner (1800–1864) hat diese mit der Motivation zur Verbesserung von Pflege und deren Ausbildung gegründet. Hier lernt Nightingale eine zur damaligen Zeit vergleichsweise fundierte praktische Krankenpflege kennen.
>
> Aufgrund ihrer familiären Beziehungen wird sie auf ihren Wunsch hin vom britischen Kriegsministerium beauftragt, die Pflege von verwundeten englischen Soldaten im Krimkrieg (1854–1856) zu organisieren. Sie findet katastrophale Zustände hinsichtlich Hygiene, Ernährung und weiterer pflegerisch relevanter Aspekte vor und führt eine syste-

matische Verbesserung der Situation herbei. Hierdurch wird sie breiten Teilen der Bevölkerung als »The Lady with the Lamp« bekannt.

Nach dem Krieg beschäftigt sie sich weiter mit dem Krankenhauswesen, übernimmt die Leitung eines Krankenhauses in London und setzt sich für eine Verbesserung der pflegerischen Ausbildung in England ein. Ihre Studien und praktischen Erfahrungen bündelt sie in ihrem 1860 erschienenen Buch »Notes on Nursing«, das bis heute in vielen Sprachen übersetzt vorliegt (Nightingale 2021). Ihre Überlegungen zu Organisation, Hygiene, Wohlbefinden und weiteren pflegerisch relevanten Themen sind bis heute wegweisend. Nightingale verstand Pflege als eine Kunst, die erlernt werden muss: »Nursing is an Art« (Kolling 2015; Schweikardt 2005).

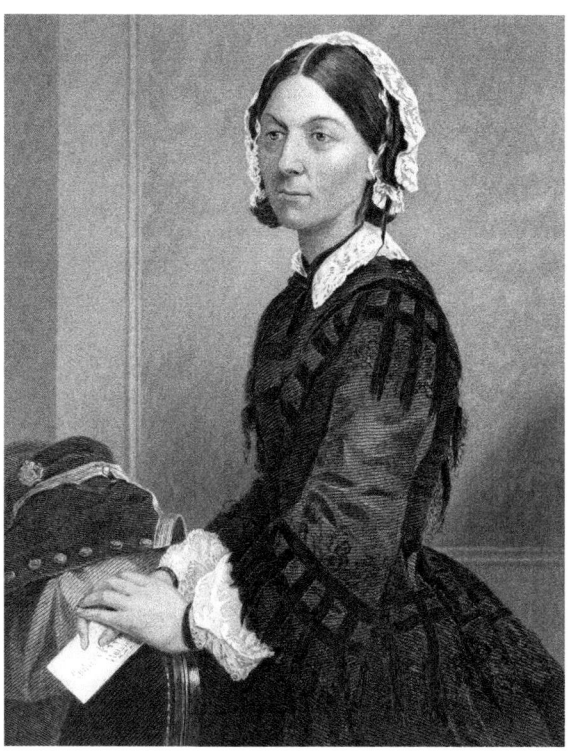

Abb. 2.2: Florence Nightingale (© Georgios Kollidas/Fotolia)

Hürden der »Verwissenschaftlichung« der Pflege

In Deutschland wurden frühe Ansätze der Verwissenschaftlichung von Ärzten vertreten, indem sie die Pflege zumindest in Teilen als Wissenschaft beschrieben. Dies lässt sich zum einen damit erklären, dass es im Rahmen einer bereits bestehenden wissenschaftlichen Disziplin zunächst einfacher gelingen kann, ein neues Feld zu verwissenschaftlichen. Zum anderen wurden *Frauen* von der Entwicklung der modernen Wissenschaften kategorisch ausgeschlossen. Die Begründung einer neuen wissenschaftlichen Disziplin innerhalb eines überwiegend von Frauen besetzten Feldes hat sich daher als besonders schwierig erwiesen. Martin Mendelsohn (1860–1930) war vermutlich der erste Mediziner, der sich in Krankenpflege habilitierte (Schweikardt 2008b). Er unterschied zwischen wissenschaftlichen und nichtwissenschaftlichen Teilen in der Pflege: Der so genannten »Hypurgie« als ärztliche Aufgabe und die Krankenversorgung als Aufgabe der Krankenwärterinnen. Die Hypurgie bezog sich auf Ausführungen zur Krankenpflege wie sie bereits Florence Nightingale publiziert hat. Schweikardt (2008b) weist eindrücklich nach, dass sich Mendelsohn am Gedankengut von Nightingale bedient hat, ohne dies auszuweisen:

> »Beim Vergleich der Werke von Mendelsohn und Nightingale zeigte sich, dass die bestehenden Analogien, die Korrelationen im Inhalt wie auch die verwendeten Sprachfiguren weit über zufällige Ähnlichkeiten bei der Verfolgung desselben Forschungsgegenstands hinausgehen. Dies lässt in einem Indizienbeweis die Schlussfolgerung zu, dass Mendelsohn die drei Jahrzehnte zuvor erschienenen ›Notes on Nursing‹ an ärztliche Bedürfnisse angepasst und aktualisiert hatte. Da Mendelsohn die Krankenpflege als ärztliches Spezialfach propagierte, wäre es nicht in seinem Interesse gewesen, Florence Nightingale in irgendeiner Weise zu erwähnen« (Schweikardt 2008b, S. 195).

Anders als der eine Generation vor ihm tätige Mediziner Franz Anton Mai (▶ Kap. 2.3.1) richtete Mendelsohn seine Publikationen und Vorlesungen ausdrücklich an Ärzte. Die innovativen Entwicklungen hinsichtlich einer Verbesserung der Qualifikation von Pflegepersonal in England um die Jahrhundertwende stellten für ihn – wie für viele seiner Kollegen – eine unsinnige »Überausbildung« dar (Schweikardt 2008b, S. 200). Die wissenschaftliche Hypurgie ist als medizinische Teildisziplin relativ schnell wieder verschwunden.

Die Entwicklung der Pflegewissenschaft in Deutschland ist als »Projekt nachholender Modernisierung« (Schaeffer & Wingenfeld 2011, S. 9) zu bezeichnen. Dies gilt im Vergleich zur internationalen Situation. Hierzulande wird erst seit den 1980er-Jahren von vereinzelten Pionierinnen wissenschaftliche Forschung im Bereich Pflege betrieben. Dies taten sie in anderen Disziplinen, wie beispielsweise der Soziologie oder Pädagogik. 1987 erfolgte die Berufung der ersten bundesdeutschen Pflegeprofessorin Ruth Schröck (1931–2023) an der Universität Osnabrück (Bartholomeyczik 2017). Ab da wurden erste Pflegestudiengänge entwickelt (▶ Kap. 2.4.2). Seit 1988 wird die deutschsprachige pflegewissenschaftliche Fachzeitschrift »Pflege« herausgegeben. 1989 ist das Gründungsjahr der heutigen *Deutschen Gesellschaft für Pflegewissenschaft* (DGP), welche ebenfalls Herausgeberin einer pflegewissenschaftlichen Fachzeitschrift ist (»Pflege & Gesellschaft«; ▶ Kap. 5.3.4). Damit sich eine Disziplin als Wissenschaft etablieren kann, ist vor allem die Förderung von Forschung notwendig: Die Auseinandersetzung mit theoretischen Grundlagen und empirisch gewonnenen Forschungsergebnissen bilden die notwendige Wissensbasis. Die Publikation der Erkenntnisse in Öffentlichkeit und Wissenschaftskreisen dient der kritischen Diskussion mit dem Ziel, die pflegerische Versorgung zu verbessern. Eine Förderung dieser Aktivitäten

Späte Entwicklung der Pflegewissenschaft in Deutschland

1987 Berufung der ersten Pflegeprofessorin in Deutschland

erfolgte v. a. in den 1990er-Jahren durch die Robert Bosch Stiftung (Moses 2015).

> **Bedeutung von Pflegewissenschaft**
>
> *Pflegewissenschaft* dient dazu, pflegerisch relevante Phänomene (z. B. Ernährung, Atmung, Wohlbefinden) sowie »[…] pflegerisches Erfahrungswissen begrifflich zu fassen, zu ordnen, zu überprüfen und weiterzugeben. Damit entstehen pflegerische Konzepte und theoretische Verallgemeinerungen, die pflegerisches Wissen einer allgemeinen Reflexion zugänglich machen« (Robert Bosch Stiftung 1996, S. 60).
>
> »[…] *wissenschaftliche Erkenntnisse* haben gegenüber einem reinen Erfahrungswissen einen unschätzbaren Vorzug. Man muss sie nicht glauben, man kann sie anzweifeln, kritisieren, man kann sie überprüfen und ihren Geltungsbereich begrenzen« (Bögemann-Großheim 2004, S. 101).
>
> »Aufgabe von Wissenschaft ist auch eine *Reflexion der Praxis, aus einer gewissen Distanz heraus* ermöglicht das erst eine kritische Analyse und Kritik bestehender Verhältnisse und den Entwurf einer besseren Pflegepraxis« (Friesacher 2015, S. 46).
>
> »Die Pflegewissenschaft hat sich zu einer Wissenschaft entwickelt, die nicht nur die Pflegepraxis als unmittelbaren Adressaten im Auge hat, sondern *sich auch politisch einmischt*, nicht parteipolitisch oder berufspolitisch, sondern politisch in eigener Sache, d. h. sie setzt sich dafür ein, dass in gesundheits- und pflegepolitische Entscheidungen pflegewissenschaftliche Erkenntnisse einfließen« (Stemmer 2004, S. 131).
>
> (Hervorhebungen durch die Verfasserin, J. L.)

Gegenstandsbereich der Pflegewissenschaft

Pflegewissenschaft beschäftigt sich mit Fragen zur Klärung ihres Gegenstandsbereiches, z. B.:

- Was ist Pflege? Welche Phänomene sind pflegerisch relevant?
- Welche Wirkungen haben pflegerische Handlungen?
- Wie können pflegerische Phänomene und Handlungen theoretisch fundiert werden?
- Welche Rolle spielt pflegerische Versorgung in Gesellschaft und Gesundheitssystem?

Als relativ junge Disziplin sind in der Pflegewissenschaft viele grundlegende Fragen zu klären. Hinzu kommt, dass Pflege ein sich stark veränderndes soziales Feld in der Gesellschaft darstellt (▶ Kap. 4.2), weshalb viele Fragen auch immer wieder neu gestellt werden müssen. In den 1960er-Jahren haben v. a. angloamerikanische Pflegewissenschaftlerinnen begonnen zu klären, was Pflege ist bzw. womit sich Pflegewissenschaft beschäftigt (Brandenburg & Dorschner 2021; Schaeffer et al. 2008). Brandenburg und Dorschner (2021, S. 45–46) fassen folgende aktuelle Definitionen zu Pflegewissenschaft zusammen:

- Pflegewissenschaft als Fürsorgewissenschaft und humanistische Wissenschaft (im Sinne von »Caring«, ▶ Kap. 3.2),
- Pflegewissenschaft als Systematik überprüfter pflegerischer Erkenntnisse (im Sinne von »Evidence-based Nursing«),
- Pflegewissenschaft als Praxis- und Handlungswissenschaft.

Definitionen zu Pflegewissenschaft

Aus inhaltlicher und auch aus methodologischer Sicht (d. h. im Hinblick auf die Forschungsmethoden) handelt es sich bei der Pflegewissenschaft vorrangig um eine Sozial- und Humanwissenschaft. Dennoch gibt es durchaus pflegerische Bereiche, in denen ein naturwissenschaftlicher Forschungszugang sinnvoll sein kann (z. B. Untersuchungen zu Keimbefall im Zusammenhang mit pflegerischen Tätigkeiten). Grundsätzlich umfasst die Pflegeforschung sowohl theoretisch orientierte Grundlagenforschung als auch praxisorientierte Anwendungsforschung und dient einer Weiterentwicklung der pflegerischen Versorgung.

Seit den 1990er-Jahren bindet die Entwicklung von Pflegestudiengängen an Hochschulen für angewandte Wissenschaften einen Großteil der Kapazitäten von Pflegewissenschaftlerinnen und -wissenschaftlern in Deutschland (▶ Kap. 2.4.2). Das hat zur Folge, dass eine inhaltliche Auseinandersetzung in den Hintergrund gerät. Hinzu kommt die zunehmende Bedeutung von evidenzbasierten Erkenntnissen in der gesundheitlichen Versorgung. So ist ein Fokus auf Forschungsfragen mit messbaren Ergebnissen hinsichtlich Effektivität und Effizienz pflegerischer und anderer gesundheitsbezogener Maßnahmen entstanden. Neben diesen praktisch relevanten Erkenntnissen ist allerdings die Weiterentwicklung der theoretischen Grundlagen von Pflegewissenschaft aus dem Blick geraten (Friesacher 2015; Moers et al. 2011). Gerade Fragen zum »Kern der Pflege«, d. h., was macht eine gute und »vernünftige Pflegepraxis« (Friesacher 2011, S. 373) aus, sind mittels gängiger Messmethoden kaum eindeutig zu beantworten. Auch geben Pflegewissenschaftlerinnen und -wissenschaftler zu bedenken, dass der gesellschaftlich und politisch mächtige Wert »Ökonomie« die Forschung im Gesundheitswesen und dessen Entwicklung in der Praxis maßgeblich beeinflusst (Hülsken-Giesler 2015; Friesacher 2015; Krampe 2015). Dies erschwert einen wissenschaftlich objektiv-distanzierten Blick. Eine theoretische Auseinandersetzung mit dem »Wesen« und den Zielen von Pflege unter Hinzuziehung adäquater Forschungsmethoden mit »(selbst-)kritischer Haltung« (Friesacher 2015, S. 56) können dagegen sowohl Wissenschaft als auch Praxis sinnvoll voranbringen.

Auseinandersetzung mit dem »Wesen« und den Zielen von Pflege

Aufgrund entsprechender Rahmenbedingungen für Forschung und Wissenschaft erfolgt die inhaltliche Entwicklung einer wissenschaftlichen Disziplin prioritär an Universitäten und nicht an Hochschulen für angewandte Wissenschaften, an denen Lehre und Praxisbezug im Vordergrund stehen. Derzeit ist die Pflegewissenschaft in Deutschland an wenigen Universitätsstandorten vertreten, die Anzahl der Lehrstühle für Pflegewis-

Geringe universitäre Verankerung der Pflegewissenschaft

senschaft ist entsprechend gering (Universitäten in Berlin, Bielefeld, Witten-Herdecke, Halle). Um eine Wissenschaft gemäß gesellschaftlicher sowie inhaltlich-fachlicher Herausforderungen weiterentwickeln zu können, ist eine weitere universitäre Verankerung dringend notwendig.

2.4.2 Beginn der hochschulischen Qualifizierung

In Deutschland wurden Frauen erst zu Beginn des 20. Jahrhunderts zum Studium zugelassen. Im Rahmen der Frauenbewegung gründete Henriette Goldschmidt (1825–1920) 1911 in Leipzig eine Frauenhochschule, die zur Akademisierung von »typischen« Frauenberufen dienen sollte. Neben sozialpädagogischen Seminaren gab es auch Studienangebote für Frauen in pflegerischen Leitungspositionen: Hier lehrte u. a. Agnes Karll. Allerdings musste der Lehrbetrieb aufgrund finanzieller Schwierigkeiten bereits in den 1920er-Jahren geschlossen werden (Schweikardt 2008b).

Verpasste Gelegenheiten zur Entwicklung der Pflegewissenschaft in Deutschland

Bartholomeyczik beschreibt die Entwicklung der Akademisierung der Pflege in Deutschland nach dem Zweiten Weltkrieg als »Vorphase der verpassten Gelegenheiten« (Bartholomeyczik 2017, S. 103). So scheiterte 1946 die Errichtung eines »College of Nursing« an der medizinischen Fakultät in Heidelberg nach amerikanischem Vorbild. Eine weitere verpasste Gelegenheit stellt die in den 1970er-Jahren vom Wissenschaftsrat empfohlene Einführung dreijähriger Kurzstudiengänge für nichtärztliche Gesundheitsberufe dar: Auch hier handelte es sich um einen Vorschlag, der nicht aufgegriffen wurde. In West-Berlin gelang zwar 1978 die Einführung eines Studiums für Pflegelehrende, allerdings nur mit einem Jahrgang. In der DDR wurde dagegen bereits 1963 ein Studiengang für Pflege- und Medizinpädagogik etabliert. Vermutlich hat dies auch die weitere Akademisierung in Westdeutschland nach der Wende beschleunigt (Bartholomeyczik 2017). Die Bestrebungen, beruflich Pflegende hochschulisch zu qualifizieren, wurde und wird teilweise noch heute sowohl aus der Berufsgruppe heraus kritisiert sowie immer noch von einem Teil der Ärzteschaft als nicht sinnvoll eingeschätzt. Als hemmend erweisen sich auch die Interessen der Träger pflegerischer Versorgungseinrichtungen, welche aufgrund ökonomischer Überlegungen einer Ausweitung akademischer Qualifikationen in der Pflege kritisch gegenüberstehen.

Etablierung von Pflegestudiengängen

Wie im Kapitel 6 noch näher aufgezeigt wird, stellt die von der Robert Bosch Stiftung im Jahr 1992 erstellte Denkschrift »Pflege braucht Eliten«, in welcher die Hochschulausbildung von Lehr- und Leitungskräften in der Pflege gefordert wird, einen bedeutsamen Meilenstein in der Etablierung der Akademisierung der Pflege dar. Daraufhin erfolgte eine stetige Entwicklung von Studiengängen für Pflegemanagement und -pädagogik sowie Pflegewissenschaft. Später kamen die primärqualifizierenden Studiengänge hinzu, welche die Qualifikation zur Pflegefachperson mit einem akademischen Abschluss bieten. (▶ Kap. 1.4.3).

2.5 Fazit

Die Geschichte der Pflege und deren Entwicklung zu Beruf und Profession erweist sich seit dem 19. Jahrhundert als sehr bewegt. So unterscheidet sich die pflegerische Versorgung heute im Vergleich zu vor etwa 100 Jahren beträchtlich. Dies hat mit dem starken Wandel von Gesellschaft im Allgemeinen und dem Gesundheitssystem im Speziellen zu tun. Einhundert Jahre sind historisch gesehen eine kurze Zeit, weshalb die damaligen Vorstellungen von Pflege diese auch heute noch deutlich prägen: Moderne Pflegeberufe sind immer noch mit stereotypen Vorstellungen von Pflege und in diesem Zusammenhang auch mit traditionellen Frauen- und Männerbildern konfrontiert. Gleichzeitig zeigt die Geschichte, dass das Engagement von Pionierinnen wie Florence Nightingale und Agnes Karll zur Entwicklung einer modernen und effektiven Pflege beigetragen hat. Es lohnt sich also, innovative Ideen zu entwickeln und sich dafür einzusetzen.

In diesem Lehrbuch können nicht alle historisch relevanten Erkenntnisse dargestellt werden. Daher soll darauf verwiesen werden, dass weitere interessante Darstellungen zur deutschsprachigen Pflegegeschichte vorliegen, z. B. zur Berufsgeschichte der Pflege Ostdeutschlands, also der ehemaligen Deutschen Demokratischen Republik (Thiekötter 2006), zur Geschichte der psychiatrischen Krankenpflege (Schädle-Deininger 2021; Leherr 2000) oder der Gemeindepflege (Hackmann 2004). Viele Teilbereiche der Pflege warten noch auf eine ausführliche geschichtliche Aufarbeitung, z. B. Aspekte der Altenpflege, der Kinderkrankenpflege, der Anästhesie- und Intensivpflege usw.

Sich vom Erbe des religiösen und von traditionellen Weiblichkeitsvorstellungen geprägten »Liebesdienstes« zu befreien und zur anerkannten Profession zu entwickeln und gleichzeitig nicht den humanistischen Ansatz der Hilfestellung für pflegebedürftige Menschen zu verlieren, stellt einen Balanceakt dar. Beruflich Pflegende sollten sich daher der geschichtlichen Einflüsse bewusst sein, um eine neue, adäquat professionell helfende Haltung zu entwickeln. Die Erkenntnisse über die Rolle der Pflege und Medizin im Nationalsozialismus machen deutlich, welche Verantwortung Gesundheitsberufe tragen. In dieser Zeit stand für viele Pflegende der unbedingte Gehorsam gegenüber Staat und Medizin an erster Stelle – anstatt einer humanen Versorgung. Dies macht deutlich, wie wichtig die Weiterentwicklung der Pflege als reflektierter und autonom handelnder Beruf ist.

Die berufliche Entwicklung stellt sich gerade für die Pflege in Deutschland als ausgesprochen schwierig dar: Weder erfolgte die Einmündung in das deutsche Berufsbildungssystem noch gemäß internationalen Gepflogenheiten in ein akademisches Qualifikationssystem. Dieser berufliche Sonderweg, der auch für die Weiterbildung gilt, stellt eine Sackgasse dar. Aus dieser wird der Beruf bis heute nicht konsequent herausgeführt. Zum einen stehen sich dabei die Pflegeberufe selbst im Weg – da sie sich nicht einigen können – und zum anderen sind politische und wirtschaftliche Interessen wirkmächtig. Dennoch gibt es mit der Etablierung von Pflegewissenschaft und pflegerischen Studiengängen an deutschen Hochschulen seit den letzten 20 Jahren einen deutlichen Entwicklungssprung. Dass sich dieser eingeschlagene Weg als zukunftsorientiert erweist, zeigen auch die letzten Reformen rund um das Pflegeberufegesetz. Pflege als Phänomen, Tätigkeit und Profession ist sowohl aus praktischer als auch wissenschaftlicher Perspektive ein sehr heterogenes und spannendes Feld, in welchem es noch viel zu entdecken und zu bewirken gilt.

Lernaufgaben

1. Wozu dient historische Pflegeforschung?
2. Welche Bedeutung haben religiöse Motivationen bei der Ausübung pflegerischer Tätigkeiten? Wie war dies früher? Inwieweit sind diese noch heute bedeutsam?
3. Was bewirkte die Trennung zwischen Pflege und Medizin? Welche Folgen hat dies für beide Bereiche?
4. Wer waren die wichtigsten Personengruppen in der Krankenpflege und inwieweit unterschieden sich diese?
5. Was prägte das »bürgerliche Frauenbild« im 19. Jahrhundert? Warum schien dies gut zum Bild einer idealen Pflegeperson zu passen?
6. Welche Rolle spielte die Pflege bei der Realisierung der nationalsozialistischen Ideale während der NS-Herrschaft?
7. Von welchen Interessen wurden die Auseinandersetzungen zur Entwicklung der Pflege als Beruf im 19. und 20. Jahrhundert vor allem geprägt?
8. Warum stellt die Pflegewissenschaft eine vergleichsweise junge wissenschaftliche Disziplin dar?
9. Womit beschäftigt sich eine Pflegewissenschaftlerin?

Reflexionsaufgaben

1. Warum kann eine Auseinandersetzung mit der eigenen persönlichen Geschichte sowie der Geschichte des eigenen Berufes sinnvoll sein?
2. Was hat *bislang* zur Weiterentwicklung der Pflegeberufe beigetragen und was können Pflegefachpersonen *heute* beitragen?
3. Was ist aus der Beteiligung der Pflege bei Patiententötungen im Nationalsozialismus in Deutschland zu lernen?
4. Warum ist die berufliche Pflege auch heute noch ein »typischer« Frauenberuf? Reflektieren Sie vor dem Hintergrund der historischen Entwicklung und der derzeitigen Position der Pflege im Gesundheitswesen, welche Gründe dafür maßgeblich sind.

2.6 Literatur

Bartholomeyczik S (2017). Zur Entwicklung der Pflegewissenschaft in Deutschland – eine schwere Geburt. Pflege & Gesellschaft. 22. Jg., Heft 2, 101–118.
Benediktinerabtei (2024). Die Regel des Heiligen Benedikt. Die kranken Brüder. (https://www.benediktiner.de/regel-des-hl-benedikt/regeltext-in-deutsch/kapitel-36-kranke-brueder/ Zugriff am 06.08.2024).
Bischoff-Wanner C (2011). Pflege im historischen Vergleich. In: Schaeffer D & Wingenfeld K (Hrsg.). Handbuch Pflegewissenschaft. Weinheim: Juventa, S. 19–36.
Bischoff C (1997). Frauen in der Krankenpflege. Zur Entwicklung von Frauenrolle und Frauenberufstätigkeit im 19. und 20. Jahrhundert. 3. Auflage. Frankfurt a. M.: Campus.
Bögemann-Großheim E (2004). Zum Verhältnis von Akademisierung, Professionalisierung und Ausbildung im Kontext der Weiterentwicklung pflegerischer Berufskompetenz in Deutschland. In: Pflege & Gesellschaft. 9. Jg., Heft 3, 100–107.
Bögemann-Großheim E (2002). Die berufliche Ausbildung von Krankenpflegekräften. Kontinuitäten, Verunsicherungen, Reformansätze und Zukunftsrisiken einer Ausbildung besonderer Art. Frankfurt a. M.: Mabuse.
Bönisch E & Seemann B (2017). Judentum und Krankenpflege. In: Hähner-Rombach S (Hrsg.) (2017). Quellen zur Geschichte der Krankenpflege. Mit Einführungen und Kommentaren. 4., erweiterte Auflage. Frankfurt a. M.: Mabuse.
Bracher K-D & Leber A (Hrsg.) (1984). Das Gewissen steht auf: Lebensbilder aus dem deutschen Widerstand 1933–45. Mainz: v. Hase und Koehler.
Brandenburg H & Dorschner S (Hrsg.) (2021). Pflegewissenschaft 1. Bern: Hogrefe.
Bundesministerium für Bildung, Wissenschaft und Forschung (2020). Schwester Courage. Anna Bertha Königsegg und ihr Widerstand gegen das NS-Regime. Wien: Medienbegleitheft Bundesministerium für Bildung, Wissenschaft und Forschung (file://///fsa/share/home/lademann.julia/Downloads/14371–1.pdf Zugriff 07.08.2024)
Bundesministerium für Gesundheit (2025). Pflegekompetenzgesetz (PKG). Referentenentwurf: 25.06.2025. (https://www.bundesgesundheitsministerium.de/service/gesetze-und-verordnungen/detail/pflegekompetenzgesetz-pkg.html Zugriff am 08.07.2025).
Bundeszentrale für politische Bildung (2017). Nationalsozialismus und zweiter Weltkrieg. Nationalsozialismus: NS-Staat. (https://www.bpb.de/themen/nationalsozialismus-zweiter-weltkrieg/dossier-nationalsozialismus/39543/ns-staat/ Zugriff am 06.08.2024).
Darmann-Finck I & Reuschenbach B (2018). Qualität und Qualifikation: Schwerpunkt Akademisierung der Pflege. In: Jacobs K et al. (Hrsg.). Pflege-Report 2018: Qualität in der Pflege. Berlin: Springer, S. 163–170.
Deutscher Pflegerat (2023). Eckpunkte zum Pflegekompetenzgesetz (19.12.2023). (https://deutscher-pflegerat.de/profession-staerken/pressemitteilungen/deutscher-pflegerat-eckpunkte-der-pflegekompetenzgesetzes-sind-wegweisend-fuer-die-zukunft-der-pflege Zugriff am 07.08.2024).
DGP – Deutsche Gesellschaft für Pflegewissenschaft (2024). Sektion Historische Pflegeforschung. (https://dg-pflegewissenschaft.de/sektionen/pflege-und-gesellschaft/historische-pflegeforschung/ Zugriff am 06.08.2024).
Fachgesellschaft Pflegegeschichte e.V. (2024). Fachgesellschaft Pflegegeschichte e.V., German Association for he History of Nursing (GAHN). (https://pflegegeschichte-gahn.de/ Zugriff am 06.08.2024).
Fox Keller E (1998). Liebe, Macht und Erkenntnis: Männliche oder weibliche Wissenschaft? Frankfurt a. M.: Fischer.
Frankfurt University of Applied Sciences (2024a). Historische Sondersammlung Soziale Arbeit und Pflege. (https://www.frankfurt-university.de/de/hochschule/bibliothek/historische-sondersammlung/ Zugriff am 06.08.2024).

Frankfurt University of Applied Sciences (2024b). Jüdische Pflegegeschichte/Jewish Nursing History. Biografien und Institutionen in Frankfurt am Main. (www.juedische-pflegegeschichte.de Zugriff am 06.08.2024).

Friedrich N (2008). Christentum und Krankenpflege – einige historische Anmerkungen. In: Hähner-Rombach S (Hrsg.). Quellen zur Geschichte der Krankenpflege. Mit Einführungen und Kommentaren. 2. Auflage. Frankfurt a.M.: Mabuse, S. 43–128.

Friesacher H (2015). Kritische Pflegewissenschaft. In: Brandenburg H & Güther H (Hrsg.). Gerontologische Pflege. Bern: Hogrefe, S. 41–60.

Fürstler G & Malina P (2006). Macht im pflegerischen Alltag zwischen 1938 und 1945. Ein österreichisches Beispiel. In: Braunschweig S (Hrsg.). Pflege – Räume, Macht und Alltag. Zürich: Chronos, S. 281–297.

Gedenkstätte Plötzensee (2024). Gertrud Seele. (https://www.gedenkstaette-ploetzensee.de/totenbuch/recherche/person/seele-gertrud Zugriff am 07.08.2024).

Gerhard U (2020). Frauenbewegung und Feminismus: eine Geschichte seit 1789. München. C.H. Beck.

Hackmann M (2004). Vom Einzelkampf zur Teamarbeit? Veränderungen in der westdeutschen Gemeindekrankenpflege 1950 bis 1980. In: Pflege. 17. Jg., Heft 6, 402–409.

Hähner-Rombach S (Hrsg.) (2008). Quellen zur Geschichte der Krankenpflege. Mit Einführungen und Kommentaren. 2. Auflage. Frankfurt a.M.: Mabuse.

Hamburger Lebenshilfe-Werk gGmbH (2024). Das Wohnhaus Gertrud-Seele-Kehre. (https://www.hamburger-lebenshilfe-werk.de/wohnen/die-wohnhaeuser-in-hamburg/gertrud-seele-kehre Zugriff am 07.08.2024).

Harding S (1994). Das Geschlecht des Wissens. Frankfurt a.M.: Campus.

Hiemetzberger M & Hamedinger R (2023). Zur Geschichte der Pflege. Wien: Facultas.

Hofmann I (2012). Die Rolle der Pflege im Gesundheitswesen. Historische Hintergründe und heutige Konfliktkonstellationen. Bundesgesundheitsblatt. 55. Jg., Heft 9, 1161–1167.

Hofrat C, Meng M & Dorin L (2024). Monitoring zur Umsetzung der Pflegeausbildungen. Bonn: Bundesinstitut für Berufsbildung (https://www.bibb.de/dienst/publikationen/de/19518 Zugriff am 07.08.2024).

Hülsken-Giesler M (2015). Professionskultur und Berufspolitik in der Langzeitpflege. In Brandenburg H & Güther H (Hrsg.). Gerontologische Pflege. Bern: Hogrefe, S. 163–175.

Karsch M (2016). Feminismus. Geschichte – Positionen. Bonn: Bundeszentrale für politische Bildung.

Kolling H (Hrsg.) (2015). Biografisches Lexikon zur Pflegegeschichte. Band 7. Nidda: hpsmedia.

Koordinierungsstelle Stolpersteine Berlin (2024). Gertrud Seele. (https://www.stolpersteine-berlin.de/de/parchimer-allee/75/gertrud-seele Zugriff am 07.08.2024).

Krampe E-M (2015). Zwischenbilanz und aktuelle Entwicklungen in der Akademisierung der Pflegeberufe. In: Pundt J & Kälble K (Hrsg.). Gesundheitsberufe und gesundheitsberufliche Bildungskonzepte. Bremen: Apollon, S. 139–163.

Kreutzer S (2005). Vom »Liebesdienst« zum modernen Frauenberuf. Die Reform der Krankenpflege nach 1945. Frankfurt a.M.: Campus.

Kruse A-P (1995). Krankenpflegeausbildung seit Mitte des 19. Jahrhunderts. Stuttgart: Kohlhammer.

Lademann J (2010). Gesundheits- und Krankenpflege. Über die steinige Karriere eines Frauenberufes. In: Kolip P & Lademann J (Hrsg.). Frauenblicke auf das Gesundheitssystem. Weinheim: Juventa, S. 205–222.

Lademann J, Latteck Ä-D, Mertin M, Müller K, Müller-Fröhlich C, Ostermann R, Thielhorn U & Weber P (2016). Primärqualifizierende Studiengänge in Deutschland – eine Übersicht über Studienstrukturen, -ziele und -inhalte. In: Pflege & Gesellschaft. 21. Jg., Heft 4, S. 330–345.

Leherr H (2000). Die Geschichte der psychiatrischen Krankenpflege von 1900 bis 1933. Dissertation. Ulm: Universität Ulm.

Lehmann Y, Schaepe C, Wulff I & Ewers M (2019). Pflege in anderen Ländern: Vom Ausland lernen? Stiftung Münch. Heidelberg: medhochzwei.

Moers M, Schaeffer D & Schnepp W (2011). Too busy to think? Essay über die spärliche Theoriebildung in der Pflegewissenschaft. In: Pflege. 24. Jg., Heft 6, S. 349–360.

Moses S (2015). Die Akademisierung der Pflege in Deutschland. Bern: Hans Huber.

Nightingale F (2021). Anmerkungen zur Krankenpflege. Neu übersetzt von Christoph Schweikardt und Susanne Schulze-Jaschok, 5. Auflage. Frankfurt a. M.: Mabuse.

Nutting MA & Dock LL (1907). A History of Nursing. New York: Putnam.

Panke-Kochinke B (2001). Die Geschichte der Krankenpflege (1679–2000). Ein Quellenbuch. Frankfurt a. M.: Mabuse.

Piechotta G (2000). Weiblich oder kompetent? Der Pflegeberuf im Spannungsfeld von Geschlecht, Bildung und gesellschaftlicher Anerkennung. Bern: Hans Huber.

Prühlen S (2008). Krankenpflege in der Antike. Mittelalter und Frühe Neuzeit. In: Hähner-Rombach S (Hrsg.). Quellen zur Geschichte der Krankenpflege. Mit Einführungen und Kommentaren. 2. Auflage. Frankfurt a. M.: Mabuse, S. 19–42.

Recken H (2009). Von Aarau nach Jena: Rückblick und Ausblick auf 16 Jahre Historische Pflegeforschung. In: Thiekötter A, Recken H, Schoska M & Ulmer E-M (Hrsg.). Alltag in der Pflege – Wie machten sich Pflegende bemerkbar? Frankfurt a. M.: Mabuse, S. 27–38.

Robert Bosch Stiftung (Hrsg.) (1996). Pflegewissenschaft. Grundlagen für die Lehre, Forschung und Praxis. Gerlingen: Bleicher.

Robert Bosch Stiftung (Hrsg.) (1992). Denkschrift der Kommission der Robert-Bosch-Stiftung zur Hochschulausbildung für Lehr- und Leitungskräfte in der Pflege. Gerlingen: Bleicher.

Schädle-Deininger H (2021). Der Geschichte eine Zukunft geben. Psychiatrische Pflege 1960 bis 1990. Köln: Psychiatrie Verlag.

Schaeffer D, Moers M, Steppe H & Meleis A (Hrsg.) (2008). Pflegetheorien. Beispiel aus den USA. Bern: Hans Huber.

Schaeffer D & Wingenfeld K (2011). Entwicklung von Pflegewissenschaft in Deutschland. In: Schaeffer D & Wingenfeld K (Hrsg.). Handbuch Pflegewissenschaft. Weinheim: Juventa, S. 9–15.

Schlegel M (2013). Evolution der Empathie. In: Psychotherapie-Wissenschaft. 3. Jg., Heft 2, S. 90–100.

Schweikardt C (2008a). Krankenpflege im Nationalsozialismus. In: Hähner-Rombach S (Hrsg.). Quellen zur Geschichte der Krankenpflege. Mit Einführungen und Kommentaren. 2. Auflage. Frankfurt a. M.: Mabuse, S. 554–564.

Schweikardt C (2008b). Die Entwicklung der Krankenpflege zur staatlich anerkannten Tätigkeit im 19. und frühen 20. Jahrhundert. München: Martin Meidenbauer.

Schweikardt C (2005). Einführungen zu Florence Nightingale und den »Notes on Nursing«. In: Nightingale F (2005). Bemerkungen zur Krankenpflege. Neu übersetzt und kommentiert von Schweikardt C. Frankfurt a. M.: Mabuse, S. 9–20.

Seidler E & Leven K-H (2003). Geschichte der Medizin und der Krankenpflege. 7. Auflage. Stuttgart: Kohlhammer.

Stemmer R (2004). Aktueller Stand und Perspektiven der Pflegewissenschaft. In: Pflege & Gesellschaft. 9. Jg., Heft 4, S. 127–132.

Steppe H (Hrsg.) (2013). Krankenpflege im Nationalsozialismus. 10. Auflage. Frankfurt a. M.: Mabuse.

Steppe H (1997). »… den Kranken zum Troste und dem Judenthum zur Ehre …«: zur Geschichte der jüdischen Krankenpflege in Deutschland. Frankfurt a. M.: Mabuse.

Steppe H & Ulmer E-M (Hrsg.) (2010). »Ich war von jeher mit Leib und Seele gerne Pflegerin«. Über die Beteiligung von Krankenschwestern an den »Euthanasie«-Aktionen in Meseritz-Obrawalde. Frankfurt a. M.: Mabuse.

Thiekötter A (2006). Pflegeausbildung in der Deutschen Demokratischen Republik: Ein Beitrag zur Berufsgeschichte der Pflege. Frankfurt a. M.: Mabuse.

Ulmer E-M, Bönisch E & Seemann B (2023). »Diakonissen« jüdischen Glaubens. Die Entstehung der jüdischen Krankenpflege in Frankfurt am Main. In: Wiese C et al. (Hrsg.). Band 2 – Das jüdische Frankfurt von der Emanzipation bis 1933. Berlin: De Gruyter Oldenbourg, S. 99–116.

Verein Schloss Hartheim (2024). Pfleger Franz Sitter posthum für seinen Widerstand gegen die NS-Verbrechen gewürdigt. (https://www.schloss-hartheim.at/news-detail/pfleger-franz-sitter-posthum-fuer-seinen-widerstand-gegen-die-ns-verbrechen-gewuerdigt Zugriff am 07.08.2024).

Wolff H-P (1997). Biografisches Lexikon zur Pflegegeschichte Band 1. Berlin: Ullstein.

Wolff H-P & Wolff J (2008). Krankenpflege: Einführung in das Studium ihrer Geschichte. Frankfurt a. M.: Mabuse.

Zum Weiterlesen – Entwicklung des Pflegeberufs

Bischoff C (1997). Frauen in der Krankenpflege. Zur Entwicklung von Frauenrolle und Frauenberufstätigkeit im 19. und 20. Jahrhundert. 3. Auflage. Frankfurt a. M.: Campus.

Datenbank zur Jüdischen Pflegegeschichte/Jewish Nursing History – Biografien und Institutionen in Frankfurt am Main: http://www.juedische-pflegegeschichte.de/.

Hähner-Rombach S (Hrsg.) (2017). Quellen zur Geschichte der Krankenpflege. Mit Einführungen und Kommentaren. 4., erweiterte Auflage. Frankfurt a. M.: Mabuse.

Hiemetzberger M & Hamedinger R (2023). Zur Geschichte der Pflege. Wien: Facultas.

Steppe H (Hrsg.) (2013). Krankenpflege im Nationalsozialismus. 10. Auflage. Frankfurt a. M.: Mabuse.

Wolff H-P & Wolff J (2008). Krankenpflege: Einführung in das Studium ihrer Geschichte. Frankfurt a. M.: Mabuse.

3 Berufsverständnis

Klaus Müller

Gegenstand des Kapitels zum Berufsverständnis ist die Auseinandersetzung mit der Frage nach dem »Kern« pflegerischen Handelns. Es wird deutlich gemacht, dass die allgemeine, gesellschaftliche Wahrnehmung von Pflege häufig verkürzt ist auf körpernahe Verrichtungen, obwohl Pflege einem anderen übergeordneten Ziel folgt: der professionellen Sorge für andere Menschen. Ziel von Pflege ist es, Menschen trotz gesundheitsbezogenen Einschränkungen bei einem selbstbestimmten und selbständigen Leben zu unterstützen und zu begleiten und die dafür erforderlichen Pflegeinterventionen anzubieten. Diese Begleitung und Unterstützung umfasst unterschiedliche Handlungskonzepte und Strategien, die in diesem Kapitel vorgestellt werden.

Mit der Rolle einer Pflegefachperson werden Eigenschaften verbunden, die sich durch eine besondere Hinwendung zu anderen Menschen auszeichnen. Pflegefachpersonen helfen anderen Menschen dabei, ihre Bedürfnisse trotz gesundheitlicher Einschränkung so weit wie möglich zu realisieren, sie »ersetzen« dabei quasi alle Handlungssequenzen, die der erkrankten Person aktuell oder dauerhaft nicht möglich sind. Damit verbunden ist der Umstand, dass Pflegepersonen aufgrund der Abhängigkeit der zu pflegenden Menschen von ihrer Unterstützung, eigene Bedürfnisse hinter die der zu pflegenden Menschen zurückstellen. Für diesen Aspekt ihres beruflichen Handelns genießen Pflegefachpersonen in der Gesellschaft ein hohes Ansehen. Darüber hinaus wird von professionell Pflegenden erwartet, dass sie sich um kranke Menschen *kümmern*, also Sorge für das Wohlergehen und die Gesundheit der von ihnen betreuten Menschen übernehmen. Diese professionelle Sorge ist eingebettet in eine Pflegebeziehung, die von einem gegenseitigen sich wahrnehmen in der physischen und psychischen, also leiblichen Präsenz, von Vertrauen und einer Begegnung auf Augenhöhe geprägt ist. Alles in allem bedeutet dies, eine hohe, auch ethische Verantwortungsübernahme durch Pflegende. Berufliches Pflegehandeln ist eine komplexe Tätigkeit mit unterschiedlichen Aufgabenbereichen und Handlungsstrategien, bei der die Gewährleistung von Sicherheit und Wohlergehen der zu pflegenden Menschen im Mittelpunkt steht.

Praxisbeispiel

Laura Walter[3] hat vor einigen Monaten ein duales Bachelorstudium Pflege an einer Fachhochschule aufgenommen. In Ihrer ersten Praxisphase wird Sie von ihrer Ausbilderin begleitet und angeleitet. Nach einigen Wochen sagt diese zu ihr: »So, Laura, Du hast jetzt schon viel gelernt! Es ist an der Zeit, dass Du auch selbständig einige Aufgaben übernimmst. Heute kümmerst Du Dich mal um Frau Weber und sorgst dafür, dass es ihr gutgeht. Wenn Du Fragen hast, kannst Du mich jederzeit ansprechen.« Okay, denkt sich Laura, ich soll mich um Frau Weber kümmern, aber wie mache ich das? Was heißt eigentlich *kümmern*, was muss ich dafür tun, worauf muss ich achten?

3.1 Was ist Pflege? – Definitionen

Die Frage nach dem Wesenskern von Pflege, nach dem, was professionelle Pflege ausmacht und kennzeichnet, wird sowohl in der Gesellschaft als auch in der Berufsgruppe selbst immer wieder diskutiert: Im Freundeskreis, wenn es darum geht, welchen Beruf man erlernt; im Krankenhaus, wenn es darum geht, Ressourcen aufgabengerecht zu verteilen; in der Politik, wenn die Übernahme heilkundlicher Aufgaben bzw. ärztlicher Tätigkeiten diskutiert und geregelt werden soll. Meistens besteht schnell Einigkeit darüber, dass Pflege etwas mit körpernaher Unterstützung zu tun hat: Waschen, Betten, Nahrung reichen, Assistenz bei Ausscheidungen. Diese Beschreibung reduziert Pflege aber auf technische Vorgehensweisen bzw. Verrichtungen und beachtet die dafür erforderliche Beziehung, in die pflegerisches Handeln immer eingebunden ist, unzureichend. Die meisten Menschen spüren aber auch, dass es doch irgendwie um noch mehr geht. Schließlich sind die Pflegenden in der stationären Versorgung 24 Stunden vor Ort, in der ambulanten Versorgung oft mehrmals täglich bei den zu pflegenden Menschen. Sie sind erste Ansprechpersonen bei Schmerzen oder Unwohlsein und sie sind wichtige Gesprächsgegenüber. Pflegefachleute geben Halt und Hoffnung in Situationen von Unwohlsein, Krankheit und möglicher Überforderung allein durch ihre Anwesenheit als Person und das in-Beziehung-gehen mit dem zu pflegenden Menschen (Rustøen 2021). Pflegefachpersonen sind Hoffnungstragende für zu pflegende Menschen und deren Angehörige (Müller 2024)[4]. Pflege bedeutet, Menschen in gesundheitsbezogenen und dadurch bedingten sozialen Krisen zu begleiten (Fastner 2021).

---

3 Fiktiver Name
4 Zum Aspekt der Beziehung vgl. dazu den eigenen Band von Büker/Lademann (2019) Beziehungsgestaltung in der Pflege, ISBN 978-3-17-032113-7.

3.1 Was ist Pflege? – Definitionen

Aber was ist nun das Wesentliche, das Bedeutsame an der Pflege? Pflege ist eine sogenannte personenbezogene Dienstleistung (Dunkel & Weihrich 2010), das heißt, eine Arbeit, die sich auf einen Menschen ausrichtet, und bei der das Produkt, also die pflegerische Arbeit selbst, immer in der Zusammenarbeit von Pflegefachperson und dem zu pflegenden Menschen entsteht bzw. erzeugt wird. Im Zentrum steht also der Mensch in seiner jeweils aktuellen Verfasstheit. Eben hier, in der Begegnung, findet Pflegearbeit ihren Ausgangspunkt. Damit Pflege stattfinden kann, braucht es zunächst ein grundsätzliches Interesse der Pflegeperson an dem zu pflegenden Menschen, welches sich dann weiter erstreckt auf dessen Befindlichkeit, sein Wohlbefinden und seine Bedürfnisse und das Herstellen von Sicherheit. Grundlegend für pflegerische Arbeit ist also das Interesse der Pflegeperson am Menschsein und der Verletzlichkeit ihres Gegenübers (Corbin 2008). Der Mensch als ein soziales Wesen lebt nicht allein in einer ausschließlich auf sich bezogenen Autonomie, vielmehr lebt er in Gemeinschaft mit anderen und steht mit diesen in Beziehung und Abhängigkeit. Aus dem gemeinsamen Menschsein resultieren ein miteinander verbunden sein, ein geteiltes Verständnis der Wirklichkeit und damit eine gegenseitige Verantwortung füreinander.

Das Wesen der Pflege

Befragt man Auszubildende oder Studierende nach ihren Motiven, Pflege erlernen zu wollen, wird häufig geantwortet, dass sie »mit Menschen arbeiten« und diesen »helfen möchten«. Wahrscheinlich drücken diese Formulierungen genau diese menschenfreundliche, am anderen interessierte und zugewandte Grundhaltung aus, die viele Lernende in die hochschulische Pflegeausbildung mitbringen.

Pflege befasst sich mit dem Kranksein von Menschen und nicht wie die Medizin mit der Erkennung und Behandlung von Krankheit (Benner & Wrubel 1997). Für Menschen, die aufgrund von Krankheit oder gesundheitsbezogenen Einschränkungen aus ihrem normalen Alltagsleben herausgeworfen sind, stellen Pflegefachpersonen ein Gegenüber dar, mit dem sie kommunizieren und damit eine Reaktion auf sich selbst erhalten können. Die Interaktion zwischen zu pflegendem Mensch und Pflegefachperson hat damit eine besondere Bedeutung für die Identitätserhaltung des aus seinem alltäglichen sozialen Umfeld herausgenommenen Menschen (Friesacher 2008).

Das Kranksein als Gegenstand von Pflege

Gegenstand von Pflege ist die Unterstützung von Menschen mit Krankheit bei der Bewältigung und Gestaltung ihres täglichen Lebensalltags (Bartholomeyczik 2017). Pflege ermöglicht den Menschen, so zu sein und zu bleiben, wie sie sind, das heißt, ihr Leben trotz Einschränkung und Krankheit möglichst annähernd so weiterleben zu können, wie vor der Erkrankung (Coenen-Marx 2011). Pflege will Menschen befähigen, mit gesundheitsbezogenen Einschränkungen und daraus resultierenden Veränderungen zurechtzukommen. Pflege stärkt somit die Selbstbestimmung und Unabhängigkeit dieser Menschen und unterstützt deren soziale Teilhabe. Teil der Unterstützung bei der Bewältigung alltäglicher Aufgaben und Anforderungen ist die unmittelbare, tätige Hilfe bei Verrichtungen des täglichen Lebens wie Körperpflege, Ernährung, Regulation der Körper-

Umfassender Anspruch pflegerischer Arbeit

funktionen, der Haushaltsführung oder der Durchführung medizinischer Therapien. In der direkten Zusammenarbeit mit ÄrztInnen gehört auch die Assistenz für die Medizin zu den Aufgaben der Pflege. Schließlich gilt es, die pflegerische Arbeit zu organisieren und Managementaufgaben zu übernehmen. Ziel pflegerischer Arbeit ist auch, Menschen dabei zu unterstützen, ihre Gesundheit zu erhalten, zu verbessern, zu stärken oder wiederherzustellen. Das Fundamentals-of-Car-Framework beschreibt drei Kerndimensionen pflegerischer Arbeit (Kitson 2018). In Zentrum steht die Pflegebeziehung, die mittlere Dimension ist die Integration pflegerischer Unterstützung in die Lebenswirklichkeit des Menschen. Die äußere Dimension schließlich befasst sich mit dem gesellschaftlichen Kontext pflegerischer Arbeit. In allen Dimensionen finden Pflegeinterventionen auch in Zusammenarbeit mit anderen Berufsgruppen statt. Für die Pflege in Deutschland wurden im § 4 des Pflegeberufegesetzes erstmalig Vorbehaltsaufgaben für Pflegefachpersonen formuliert: 1. die Erhebung und Feststellung des individuellen Pflegebedarfs, 2. die Organisation, Gestaltung und Steuerung des Pflegeprozesses sowie 3. die Analyse, Evaluation, Sicherung und Entwicklung der Qualität der Pflege (PflBG 2017). Der umfassende Anspruch pflegerischer Arbeit kommt mit unterschiedlichen Schwerpunkten in verschiedenen Pflegedefinitionen zum Ausdruck.

3.1.1 Definition des International Council of Nurses (ICN)

Eine wichtige, im Jahr 2025 neu formulierte Definition stammt vom *International Council of Nurses (ICN)* (▶ Kap. 5.2.1). Dabei wird unterschieden zwischen der Tätigkeit »nursing« und der ausübenden Person »a nurse«. Der ICN definiert »nursing« wie folgt:

> »Nursing is a profession dedicated to upholding everyone's right to enjoy the highest attainable standard of health, through a shared commitment to providing collaborative, culturally safe, people-centred care and services. Nursing acts and advocates for people's equitable access to health and health care, and safe, sustainable environments.
>
> The practice of nursing embodies the philosophy and values of the profession in providing professional care in the most personal health-related aspects of people's lives. Nursing promotes health, protects safety and continuity in care, and manages and leads health care organizations and systems. Nursing's practice is underpinned by a unique combination of science-based disciplinary knowledge, technical capability, ethical standards, and therapeutic relationships. Nursing is committed to compassion, social justice and a better future for humanity.« (ICN 2025).

In freier Übersetzung lautet die Aussage:

Eigenständiger Beitrag von Pflege in der Gesundheitsversorgung

Die Pflegedefinition des International Council of Nurses (ICN) betont den eigenständigen Leistungsbeitrag von Pflege in der Gesundheitsversorgung und die Zusammenarbeit mit anderen Berufsgruppen. Sie stellt die Rechte und kulturellen sowie persönlichen Bedürfnisse der zu pflegenden Menschen in den Mittelpunkt und hebt soziale Gerechtigkeit und den nachhaltigen Umgang mit der Umwelt hervor. Pflege begleitet Menschen in der Durchsetzung ihrer persönlichen gesundheitlichen Belange und gewährleistet Versorgungskontinuität. Berufliche Pflege ist gekennzeichnet durch die Kombination von wissenschaftlichem Fachwissen und technischen Fähigkeiten mit ethischen Kompetenzen und der Bereitschaft, therapeutische Beziehungen einzugehen. Dadurch trägt pflegerisches Handeln zu einer besseren Zukunft der Menschheit bei.[5]

Die Pflegefachperson »a nurse« wird vom ICN wie folgt definiert:

»A nurse is a professional who is educated in the scientific knowledge, skills and philosophy of nursing, and regulated to practice nursing based on established standards of practice and ethical codes. Nurses enhance health literacy, promote health, prevent illness, protect patient safety, alleviate suffering, facilitate recovery and adaptation, and uphold dignity throughout life and at end of life. They work autonomously and collaboratively across settings to improve health, through advocacy, evidence-informed decision-making, and culturally safe, therapeutic relationships. Nurses provide people-centred, compassionate clinical and social care, manage services, enhance health systems, advance public and population health, and foster safe and sustainable environments. Nurses lead, educate, research, advocate, innovate and shape policy to improve health outcomes.

Further, nurses play a unique role in health and care for populations of all ages, and in all settings, building trust with individuals, families and communities and gaining valuable insights into people's experiences of health and illness. Building on a foundation of personalized direct and social care, nurses advance their capabilities through ongoing education, research and exploration of best practices.

A nurse's scope of practice is defined by their level of education, experience, competency, professional standards and lawful authority. The play a key role in the coordination, supervision of, and delegation to others who may assist in the provision of health care.

Often at the front line, they respond to disasters, conflicts and emergencies, demonstrating courage, dedication, adaptability and commitment to the health of individuals, communities and the environment.« (ICN 2025).

Der Definition zufolge arbeiten Pflegefachpersonen wissenschaftsbasiert und sind dem Ethikkodex ihres Berufsstandes verpflichtet. Sie verfolgen die Absicht, die Gesundheitskompetenz von Menschen zu verbessern und damit Gesundheit zu fördern. Sie richten ihre Arbeit an der Wahrung von Würde aus und begleiten Menschen empathisch. Mit hoher Aufmerksamkeit bauen sie Pflegebeziehungen auf, führen und beenden diese. Sie engagieren sich in der Forschung und der Aus-, Fort- und Weiterbildung ebenso, wie in der Führung von Organisationen und der politischen Gestaltung der Gesundheitsversorgung. Pflegefachpersonen übernehmen eine entscheidende Rolle in der Koordination und Delegation der insgesamt bei einem Menschen zu bewältigenden Versorgungsaufgaben. Sie arbeiten in der ersten Reihe bei Notfällen, Katastropheneinsätzen und Konflikten[6].

---

5 Zum Zeitpunkt der Veröffentlichung lag noch keine offizielle Übersetzung vor.
6 Zum Zeitpunkt der Veröffentlichung lag noch keine offizielle Übersetzung vor.

3.1.2 Definition des Verbandes der PflegedirektorInnen der Unikliniken (VPU)

Die Definition von Pflege des *Verbandes der PflegedirektorInnen der Unikliniken (VPU)* stellt Pflege stärker in den Anwendungskontext der Versorgung bei akuten Krankheiten.

Rolle der Pflege im Kontext akuter Krankheitssituationen

»Pflegende an Universitätskliniken stellen eine pflegerische Versorgung auf höchstem Niveau sicher. Sie erfüllen verantwortungsbewusst den Auftrag der evidenzbasierten Patientenversorgung, steuern den Pflegeprozess eigenverantwortlich und koordinieren interdisziplinär die komplexen Abläufe in Kooperation mit den unterschiedlichen Berufsgruppen und Fachbereichen, die am Versorgungsprozess beteiligt sind. Pflege begleitet und unterstützt den Einsatz neuster medizinischer sowie medizintechnologischer Verfahren und Techniken. Bei der Umsetzung aufwändiger Therapieverfahren übernimmt Pflege eine hohe Verantwortung. Durch die unmittelbare Nähe zum Patienten sorgt sie für Kontinuität, Sicherheit und persönliche Zuwendung – vor allem in besonders belastenden und existenzbedrohenden Situationen. [...] Für Pflegende an Universitätskliniken gilt der Auftrag der Supramaximalversorgung entsprechend. (Diese setzt) (1) eine hohe Spezialisierung im stationären wie auch ambulanten Bereich [...], (2) die Zusammenarbeit mit einer Vielfalt unterschiedlicher Berufsgruppen und Fachdisziplinen sowie (3) die Auseinandersetzung mit modernster Medizin und Technik in ihrer Anwendung, ihrem Wirkungs- und Nebenwirkungsspektrum sowie dessen Auswirkungen auf den Alltag von PatientInnen und Angehörigen (voraus). Pflegende nehmen eine Schlüsselrolle bei der Versorgung der Patienten und der Koordination der hochkomplexen Maßnahmen ein« (VPU 2014, S. 1 ff).

Pflegenden wird hier eine bedeutende Rolle in der Planung, Koordination und Realisierung von Versorgungsabläufen sowie in der Unterstützung medizinischer bzw. therapeutischer Interventionen zugeordnet. Im Rahmen der »Supramaximalversorgung« sind sie Ansprechpartner für die PatientInnen und geben diesen auch persönliche Zuwendung. Für die Versorgung der kranken Menschen und die Koordination der Behandlungsabläufe ist ein Höchstmaß an wissenschaftlichem Fachwissen erforderlich.

3.1.3 Definition der Weltgesundheitsorganisation (WHO)

Unterstützung von persönlicher Entwicklung und sozialer Teilhabe durch Pflege

Die Pflegedefinition der *Weltgesundheitsorganisation (WHO)* zeigt auf, dass Pflege Menschen in ihrer persönlichen Entwicklung und sozialen Teilhabe unterstützen soll.

»The mission of nursing in society is to help individuals, families and groups to determine and achieve their physical, mental and social potential, and to do so within the challenging context of the environment in which they live and work. This requires nurses to develop and perform functions that promote and maintain health as well as prevent ill health. Nursing also includes the planning and giving of care during illness and rehabilitation, and encompasses the physical, mental and social aspects of life as the affect health, illness, disability and dying.

Nurses ensure the active involvement of the individual and his or her family, friends, social group and community as appropriate in all aspects of health care, thus encouraging self-reliance and self-determination. Nurses also work as partners with members of other professions and occupations involved in providing health and relates services« (WHO 1993, S. 15).

Der gesellschaftliche Auftrag der Pflege ist laut WHO, Einzelpersonen, Familien und Gruppen dabei zu unterstützen, ihre physischen, psychischen und sozialen Möglichkeiten in Abhängigkeit von ihrer Umwelt und ihren Arbeits- und Lebensbedingungen zu erkennen und zu verwirklichen. Entsprechend sind Pflegefachpersonen dazu angehalten, Pflegeinterventionen zu entwickeln und anzubieten, welche die Gesundheit fördern und erhalten sowie Krankheiten vorbeugen. Berufliche Pflege beinhaltet die Planung und Durchführung von Pflegemaßnahmen bei Krankheit und während der Rehabilitation. Pflege berücksichtigt dabei alle physischen, psychischen und sozialen Aspekte des Lebens, soweit diese mit Gesundheit, Krankheit, Behinderung und dem Sterben in Verbindung stehen.

Pflegefachpersonen stellen die aktive Einbindung von Einzelpersonen, deren Familien und Freunden sowie deren sozialen Bezugsgruppen und der Gemeinschaft sicher und unterstützen damit Selbständigkeit und Selbstbestimmung der zu pflegenden Menschen. Pflegende arbeiten partnerschaftlich mit Angehörigen anderer Professionen und Organisationen zusammen, die an der Gesundheitsversorgung und damit verbundenen Diensten beteiligt sind.

Die Definition der WHO stellt die lebensbegleitenden Aufgaben der Pflege im Sinne der Begleitung und Unterstützung von Menschen, bei deren Selbstverwirklichung und der Schaffung einer für sie gesunden Umgebung den Aspekten der körpernahen Unterstützung voran. Entsprechend werden Gesundheitsförderung und Prävention als wesentliche Anteile pflegerischen Handelns bewertet. Pflege ist dafür zuständig, dass alle Menschen Zugang zu den Leistungen der Gesundheitsversorgung erhalten.

3.1.4 Definition des Royal College of Nursing (RCN)

Die Pflegedefinition des *Royal College of Nursing (RCN)* aus dem Jahr 2003 betont, dass die Förderung des individuellen Wachstums und der persönlichen Entwicklung von Menschen mit dem Ziel einer hohen Lebensqualität eine wichtige Aufgabe von Pflege ist.

> »The purpose of nursing is to promote health, healing, growth and development, and to prevent disease, illness, injury, and disability. When people become ill or disabled, the purpose of nursing is, in addition, to minimise distress and suffering, and to enable people to understand and cope with their disease or disability, its treatment and its consequences. When death is inevitable, the purpose of nursing is to maintain the best possible quality of life until its end« (RCN 2003, S. 3).

Die Aufgabe von Pflege ist demnach die Förderung von Gesundheit, Heilung, Wachstum und Entwicklung sowie die Vorbeugung von Krankheit, Kranksein, Verletzung und Behinderung. Wenn Menschen krank oder behindert werden, soll pflegerische Unterstützung Stress und Leiden minimieren und Menschen dazu befähigen, ihre Krankheit oder Behinderung

Förderung von Selbstverwirklichung und Selbstmanagement durch Pflege

sowie deren Behandlung mit ihren Folgen zu verstehen und zu bewältigen. Wenn der Tod unausweichlich ist, ist es die Aufgabe der Pflege, eine bestmögliche Lebensqualität bis zum Lebensende zu erhalten.

Auch in dieser Definition wird ein sehr umfassender Anspruch an Pflege formuliert, der weit über eine pragmatische Unterstützung bei den täglichen Verrichtungen hinausgeht. Vielmehr wird Pflege mit einer zwischenmenschlichen Dimension, mit Beziehung und Interaktion verknüpft, in der beide Seiten, zu pflegender Mensch und Pflegeperson, in besonderer Art und Weise miteinander verbunden sind.

3.2 Handlungskonzept und Haltung in der Pflege – das Konzept des »Caring«

Professionelles Handeln in der Pflege heißt vor allem auch professionelle Begegnungs- und Beziehungsarbeit. Pflegeperson und zu pflegender Mensch begegnen sich dabei nicht nur auf einer objektiven, den körperlichen Bedarf fokussierenden Ebene. Vielmehr entsteht der Kontakt auch auf Ebene der persönlichen Präsenz, auf der leiblichen Ebene.

Pflege als interpersonaler Prozess

Pflege kann als interpersonaler Prozess verstanden werden, in dem Pflegende den zu pflegenden Menschen und deren Zugehörigen beistehen, sich mit aufgetretenen Erkrankungen bzw. Einschränkungen konstruktiv auseinanderzusetzen. Sie begleiten Betroffene bei der Krankheitsverarbeitung und unterstützen sie dabei, die aktuelle Lebensphase als individuell sinngebend in die Biografie zu integrieren (Travelbee 1971). Eingebettet in eine solche Pflegebeziehung findet eine wissenschafts- und evidenzbasierte pflegerische Betreuung statt, welche die Versorgungssteuerung im Sinne von Case Management einschließt. Oberste Prämisse professionellen pflegerischen Handelns ist dabei die Sicherheit des zu pflegenden Menschen (WHO 2020). Professionelle Pflege zielt darauf ab, die Selbstbestimmung und Selbstverwirklichung eines Menschen in einer sicheren Umgebung trotz Einschränkungen zu fördern. Im gängigen Verständnis von Pflege mag es befremdlich erscheinen, dass im Vordergrund einer pflegerischen Beziehung eher die Sicherheit des zu pflegenden Menschen als die körpernahe Unterstützung steht. Wenn Pflegende vor Ort sind, übernehmen sie selbstverständlich auch Aufgaben wie die Unterstützung bei der Körperpflege oder bei der Nahrungs- oder Flüssigkeitsaufnahme. Die Durchführung sogenannter Pflegetätigkeiten ist also immer eingebettet in einen umfassenden psychosozialen Rahmen. Bevor eine pflegerische Unterstützung erfolgen bzw. eine Pflegehandlung stattfinden kann, geht die Pflegefachperson zunächst immer in Kontakt mit der zu pflegenden Person und stellt eine Pflegebeziehung her. Auf der Beziehungsebene werden Aspekte wie Nähe und Distanz und das Maß an Vertrautheit meist nonverbal ausgehandelt und die Pflegefachperson erhält (meist auch nonverbal) die Erlaubnis, die Pflegehandlung durchzuführen. Eine am Wohlergehen und der Sicherheit anderer Menschen ausgerichtete berufliche Praxis kann als kennzeichnend für die pflegerische Profession gelten. Dabei ist herauszustellen, welchen Beitrag zum gesundheitlichen Wohlergehen von Menschen die Berufsgruppe der Pflegenden so gut wie kein anderer Gesundheitsberuf leisten kann (Friesacher 2016).

3.2.1 »Caring« als existenzerhaltende Strategie

In der englischsprachigen Literatur werden Aktivitäten, die auf die Erhaltung der Existenz, das Wohlergehen und die Entwicklung anderer Menschen und der Umwelt abzielen als *Caring* bezeichnet. Caring kann als existenzerhaltende Strategie verstanden werden, als Sorge darum, sich und die »Welt zu erhalten« (Tronto 1993, S. 103). Caring im Sinne der Sorge für andere Menschen entsteht aus der gemeinsamen Eigenschaft des Menschseins. Weil wir nicht allein auf der Welt sind, sondern gemeinsam mit anderen Menschen, ergreifen wir – in einer Art Gegenseitigkeit – auch Aktivitäten zum Wohlergehen der Mitmenschen (▶ Kap. 2.2.1). Der Gedanke der Existenzerhaltung erstreckt sich dabei nicht nur auf den körperlichen Aspekt, sondern umfasst auch das seelische Wohlbefinden im Sinne der Erhaltung eines positiven Selbstbildes und des Rechts, nicht verletzt oder gedemütigt zu werden (Friesacher 2008, S. 288 ff). Die deutsche Übersetzung des Begriffes *Caring* fällt schwer. In der deutschen Sprache gibt es für ein solches Handeln unterschiedliche Begriffe. Sie reichen von Sorge, für etwas/jemanden sorgen, Fürsorgen über sich kümmern bis hin zu professioneller Sorge. Den meisten Begriffen wohnen unterschiedliche Bewertungen inne, die entweder mit einem gewissen Machtgefälle (fürsorgen, kümmern, »das kümmert mich nicht«) oder einer Schwere (Sorge) verbunden sind (Stemmer 2003).

Professionelle Sorge: »Caring«

> »Fürsorgliches Verhalten lässt sich [...] als Haltung/Habitus beschreiben, es setzt moralische Intuition, (aktive) Empathie, Situationsbeurteilung und eine ›kluge, reflektierende‹ Abschätzung von nötigen Ressourcen und vorhandenen Mitteln voraus« (Großmaß & Perkau 2011, S. 151).

Professionelle Sorge hat dabei verschiedene, zum Teil widerstrebende Aspekte zu integrieren. So gilt es, die durch Krankheit, Fachwissen und institutionelle Macht verursachte Asymmetrie der Sorge-Beziehung durch die Begegnung auf Augenhöhe in der persönlichen Begegnung zu beantworten. Gleichzeitig erfordert der besondere Sorgebedarf der Betroffenen, dass Sorgepersonen ihre eigenen Bedürfnisse als nachrangig behandeln und gegebenenfalls zurückstellen (Friesacher 2008, S. 298). Caring bzw. professionelle Sorge kann als das zentrale Konzept pflegerischer Arbeit gelten. Dieses wird sich in der fachlichen Diskussion weiterhin ausdifferenzieren, um langfristig eine aussagekräftige und eindeutige Sprache darüber zu erhalten sowie dessen professionelle Fundierung voranzutreiben.

3 Berufsverständnis

Richtung der Sorge-Aktivität

Caring im Verständnis von »Umsorgt-werden« bildet einerseits die Richtung der Sorge-Aktivität – nämlich vom Fürsorge-Geber zum Fürsorge-Empfänger – ab, andererseits drückt es auch die Aufeinanderbezogenheit beider Akteure aus. Fürsorgen bzw. Umsorgen ist ein situativer Prozess, der unmittelbar auf die Person und ihre Bedürfnisse reagiert und der gemeinsam »side-by-side« stattfindet. Fürsorgen/Umsorgen ist eingebettet in eine leibliche Nähe, eine »Body-to-body-Beziehung«, die erst die unmittelbare Wahrnehmung und Sensibilität ermöglicht, die als Voraussetzung für sorgendes Handeln gelten kann (Schulze 2014).

Der überwiegende Teil pflegerischer Arbeit findet in der direkten Zusammenarbeit von zu pflegendem Menschen und Pflegeperson statt, welche sich durch die gleichzeitige Anwesenheit beider Personen und ein Aufeinanderbezogensein auszeichnet. Diese gemeinsame Anwesenheit ist dabei mehr als ein körperliches Zugegensein. Vielmehr geht es um eine

Präsenz von Körper und Seele

Präsenz von Körper und Seele. Das Konzept der *Leibphänomenologie* beschreibt das Aufeinandertreffen zweier Menschen als Begegnung von Personen, die wahrnehmen, fühlen und denken, und die sich dem Vorhandensein des jeweils anderen Menschen gewahr sind und individuell darauf reagieren (Uzarewicz & Moers 2012). Dabei wird dem Umstand Rechnung getragen, dass Kommunikation und Interaktion nicht auf körperliche oder sachliche Aspekte reduziert werden können, sondern dass vielmehr eine Vielzahl von non- und paraverbalen Informationen und Elementen darin einfließen (Watzlawick et. al 2011). Entsprechend erfolgt die Sinngebung und Deutung einer Situation immer auch über den leiblichen Ausdruck, also darüber, was mein Gegenüber fühlt und welchen körperlichen Anschein er diesem gibt (Benner & Wrubel 1997). Unübersehbar ist die un-

Leibliche Kommunikation

mittelbare Bedeutung der leiblichen Kommunikation in Situationen, in denen pflegerisches Handeln verbunden ist mit körperlicher Berührung, etwa bei der Unterstützung von Bewegung oder der Körperpflege. Hier berühren sich zu pflegender Mensch und Pflegeperson mit Hautkontakt und begegnen sich spürbar auf der leiblichen Ebene. Ob mit oder ohne direkten Körperkontakt, kann pflegerische Betreuung also nie ohne den Einsatz des eigenen Leibes stattfinden, der Wahrnehmungs- und Ausdrucksmedium zugleich ist (Moers 2012). Leibliche Kommunikation bildet damit eine Säule der professionellen Sorge.

3.2.2 Charakteristika und Phasen von Sorgehandeln

Das Handlungskonzept Caring wird unterschiedlich gefasst (Kohlen & Kumbrock 2008). Die beschriebene Aufmerksamkeit für den anderen

Aufmerksamkeit für den anderen Menschen

Menschen wird auch als Achtsamkeit beschrieben, die sich in einer Interaktion zwischen zwei Personen entfaltet: Zuwenden und Annehmen. Fürsorge wird dabei als »interaktive zwischenmenschliche Praxis« verstanden, die einerseits gekennzeichnet ist durch das sich Zuwenden und andererseits durch das Annehmen. Die Zuwendung im Sinne von Achtsamkeit ist dabei nicht mit der Erwartung einer Gegenleistung gekoppelt, wird aber dennoch in der Regel eine Antwort bzw. Reaktion hervorrufen. Caring kann gefasst werden als ein Zusammenfließen von Denken, Fühlen und Handeln und ist häufig mit körperlicher Berührung verbunden (Conradi 2001). Die damit verbundenen emotionalen Aspekte wie beispielsweise Empathie kommen im Konzept von Caring als tätige Anteilnahme nach Madeleine Leininger (1998) zum Ausdruck. Dabei erscheint es jedoch sinnvoll, die Verbindung von Sorge und Mit-Leiden (Compassion), wie Käppeli (2004, zit. nach Kohlen & Kumbruck 2008) sie vornimmt, vor dem Hintergrund einer möglichen emotionalen Überlastung der Pflegepersonen kritisch zu betrachten.

Vera Tschudin (2003) zieht fünf Aspekte, die »Five C's of Caring« von Roach (1992), heran, die für sie Sorgehandeln charakterisieren: *Compassion, Competence, Confidence, Conscience und Commitment* (Roach 1992, zit. nach Tschudin 2003, 7 ff):

> »Five C's of Caring«

- *Compassion* beschreibt ein umfassendes Konzept des Mitfühlens, welches nicht nur Empathie im Sinne des Einfühlens in die Situation des Anderen meint, sondern auch eine Bereitschaft, das Leid des Gegenübers mitzutragen, sich diesem auszusetzen, sich von diesem berühren lassen. Die Bereitschaft anderen Menschen in dieser Haltung zu begegnen, resultiert aus dem Bewusstsein, genauso eine menschliche Kreatur und genauso verletzlich zu sein wie die leidende Person und deshalb mit dieser verbunden zu sein. Compassion beinhaltet die Bereitschaft, für die Bedürfnisse, die Rechte und das Leben des anderen einzutreten.
- *Competence* ist im Konzept des Caring verbunden mit dem Aspekt der Verantwortlichkeit. Damit Pflegefachleute ihre Verantwortung für die zu pflegenden Menschen wahrnehmen können, müssen sie über Fachwissen sowie pflegerische Fähigkeiten und Fertigkeiten verfügen. Durch diese Kompetenz erhalten die Pflegefachleute in gewisser Art und Weise auch Macht über den zu pflegenden Menschen und seinen Versorgungsprozess, die sie reflektieren, und mit der sie verantwortlich umgehen müssen. »Caring braucht Kompetenz, aber Kompetenz mit einem menschlichen Gesicht« (Roach 1992, S. 11; Übersetzung des Autors, K. M.). Pflegefachleute sind gefordert, ihre Kompetenz stets auf dem aktuellen Stand zu halten und zum Wohle des zu pflegenden Menschen einzusetzen.
- *Confidence* beschreibt das Vertrauen zwischen zu pflegendem Menschen und Pflegefachfrau und Pflegefachmann. Gegenseitiges Vertrauen stellt die Grundlage für eine tragfähige, verlässliche Pflegebeziehung dar, die von Respekt, Gleichwertigkeit, Gewaltfreiheit und dem Ausgleich bzw. dem »Ausbalancieren« (Großmaß & Perko 2011, S. 154) von zustandsbezogenen und fachlichen Asymmetrien getragen wird. Der zu pflegende Mensch muss sich darauf verlassen können, dass Pflegefachpersonen weder den Umstand, selbst nicht krank und abhängig von Pflege zu sein, noch den Vorsprung an fachlichem Wissen und Kompetenz gegen sie einsetzen.

- *Conscience* repräsentiert die ethisch-moralische Verantwortung professioneller Sorge. Pflegerisches Handeln folgt dem Gewissen und ist verbunden mit moralischen Implikationen des gesellschaftlichen Wertekanons. Professionelle Sorge setzt einen beruflichen Ethik-Kodex (siehe Anhang, ICN-Codex) um, wie ihn der ICN formuliert hat (ICN 2021). Hierin werden Regeln für den Umgang zwischen zu pflegenden Menschen und Pflegefachleuten formuliert. Es wird festgeschrieben, dass professionelles Pflegehandeln nur zum Wohl und zum Nutzen des zu pflegenden Menschen eingesetzt werden darf.
- *Commitment* beschreibt die innere Haltung, die erforderlich ist, damit professionelle Sorge ausgeübt werden kann. Gemeint ist damit ein persönliches Engagement, eine bewusste individuelle Entscheidung, die eigene Aufmerksamkeit anderen Menschen zu widmen. Commitment resultiert aus der inneren Überzeugung, dass die Sorge füreinander eine grundlegende Voraussetzung des menschlichen Daseins überhaupt ist. Commitment beschreibt eine innere Selbstverpflichtung zur Sorge, die aus einer Art mitmenschlicher Hinwendung zu den Anderen abgeleitet wird.

Phasen des Sorgehandelns

Pflegewissenschaftliche Überlegungen zum Sorgehandeln setzen sich vornehmlich mit der Konturierung bzw. Erfassung einer grundlegenden Haltung von professioneller Sorge auseinander und setzen diese in Beziehung zu ihrer gesellschaftlichen Einbindung. In welchen Handlungen sich die Strategie professioneller Sorge konkret ausdrückt, bleibt dabei undeutlich. Joan Tronto (1993, S. 105 ff) beschreibt in Bezug auf den Ablauf professioneller Sorge vier Phasen, in denen Sorgehandeln verläuft: 1) *Caring about*, 2) *Taking Care of*, 3) *Care Giving* und 4) *Care Receiving*:

- In der ersten Phase *Caring About* geht es zunächst darum, einen Bedarf an professioneller Sorge überhaupt wahrzunehmen, darauf aufmerksam zu werden. Dafür bedarf es zunächst der Anteilnahme an der Situation einer anderen Person und dann der Bewertung der jeweiligen Lage. Schließlich muss eine Entscheidung getroffen werden, dass auf diesen Sorgebedarf reagiert werden soll. Hierbei gilt es, darauf zu achten, die Selbstbestimmung der Anderen nicht zu gefährden, da es sich ja hierbei um eine Fremdeinschätzung handelt, die schnell als anmaßend erlebt werden kann.
- *Taking Care of* beschreibt die Verantwortungsübernahme und die Vorbereitung einer Unterstützung als zweiten Schritt. Damit verbunden sind eine systematische Analyse des Unterstützungsangebotes und die Bewertung, inwieweit das zur Verfügung stehende Angebot zum jeweiligen Unterstützungsbedarf passt. Schließlich ist hier auch auf die Nachhaltigkeit zu achten, damit eine Unterstützungsleistung auch längerfristig verfügbar ist.
- In der dritten Phase des konkreten *Care Giving* findet die eigentliche Sorge-Handlung statt. Menschen mit Unterstützungsbedarf erhalten die ausgewählte Hilfe/Unterstützung im direkten Kontakt. Es findet Ver-

sorgung statt. Hilfeleistungen, die nicht direkt unterstützen, sondern eher zu einer späteren Hilfeleistung führen, wie z. B. die telefonische Benachrichtigung von Personen, die dann konkrete Unterstützung ausüben, werden der Phase *Taking Care of* zugeordnet.
- Seinen Abschluss findet der Sorgeprozess im vierten Schritt, dem *Care Receiving*. Dieser hat zum Inhalt, die Reaktion des Sorgeempfängers auf das Versorgen bzw. die Sorgehandlung zu erfassen. Damit kann überprüft werden, inwieweit die Wahrnehmung und Bewertung des Sorgebedarfes sowie die ausgewählte und geleistete Sorgehandlung die Bedürfnisse des Sorgeempfängers erfüllt hat.

Bei den beschriebenen Phasen ist davon auszugehen, dass diese nicht rational und geordnet nacheinander stattfinden, sondern sich – geleitet von Handlungswissen und Intuition – miteinander verknüpft in schnellem Tempo vollziehen (Großmaß & Perkau 2011).

Die Pflegefachpersonen haben das Wohlbefinden der PatientInnen, BewohnerInnen und KlientInnen im Blick und sorgen dafür. Leitmotiv pflegerischen Handelns ist demnach die professionelle Sorge. Aber wie genau machen die Pflegenden das, welche konkreten Strategien wenden sie an? Wie gehen sie in den Phasen des Caring genau vor, um professionelle Sorge zu realisieren?

Professionelle Sorge als Leitmotiv pflegerischen Handelns

3.2.3 Kernstrategien professionellen Sorgehandelns

Wie bereits dargestellt, gehören zu einem professionellen Sorgehandeln zunächst Interaktions- und Beziehungsarbeit, um einen Sorgebedarf wahrnehmen und darauf reagieren zu können. Im Weiteren kann Sorgehandeln charakterisiert werden durch Aspekte von Verantwortungsübernahme und vorausschauendem Handeln (Müller 2017).

Sorgebedarf und Sorgehandeln

Als Kernstrategien professionellen Sorgehandelns stellen sich im Einzelnen dar:

- aufmerksam sein
- in Kontakt gehen
- in Beziehung gehen/da sein/dabeibleiben
- ohne Gegenleistung handeln (Bedingungslosigkeit)
- nähren/versorgen
- Verantwortung übernehmen
- Lösungen entwickeln
- präventiv denken
- vorwegnehmend handeln
- (Teil-)Führung übernehmen
- Advocacy/anwaltschaftliche Vertretung
- Angst reduzieren
- Hoffnung stärken

- **Sicherheit herstellen**

Aufmerksam sein — Grundvoraussetzung für Sorgehandeln ist Aufmerksamkeit. Nur wenn ein Mensch aufmerksam gegenüber seiner Umwelt ist, kann er den Sorgebedarf eines anderen Menschen wahrnehmen. Hierzu ist es erforderlich, das Leben um sich herum wahrzunehmen und zu interpretieren. Wird ein möglicher Sorgebedarf erkannt, nimmt die sorgende Person aktiv Kontakt auf und spricht die andere Person an.

In Kontakt gehen — Situationen mit Sorgebedarf sind oft begleitet von Stress, inneren Blockaden und Hilflosigkeit. In solchen Situationen ist man darauf angewiesen, dass andere Menschen mit einem aktiv in Kontakt gehen. Als betroffene Person weiß man nicht, was in diesem Moment zu tun ist. Man ist abhängig davon, dass ein anderer Mensch diesen Umstand erkennt und eingreift. Dazu gehören die aktive Kontaktaufnahme, also das Ansprechen der Person mit potenziellem Sorgebedarf, und das Anbieten von Unterstützung. Wichtig ist dabei, das Sorgeangebot als Angebot zu formulieren (»Was suchen Sie?« »Darf ich Ihnen mit dem Koffer helfen?«) und nicht nach einem Bedarf (»Brauchen Sie Hilfe?«) zu fragen, da betroffene Menschen zunächst zögerlich sind, um Unterstützung zu bitten.

In Beziehung gehen/da sein/dabeibleiben — Unmittelbar mit der Kontaktaufnahme verbunden ist der Aufbau bzw. das Angebot einer Beziehung. Dabei kommt dem gegenseitigen Vertrauen eine entscheidende Bedeutung zu. Für Sorgehandeln ist charakteristisch, dass es mit einer Form physischer Präsenz einhergeht. Die Zusicherung bzw. das Erleben, dass Sorgende da sind, präsent sind und auch dabeibleiben, ermöglicht den Sorgeempfängern ein Gefühl von Sicherheit.

Ohne Gegenleistung handeln — Professionelles Sorgehandeln ist ein bedingungsloses Handeln ohne Gegenwert. Das Annehmen von angebotener Unterstützung ist umso leichter möglich, je deutlicher wahrnehmbar ist, dass dafür keine Erwiderung bzw. kein Gegenwert erwartet wird.

Nähren und versorgen — Sorgehandeln ist ein Handeln, welches auch existenzbezogene Aspekte wie beispielsweise das leibliche Wohl integriert. Die Sorge um das Wohlergehen eines anderen Menschen umfasst auch die Beachtung körperlicher Aspekte. So kann das Anbieten von Getränken und Speisen als unmittelbarer Ausdruck von Fürsorge gelten. Die Absicherung von Grundbedürfnissen anderer Menschen ist ein in vielen Kulturen jeweils unterschiedlich verankertes Gebot von Würde und Achtung im Zusammenleben.

Verantwortung übernehmen — Sorgehandeln ist mit der Übernahme von Verantwortung durch die sorgende Person verbunden. Einerseits geschieht dies bereits mit der Entscheidung, Sorgehandeln anzubieten, andererseits sind Sorgeempfänger in entsprechenden Situationen oft damit überfordert, zügig eigene Entscheidungen zu treffen. Es kann als entlastend erlebt werden, wenn Andere in Teilen die Verantwortung für den weiteren Fortgang in der Situation übernehmen. Professionell sorgende Personen sind angehalten, bei der Übernahme von Verantwortung im Sinne einer stellvertretenden Entscheidung besonders aufmerksam und sensibel zu sein, um die Autonomie und Selbstbestimmung des Sorgeempfängers nicht einzuschränken.

In Lebenssituationen mit Sorgebedarf sind die Betroffenen häufig ratlos, was in dieser Situation zu tun ist. Die betroffene Person bei dem Auffinden von Lösungsmöglichkeiten zu unterstützen bzw. diesbezügliche Anregungen zu geben, ist entsprechend ein weiterer Aspekt von Sorgehandeln. Ziel ist es, die Handlungsoptionen für den betroffenen Menschen zu vermehren und ihm weitere Optionen zugänglich zu machen.

Lösungen entwickeln

Menschen, die sorgend handeln, denken präventiv. Sie können Situationen mit Unterstützungsbedarf aus einem anderen, breiteren Blickwinkel betrachten und analysieren. Entsprechend sind sie in der Lage über die aktuellen Erfordernisse hinaus zu denken und auch Aspekte zu erkennen, die zu einem späteren Zeitpunkt noch wichtig werden könnten. Auch dafür können dann bereits frühzeitig Maßnahmen ergriffen oder eingeleitet werden.

Präventiv denken

Sorgehandeln zeichnet sich auch durch frühzeitiges, vorwegnehmendes Handeln aus. Sind kommende oder zu erwartende Bedarfe erkannt, werden diese bearbeitet. Die Abdeckung weiterer Begleitung oder Unterstützung wird organisiert, möglicher Unterstützungsbedarf kann vorbereitet werden.

Vorwegnehmend handeln

Menschen mit Sorgebedarf bewerten es als hilfreich, wenn die sorgende Person in der Situation eine (Teil-)Führung übernimmt. Sie selbst fühlen sich oft überfordert, wenn sie entscheiden sollen, wie es weitergehen soll. In solchen Momenten kann es erleichternd sein, wenn sie in der schwierigen Situation die Verantwortung für die Bewältigung oder den Fortgang an die sorgende Person abgeben können und diese die Führung im Prozess übernimmt. Wichtig ist dabei, dass es nicht um eine Entmündigung oder Übervorteilung gehen darf. Vielmehr ist stets zu versuchen, die Zustimmung des Sorgeempfängers einzuholen.

(Teil-)Führung übernehmen

In Verbindung mit den beschriebenen Strategien »vorwegnehmend handeln« und »(Teil-)Führung übernehmen« steht der Aspekt der »anwaltschaftlichen Vertretung«. Hierunter wird ein Verhalten verstanden, bei dem sich die sorgende Person aktiv für die Bedürfnisse und Rechte der Sorgeempfängerin einsetzt bzw. diese verteidigt. In Situationen mit asymmetrischen Beziehungskonstellationen wie etwa der ärztlichen Visite oder der Unterbringung in einem Heim fühlen sich die Betroffenen häufig unterlegen und nehmen sich und ihre eigenen Bedürfnisse zurück. Wenn Menschen in Situationen, in denen sie sich hilflos und handlungsunfähig erleben, von Dritten verbal zurechtgewiesen werden oder nicht zu Wort kommen, erleben sie es als besonders fürsorglich, wenn die sorgende Person sie verteidigt und in Schutz nimmt.

Advocacy/anwaltschaftliche Vertretung

Zum Sorgehandeln gehört es, die Angst zu reduzieren, die mit dem Erleben von Hilflosigkeit, Unsicherheit und erlebter Handlungsblockade für die Betroffenen verbunden ist. Fürsorgende Personen bemühen sich darum, Angst zu reduzieren, indem sie aufzeigen, welche Lösungsschritte in der jeweiligen Situation bereits unternommen wurden und erfolgreich waren. Durch die Übernahme von Verantwortung und Führung im Sinne von »lassen Sie los, ich mache das schon« nehmen die betroffenen Personen wahr, dass jemand da ist, der sich um einen positiven Fortgang der Ange-

Angst reduzieren

legenheit sorgt. Die empfundene Angst nimmt ab, die Lage kann sachlicher betrachtet werden.

Hoffnung stärken Die Anwesenheit und der Zuspruch einer fürsorgenden Person lässt betroffene Menschen Hoffnung erleben. Die Sorgeempfänger entwickeln ein Zutrauen, dass sich die Problemlage auflösen wird und das Leben mit einer positiven Wendung weitergehen wird. Erleben Sorgeempfänger Hoffnung in Bezug auf eine Lösung der problematischen Situation, reduzieren sich unmittelbar Stress und Handlungsdruck.

Sicherheit herstellen Die Summe der beschriebenen Strategien fürsorglichen Handelns stärkt bei den sorgeempfangenden Personen das Gefühl von Sicherheit. In einer Situation von Hilflosigkeit und der erlebten Unfähigkeit zu handeln, wird die Präsenz einer aktiv handelnden, eine Teilverantwortung übernehmenden Person als entlastend und angstreduzierend wahrgenommen. Die daraus resultierende Entspannung lässt die betroffenen Personen weniger Stress erleben. Das zuvor erlebte Gefühl von Überforderung geht zurück. Die Betroffenen können wieder selbständiger denken und handeln, sie erlangen ihre Handlungsautonomie zurück.

Sorgehandeln stellt sich als komplexes Phänomen dar, bei dem unterschiedliche Strategien zu verschiedenen Zeitpunkten des Prozesses eingesetzt werden (▶ Abb. 3.1).

3.2.4 Fürsorgliches Handeln als zentrales Handlungskonzept beruflicher Pflege

In Situationen von akuter Krankheit befinden sich Menschen in einer Ausnahmesituation bzw. Krise. Sind sie mit dauerhaften gesundheitsbezogenen Einschränkungen konfrontiert, leisten sie auf unterschiedlichen Ebenen Bewältigungsarbeit (Corbin & Strauss 2010). Pflegende übernehmen in allen Situationen die Aufgabe der Orientierung, des Guides bzw. Führenden. Sie repräsentieren in diesen Momenten eine Fachperson, die darüber Bescheid weiß, wie aktuelle Situationen weiter verlaufen können. In der Bewältigung aktueller Problemsituationen helfen Pflegepersonen, einen Weg zu finden. Über das Bereitstellen von Fachkompetenz ermöglichen sie betroffenen Menschen, eine für sie passende Bewältigungsstrategie zu entwickeln. Befinden sich Menschen in einer Situation der Blockade, können Pflegefachpersonen mehr Verantwortung übernehmen und ggf. stellvertretend Entscheidungen treffen sowie sich für die Interessen der Sorgeempfangenden einsetzen. Grundlage für ein derartiges Sorgehandeln sind eine auf den zu pflegenden Menschen ausgerichtete Aufmerksamkeit im Sinne eines »verweilenden Blicks« (Greb 2006, S. 12) sowie eine tragfähige, vertrauensvolle Pflegebeziehung. Aufmerksamkeit, Achtsamkeit und Interesse am zu pflegenden Menschen unterstützen diesen, eine Perspektive für sich in der aktuellen Situation zu entwickeln und damit Hoffnung auf einen positiven Fortgang aufzubauen. Pflegepersonen können dementsprechend auch als Hoffnungsträger bezeichnet werden (Eisold

Übernahme von Verantwortung durch Pflegende

3.2 Handlungskonzept und Haltung in der Pflege – das Konzept des »Caring«

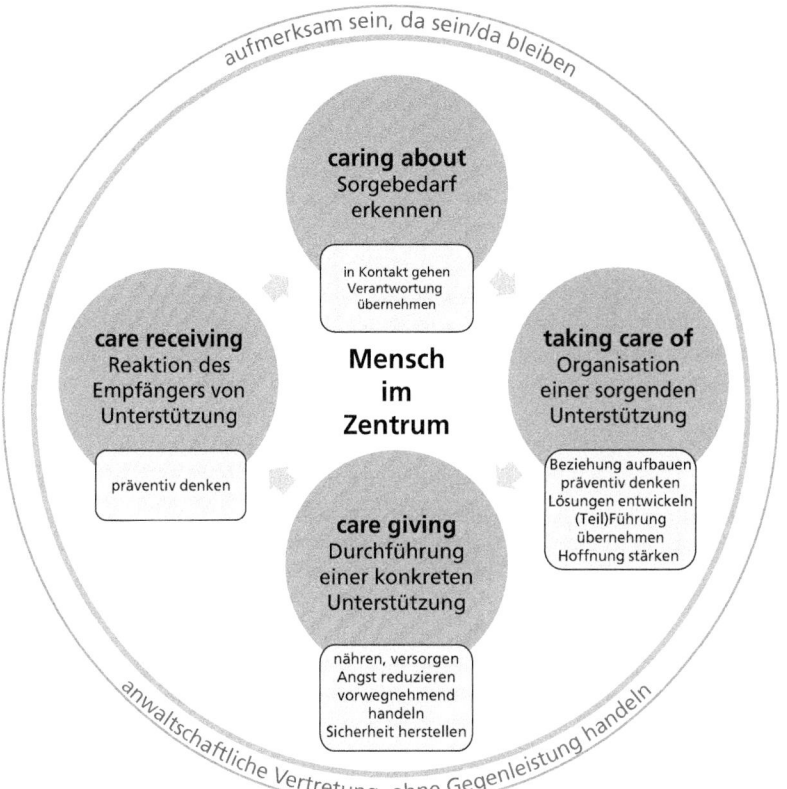

Abb. 3.1: Kernstrategien professionellen Sorgehandelns

et al. 2009). Schon die alleinige Anwesenheit, die leibliche Präsenz, von Pflegefachpersonen kann als unterstützend, stärkend und hoffnungsvoll erlebt werden. Da sein und dabei bleiben sind pflegerische Strategien wie sie auch in der Notfallseelsorge zur Anwendung kommen (Kohröde-Warnken 2014).

Körpernahe Unterstützungsleistungen wie Unterstützung bei der Körperpflege oder das Anreichen von Flüssigkeit bzw. Nahrung werden landläufig als Kernaufgaben von Pflegepersonen betrachtet. Bevor jedoch solche Handlungen stattfinden können, geschieht ein weitaus komplexerer Aufbau einer fürsorgenden Interaktion. Hierin liegt die Kernaufgabe pflegerischen Handelns. Alle anderen Pflegeaktivitäten sind auf diese Basis angewiesen und folgen ihr nach. »Caring in ihrer leiblichen Verankerung verbindet die Bezogenheit auf den konkreten Anderen mit der engagierten Sorge um die verallgemeinerten Anderen« (Gahlings 2014, zit. nach Friesacher 2016, S. 67). Die beim Caring bzw. in der professionellen Sorge zur Anwendung kommenden Handlungsstrategien sind charakteristisch und ein Alleinstellungsmerkmal für den Pflegeberuf.

Komplexität einer fürsorglichen Intervention

3.3 Verantwortung und Berufsethik

Kaum ein anderer Beruf arbeitet so nah am Menschen wie die professionelle Pflege. »Nah am Menschen« beschreibt dabei sowohl die direkte körperliche Nähe als auch das Eingreifen in die Privat- und Intimsphäre. Pflegepersonen begleiten Menschen bei Handlungen, die diese im Alltag nur allein ausführen, sie besprechen Themen und begleiten Entscheidungsprozesse, welche die zu pflegenden Menschen im Normalfall nur mit ihnen vertrauten Menschen besprechen würden, Pflegefachpersonen erhalten von Dingen Kenntnis, die der zu pflegende Mensch vielleicht lieber geheim halten möchte. Aus dieser Nähe zum zu pflegenden Menschen und dessen Abhängigkeit von den Pflegenden erwächst für die Pflegepersonen eine besondere Verantwortung, die Freiheit und das Leben des zu pflegenden Menschen zu schützen und ihr Pflegehandeln eben daran auszurichten (Lay 2012, S. 15 ff). Ein solchen Zielen folgendes Handeln wird auch als moralisches Handeln bezeichnet. Es folgt ethischen Grundprinzipien wie sie beispielsweise im Berufs- bzw. Ethikkodex des International Council of Nurses (ICN 2021) niedergelegt sind. Eine Pflegeethik kann verstanden werden »als das Nachdenken über verantwortliches Handeln im Rahmen der Berufsausübung von Pflegenden« (Arend 1998, zit. nach Lay 2012, S. 99). Die Bedürfnisse und Belange der zu pflegenden Menschen und deren Zugehörigen können dabei als zwingender Bestandteil einer Pflegeethik angesehen werden. Besonders ist hierbei zu beachten, die Äußerungen eines zu pflegenden Menschen »richtig«, d.h., im Sinne eines intentionserhaltenden Lebensbezuges zu verstehen und einzuordnen. Dies bedeutet, dass ein Verständnis der Äußerungen in Verbindung mit der Biografie und der Lebensgestaltung des zu pflegenden Menschen schlüssig und folgerichtig sein muss. Dem Menschen dürfen keine Interpretationen der Pflegefachpersonen oder anderer Gesundheitsberufe übergestülpt werden (Schwerdt 2011). Der ICN führt dazu aus:

Marginalien: Besondere Verantwortung von Pflegenden; Pflegeethik

> »Der Pflege inhärent ist die Achtung der Menschenrechte, einschließlich der kulturellen Rechte, des Rechts auf Leben und Wahlfreiheit, das Recht auf Würde und respektvolle Behandlung. Die Pflege ist respektvoll und uneingeschränkt in Bezug auf die Merkmale Alter, Hautfarbe, Kultur, kulturelle Zugehörigkeit, Behinderung oder Krankheit, Geschlecht, sexuelle Orientierung, Nationalität, Politik, Sprache, ethnische Zugehörigkeit, religiöse oder spirituelle Überzeugungen, rechtlicher, wirtschaftlicher oder sozialer Status.« (ICN 2021, S. 4).

Pflege ist ein Beruf mit hoher gesellschaftlicher und individueller Verantwortung. Der ICN-Ethikkodex für Pflegende bezieht sich auf die vier Bereiche *Pflegefachpersonen und PatientInnen/Menschen mit Pflegebedarf*, *Pflegefachpersonen und die Praxis*, *Pflegefachpersonen und Profession* sowie *Pflegefachpersonen und globale Gesundheit* (ICN 2021):

Marginalie: ICN-Ethikkodex für Pflegende (siehe Anhang)

- In Bezug auf die *PatientInnen* und *Menschen mit Pflegebedarf* soll pflegerisches Handeln darauf abzielen, dass sich zu pflegende Menschen und ihre Zugehörigen in ihrer jeweiligen Einzigartigkeit entfalten und ver-

wirklichen können. Dazu zählt neben der Garantie universeller Menschenrechte auch das Respektieren von Wert- und Glaubensvorstellungen sowie Bräuchen. Pflegefachpersonen sollen sich dafür einsetzen, dass Menschen alle Informationen in einer für sie verständlichen und angemessenen Weise rechtzeitig erhalten, um über ihre Behandlung und Versorgung aktiv (mit)bestimmen zu können. Pflegefachpersonen sind dem Datenschutz verpflichtet und gehen mit Informationen vertraulich um. Als Vertrauenspersonen sind Pflegefachpersonen zur Verschwiegenheit verpflichtet. Sie unterliegen der Schweigepflicht und geben keine Informationen, die sie über zu pflegende Menschen und deren Angehörige haben, ohne deren Zustimmung an Dritte weiter. Dies gilt auch für Informationen über KollegInnen. Pflegefachpersonen vertreten professionelle Werte und setzen sich für eine Sicherheitskultur ein.
- Innerhalb der beruflichen Praxis übernehmen die Pflegefachpersonen Verantwortung für die Aktualität ihres fachlichen Wissens und ihrer Kompetenzen und wenden moderne Technologien an. Sie sollen sich ständig fortbilden und so ein hohes Niveau der pflegerischen Versorgung gewährleisten. Sie sollen sich auf die Einhaltung ethischer Standards verpflichten und sorgsam mit der eigenen Gesundheit umgehen. Nach außen sollen die Pflegenden ein positives Bild des Berufes vermitteln, welches das Vertrauen der Menschen in den Pflegeberuf stärkt. Pflegefachpersonen fördern die Sicherheit der zu pflegenden Menschen und gehen konstruktiv mit auftretenden Fehlern um.
- Im Rahmen der Entwicklung von Pflege als *Profession* sollen sich die Pflegenden für die Gewährleistung ethischen Handelns engagieren, sie sollen Standards und Werte ihres Berufes selbständig festlegen und weiterentwickeln. Sie arbeiten mit an der Weiterentwicklung des aktuellen Berufswissens und beteiligen sich an Forschung.
- In Bezug auf *Globale Gesundheit* setzen sich Pflegefachpersonen für einen gleichberechtigten Zugang aller Menschen zur Gesundheitsversorgung ein. Sie engagieren sich für die Erreichung der nachhaltigen Entwicklungsziele und tragen zur Erhaltung einer natürlichen Umwelt bei. Sie arbeiten mit anderen Pflegefachpersonen länderübergreifend zusammen.

Moralisches Handeln auf der Grundlage einer Pflegeethik schützt die Rechte und die Würde der zu pflegenden Menschen und bindet pflegerisches Handeln gleichsam an gesellschaftliche Normen und Werte an. Diese gilt es fortlaufend zu reflektieren und zu prüfen, um einen möglichen Missbrauch und eine Instrumentalisierung durch veränderte gesellschaftliche Kräfte frühzeitig erkennen und dem entgegen wirken zu können (▶ Kap. 2.2.5 zur Pflege im Nationalsozialismus).

3.4 Fazit

Berufliche Pflege umfasst weitaus mehr Aufgaben und Zuständigkeiten als die Unterstützung bei körpernahen Verrichtungen. Berufliche Pflegearbeit ist vielmehr gekennzeichnet durch eine komplexe psychosoziale Beziehung zwischen der Pflegefachperson und dem zu pflegenden Menschen und dessen Zugehörigen. Bevor pflegerische Handlungen stattfinden können, muss zunächst eine tragfähige Beziehung aufgebaut werden. Diese Beziehung zeichnet sich durch ein grundsätzliches mitmenschliches Interesse aneinander und eine Aufmerksamkeit für die Befindlichkeit und die Bedürfnisse des zu pflegenden Menschen aus. Sie wird getragen von Strategien professioneller Sorge mit dem Ziel, eine sichere Umgebung für den zu pflegenden Menschen zu gewährleisten. Ziel pflegerischen Handelns ist, dem zu pflegenden Menschen Zugang zu den Leistungen der Gesundheitsversorgung zu verschaffen, ihn im Umgang mit seiner Krankheit oder seinen gesundheitsbezogenen Einschränkungen zu unterstützen und zu einer größeren Handlungsfähigkeit zu befähigen. Durch Empowerment, Beratung und Schulung soll der zu pflegende Mensch in seiner Selbstmanagementkompetenz gestärkt werden. Seine Gesundheit und Lebensqualität sollen, auch im Falle des Sterbens, nachhaltig gefördert werden. Eine berufliche Pflege, die diesen Zielen folgt, kann als eine komplexe, anspruchsvolle, am Menschen ausgerichtete und auf ethischen Prinzipien beruhende Tätigkeit verstanden werden. Entsprechend erfordert professionelle Pflege eine differenzierte wissenschaftliche Qualifizierung.

Lernaufgaben

1. Schauen Sie sich noch einmal die verschiedenen Definitionen von Pflege an und versuchen Sie dann, mit eigenen Worten eine Antwort auf die Frage »Was ist eigentlich Pflege?« zu geben.
2. In der Definition des International Council of Nurses (ICN) wird als eine der Schlüsselaufgaben von Pflege die Mitwirkung in der Gestaltung der Gesundheitspolitik genannt. Entwickeln Sie Ideen, in welcher Weise Sie diese Aufgabe wahrnehmen könnten.
3. Was wird unter dem Konzept des *Caring* verstanden? Welche fünf Charakteristika zeichnen das Sorgehandeln aus?
4. Im Anhang dieses Buches finden Sie den ICN-Ethikkodex für Pflegende. Lesen Sie die Ausführungen zu den vier Anwendungsbereichen des Kodex und überlegen Sie, wie eine Umsetzung im konkreten Arbeitsalltag gelingen kann.

Reflexionsaufgaben

1. Bitte erinnern Sie sich an eine Situation in Ihrem Leben, in der Sie die Verantwortung für das Wohlergehen eines anderen Menschen übernommen haben (z. B. Babysitting, ein krankes Familienmitglied, je-

manden, der sich verirrt hat, ein gebrechlicher Mensch oder ein Kind auf Reisen usw.).
- Um welche Situation handelte es sich? Erinnern Sie sich möglichst genau.
- Wie ist es dazu gekommen, dass Sie diese Zuständigkeit/Verantwortung übernommen haben?
- Woran haben Sie erkannt, dass die andere Person einen Fürsorgebedarf hat?
- Wie haben Sie festgestellt, um welche Aspekte der anderen Person Sie sich kümmern wollen? Worauf haben Sie besonders geachtet?
- Wie haben Sie das Einverständnis der anderen Person eingeholt?
- Was genau haben Sie getan, um das Wohlergehen der Person sicherzustellen?
- Wie haben Sie die andere Person in Ihren Handlungsprozess eingebunden?
- Welche Ihrer Handlungen hat die andere Person als besonders hilfreich erlebt?
- Wie haben Sie sich aus der Verantwortung wieder herausgenommen bzw. diese ab- oder zurückgegeben?
2. Versuchen Sie nun bitte in Ihrer nächsten Praxisphase für einen zu pflegenden Menschen die professionelle Sorge zu übernehmen und beantworten Sie danach folgende Fragen:
   - Wie sind Sie vorgegangen, um für diesen Menschen aufmerksam zu sein?
   - Wie haben Sie dem Menschen gegenüber Ihre Bereitschaft zu fürsorglichem Handeln zum Ausdruck gebracht?
   - Welche Beziehungsangebote haben Sie gemacht? Wie sind Sie dabei vorgegangen?
   - Welchen Sorgebedarf haben Sie erkannt?
   - Wie haben Sie Ihre sorgende Handlung ausgewählt und wie haben Sie diese mit dem zu pflegenden Menschen kommuniziert?
   - Was genau haben Sie getan, als Sie professionelle Sorge ausgeübt haben?
   - Wie haben Sie dem Menschen etwas Gutes getan?
   - Wie haben Sie sich für die Wahrung seiner Interessen eingesetzt? Wie haben Sie diese in Erfahrung gebracht?
   - Wie haben Sie die Hoffnung des Menschen gestärkt?
   - Wie haben Sie für den Menschen Sicherheit hergestellt und mögliche zukünftige Probleme vorweggenommen?
   - Was haben Sie getan, um den Menschen zu befähigen, auch Fürsorge für sich selbst zu übernehmen?
   - Wie werden Sie zukünftig vorgehen, wenn Sie für einen Menschen fürsorglich handeln wollen? Worauf werden Sie besonders achten?

3.5 Literatur

Bartholomeyczik S (2017). Zur Entwicklung der Pflegewissenschaft in Deutschland – eine schwere Geburt. In: Pflege & Gesellschaft. 22. Jg., Heft 2, 101–118.
Benner P & Wrubel J (1997). Pflege, Streß und Bewältigung: gelebte Erfahrung von Gesundheit und Krankheit. Göttingen: Huber.
Büker C & Lademann J (2019). Beziehungsgestaltung in der Pflege. Stuttgart, Kohlhammer.
Coenen-Marx C (2011). Eröffnungsvortrag auf dem DEVAP-Bundeskongress »Wir sind es W€RT! Vom Wert der Pflege«. 21.09.11, Berlin.
Conradi E (2001). Take Care. Grundlagen einer Ethik der Achtsamkeit. Frankfurt: Campus.
Corbin J (2008). Is caring a lost art of nursing? Editorial in: International Journal of Nursing Studies. 45. Jg., Heft 2, 163–165.
Corbin J & Strauss AL (2010). Weiterleben lernen: Verlauf und Bewältigung chronischer Krankheit. 3. überarb. Aufl. Göttingen: Huber.
Dunkel W & Weihrich M (2010). Arbeit als Interaktion. In: Böhle F, Voß G & Wachtler G (Hrsg.). Handbuch Arbeitssoziologie. Wiesbaden: VS-Verlag für Sozialwissenschaften, S. 177–200.
Eisold A, Schulz M & Bredthauer D (2009). Hoffnung als Pflegephänomen im Rahmen psychiatrischer Pflege. Ein systematischer Literaturüberblick. In: Zeitschrift für Pflegewissenschaft und psychische Gesundheit. 3. Jg., Heft 1, 12–28.
Fastner M (2021). Krisenintervention im pflegerischen Setting. Praxisbuch zur psychosozialen Krisenbegleitung für Pfegefachpersonen und Gesundheitsberufe. Bern: Hogrefe.
Friesacher H (2008). Theorie und Praxis pflegerischen Handelns. Begründung und Entwurf einer kritischen Theorie der Pflegewissenschaft. Universitätsverlag Osnabrück: V&R unipress.
Friesacher H (2016): Professionalisierung und Caring – passt das überhaupt zusammen? In: Kleibel V & Urban-Huser C (Hrsg.). Caring – Pflicht oder Kür? Gestaltungsspielräume für eine fürsorgliche Pflegepraxis. Wien: facultas, S. 55–71.
Greb U (2006). Helfen im Diskurs der Negativen Dialektik – eine Chiffre für pflegerisches Handeln. In: Pflege und Gesellschaft. 11. Jg., Heft 1, 12–15.
Großmaß R & Perko G (2011). Ethik für Soziale Berufe. Paderborn: Schöningh.
ICN – International Council of Nurses (2021). ICN-Ethikkodex für Pflegende. Deutsche Übersetzung durch den DBfK. (https://www.dbfk.de/media/docs/news room/publikationen/ICN_Code-of-Ethics_DE_WEB.pdf; Zugriff am 01.09. 2024).
ICN – International Council of Nurses (2025). Renewing the Definitions of »Nursing« and »a Nurse« (https://www.icn.ch/sites/default/files/2025-06/ICN_Definiti on-Nursing_Report_EN_Web_0.pdf; Zugriff am 02.07.2025).
Kitson, AL (2018). The Fundamentals of Care Framework as a Point-of-Care Nursing Theory. Nurs Res, 67(2):99–107
Kohlen H & Kumbruck C (2008). Care-(Ethik) und das Ethos fürsorglicher Praxis. Literaturstudie. artec-paper Nr. 151. Universität Bremen, artec – Forschungszentrum Nachhaltigkeit.
Kohröde-Warnken C (2014). Erste Hilfe für die Seele. In: Die Schwester/Der Pfleger. 53. Jg., Heft 9, 880–883.
Lay R (2012). Ethik in der Pflege. Ein Lehrbuch für die Aus-, Fort- und Weiterbildung. 2. aktual. Aufl. Hannover: Schlütersche.
Leininger M M (1998). Kulturelle Dimensionen menschlicher Pflege. Freiburg i. Br.: Lambertus.
Moers M (2012). Leibliche Kommunikation, Krankheitserleben und Pflegehandeln: In: Pflege & Gesellschaft. 17. Jg., Heft 2, 111–119.
Müller K (2017). Nursing Staff is here for your safety! Strategien professioneller Sorge als zentrales Konzept beruflicher Pflege. Pflegewissenschaft, 19, 11/12, 573–578.

Müller, K (2024): Traumberuf Hoffnungsträger*in. Über die Kraft der zwischenmenschlichen Begegnung in der Pflegebeziehung. PFLEGEN, 3+4, S, 10–12

PflBG (2017). Gesetz zur Reform der Pflegeberufe, Pflegeberufegesetz vom 17. Juli 2017. Bundesgesetzblatt Jahrgang 2017 Teil I Nr. 49, ausgegeben zu Bonn am 24. Juli 2017, S. 2581 ff.

RCN – Royal College of Nursing (2014). Defining Nursing. London: RCN. (https://anaesthesiaconference.kiev.ua/downloads/defining%20nursing_2003.pdf; Zugriff am 01.09.2024)

Rustøen, T (2021): Hope: A Health Promotion Resource. In: Haugan, Gørill, Eriksson Monica: Health Promotion in Health Care – Vital Theories and Research. Berlin, Heidelberg: Springer, 61–70

Stemmer R (2003). Zum Verhältnis von professioneller Pflege und pflegerischer Sorge. In: Deutscher Verein zur Förderung der Pflegewissenschaft (Hrsg.). Das Originäre der Pflege entdecken. Pflege beschreiben erfassen, begrenzen. Frankfurt am Main, Mabuse, S. 43–62.

Schulze U (2014). Caring. Zur Subjektorientierung im palliativen Setting. In: George W (Hrsg.): Sterben in stationären Pflegeeinrichtungen. Situationsbeschreibung, Zusammenhänge, Empfehlungen. Gießen: Psychosozial-Verlag, S. 35–40.

Schwerdt R (2011). Advanced Nursing Practice: Pflegeethische Implikationen anhand eines Fallbeispiels. In: Monteverde S (Hrsg.): Handbuch Pflegeethik. Stuttgart: Kohlhammer, S. 42–57.

Travelbee J (1971). Interpersonal Aspects of Nursing. Philadelphia: F. A. Davis.

Tronto JC (1993). Moral boundaries. A political argument for an Ethic of Care. New York: Routledge.

Tschudin V (2003). Ethics in Nursing. The Caring Relationship. Edinburgh: Butterworth-Heinemann.

Uzarewicz C & Moers M (2012). Leibphänomenologie für Pflegewissenschaft – eine Annäherung. In: Pflege & Gesellschaft. 17. Jg., Heft 2, 101–110.

VPU – Verband der PflegedirektorInnen an Unikliniken (2014). Pflege an Universitätskliniken. Berlin: VPU. (http://www.vpu-online.de/de/pdf/presse/VPU_-_Pflege_an_Universitaetskliniken.pdf; Zugriff am 01.09.2024).

Watzlawick P, Beavin JH & Jackson DD (2011). Menschliche Kommunikation. Formen, Störungen, Paradoxien. 12. Aufl. Bern: Huber.

WHO – World Health Organization (2020). Towards Zero Patient Harm in Health care. Global Patient Safety action Plan 2021–2030. Genf: WHO. (https://www.who.int/docs/default-source/patient-safety/1st-draft-global-patient-safety-action-plan-august-2020.pdf; Zugriff am 01.09.2024).

WHO – World Health Organization (1993). Nursing in Action: Strengthening Nursing and Midwifery to support Health for All. Copenhagen: WHO.

Zum Weiterlesen – Berufsverständnis

Best, L (2024): Empathie als stummes Gespräch mit dem pflegebedürftigen Menschen. TZI, 38, 1, S. 20–29

Friesacher H (2008). Theorie und Praxis pflegerischen Handelns. Begründung und Entwurf einer kritischen Theorie der Pflegewissenschaft. Universitätsverlag Osnabrück: V&R unipress.

Kohlen H & Kumbruck C (2008). Care-(Ethik) und das Ethos fürsorglicher Praxis. Literaturstudie. artec-paper Nr. 151. Universität Bremen, artec – Forschungszentrum Nachhaltigkeit.

Monteverde S (2013). Pflegeethik und die Sorge um den Zugang zu Pflege. In: Pflege. 26. Jg., Heft 4, 271–280.

Reitinger E, Dressel G & Pichler B (2016). Who Cares? Wen kümmert's? Szenen und Kulturen des Sorgens. Kursbuch Palliative Care 13/2016. Wien: Institut für Palliative Care und OrganisationsEthik.

Schröder, J (2024): Eine Sozialpädagogik der Pflege. Weinheim, Basel: Beltz, Juventa

Uzarewicz C & Moers M (2012). Leibphänomenologie für Pflegewissenschaft – eine Annäherung. In: Pflege & Gesellschaft. 17. Jg., Heft 2, 101–110.

4 Professionalisierung

Julia Lademann

Der Begriff *Professionalisierung* wird in berufspolitischen und pflegewissenschaftlichen Diskussionen ausgesprochen häufig verwendet (exemplarisch Sander & Dangendorf 2024; Krampe 2009; Cassier-Woidasky 2007). Dabei ist festzustellen, dass die Begrifflichkeiten professionell/Profession/Professionalisierung wenig kritisch reflektiert verwendet werden. So besteht in der pflegeberuflichen und pflegewissenschaftlichen Literatur kein gemeinsamer Konsens darüber, was unter diesen Begriffen im Hinblick auf den Pflegeberuf zu verstehen ist (Kälble 2024; Bollinger & Gerlach 2015). Innerhalb der Professionssoziologie wird konstatiert, dass die genannten Begriffe mittlerweile sehr breit verwendet werden und es verschiedene theoretische Begründungen gibt, was durchaus sinnvoll ist (Pfadenhauer & Sander 2010). Daher ist die Zielsetzung von diesem Kapitel darzulegen, *warum* und in *welchen Zusammenhängen* über eine Professionalisierung von Pflege und Pflegeberuf diskutiert wird. Darüber hinaus gilt es zu beleuchten, unter welchem *Verständnis* von Professionalisierung diese für Pflege und Pflegeberuf zeitgemäß und sinnvoll sein kann. Weiterhin gilt es die Pflege im *Kontext anderer Gesundheitsberufe* zu verorten und Überlegungen im Hinblick auf die Gestaltung von *Zusammenarbeit* anzustellen.

Praxisbeispiel

Tarek Arslan[7] hat gerade sein Bachelorstudium Pflege absolviert sowie seine Berufszulassung zum Pflegefachmann erhalten. In dem Studium hat er sich vor allem für die Qualitätsentwicklung in der Altenpflege interessiert. Daher tritt er nun seine erste Stelle in einem Alten- und Pflegeheim eines großen Wohlfahrtsverbandes an. Hier arbeitet er zunächst einmal für sechs Monate im Pflegeteam einer Wohngruppe für Menschen mit Demenz. Danach wird er ebenfalls für ein halbes Jahr mit 30 % seiner Arbeitszeit als Trainee die Abteilung für Qualitätssicherung und -entwicklung kennen lernen. Bei seiner Bewerbung hat Tarek Arslan seine Interessen betont und zusammen mit der Pflegedienstleitung überlegt, welche Möglichkeiten bestehen, ihn entsprechend einzusetzen. Um die Zusammenarbeit zwischen dem Qualitätsmanagement und den

---

7 Fiktiver Name

Versorgungseinheiten des Trägers zu verbessern, kann er möglicherweise als Mittler zwischen Theorie und Praxis – zumindest für »sein« Pflegeteam – fungieren. Aufgrund seiner akademischen Grundqualifikation ist er in der Lage, fachpflegerische sowie organisatorische Problembereiche systematisch zu benennen und zusammen mit Kolleginnen und Kollegen aus beiden Bereichen wissenschaftlich begründete Lösungsvorschläge zu entwickeln.

Die Pflegedienstleitung ist sehr an der Professionalisierung von Altenpflege interessiert. Sie möchte künftig mehr akademisch qualifizierte Pflegefachpersonen in der von ihr geleiteten Einrichtung einsetzen, um die pflegerische Qualität der zunehmend komplexer werdenden Altenpflege zu erhalten und zu verbessern. Damit Tarek Arslan als Berufseinsteiger und mit den neuen Aufgaben nicht überfordert wird, bietet sie ihm zu Beginn ein berufliches Coaching an. Außerdem soll relativ bald eine weitere Kollegin mit einem ähnlichen Stellenprofil gewonnen werden.

4.1 Hintergründe zur Professionalisierung

Wandel im Gesundheitssystem mit Einfluss auf die Pflege

Das Gesundheitssystem in Deutschland unterliegt aufgrund weitreichender gesellschaftlicher Veränderungen einem ständigen Wandel (▶ Kap. 1.3):

- demografischer Wandel: steigende Lebenserwartung, sinkende Geburtenrate
- epidemiologische Entwicklung: Zunahme chronisch erkrankter Menschen, sowie chronisch mehrfach Erkrankter (Multimorbidität)
- medizinisch-technischer Fortschritt und zunehmende pflegewissenschaftliche Erkenntnisse
- Expansion und Ausdifferenzierung gesundheitlicher Versorgung: Zunehmender Bedarf an Kooperation und Koordination der Gesundheitsberufe; Klärung von Verantwortungs- und Aufgabenbereichen, Entwicklung interprofessioneller Zusammenarbeit notwendig
- steigende Gesundheitsausgaben bei begrenzten Möglichkeiten zur Finanzierung
- zunehmende Verdrängung sozialstaatlicher Prinzipien durch marktwirtschaftliche Prinzipien
- zunehmende Bedeutung von Wirtschaftlichkeit und Qualität
- informierte Bürger bzw. Bürgerinnen und Patienten sowie Patientinnen, die mitentscheiden wollen
- Entwicklung zur Wissensgesellschaft: lebenslanges Lernen
- Digitalisierung und Künstliche Intelligenz

Diese Entwicklungen beeinflussen die derzeitige und künftige Gestaltung des Gesundheitssystems maßgeblich. Sowohl die Medizin als auch die Pflege sowie alle anderen Gesundheitsdisziplinen sind von den genannten Prozessen betroffen. Gesundheitliche Versorgungsanforderungen steigen, da sie komplexer werden, z. B. durch die Zunahme multimorbid erkrankter Menschen sowie durch die Zunahme an Optionen zur Behandlung und Pflege. Gesundheitsberufe sehen sich demnach mit einer Reihe an Herausforderungen konfrontiert. Um diese zu meistern, zählen Qualifikationsverbesserungen, vor allem mithilfe von Akademisierung und damit zusammenhängend eine zunehmende Professionalisierung zu den wichtigsten Strategien.

Innerhalb pflegeberuflicher und pflegewissenschaftlicher Diskussionen werden die Begrifflichkeiten *professionell/Profession/Professionalisierung* oftmals in folgenden Zusammenhängen verwendet (exemplarisch Kälble 2024; Mayer 2016; Bollinger & Gerlach 2015):

Professionell, Profession, Professionalisierung

- Abgrenzung von nichtberuflicher Pflegetätigkeit,
- Beschreibung von Akademisierungsbestrebungen in der Pflege,
- Beschreibung pflegefachlich bzw. pflegewissenschaftlich fundierter Inhalte (u. a. vor dem Hintergrund der oben genannten Veränderungen),
- berufspolitisch forcierte Weiterentwicklung des Pflegeberufs (Anhebung von Prestige, Berufsautonomie, Macht und finanzieller Entlohnung),
- Abgrenzung und Emanzipation von der ärztlichen Profession und gleichzeitig Voraussetzung für gleichberechtigte Zusammenarbeit mit dieser und anderen Gesundheitsberufen/-professionen.

Es zeigt sich demnach ein breites Spektrum an Verwendungszusammenhängen, die auch schon erste Hinweise zur Begründung der Professionalisierungsdiskussion in der Pflege liefern. Grob vereinfacht können zwei Argumentationsstränge ausgemacht werden: Eine eher fachlich-inhaltliche sowie eine eher berufspolitisch motivierte Begründung. Hülsken-Giesler (2015, S. 167–169) spricht daher von einer »inneren« und »äußeren« Professionalisierungsstrategie.

4.1.1 Theoretische Grundlagen

Um sich den Begrifflichkeiten rund um Professionalisierung im Hinblick auf die Pflege als Berufsfeld zu nähern, werden zunächst die Überlegungen von Brühe et al. (2004) über Denkstile in der Pflege vorgestellt. In ihrem Artikel orientieren sie sich an dem Wissenschaftstheoretiker Ludwik Fleck, nach dem Denkstile bzw. Denkkollektive historisch und sozial geprägt sind (Fleck 1999). In dem hier interessierenden Fall stellen Brühe und Kolleginnen die These auf, dass es unter beruflich Pflegenden unterscheidbare Gruppen (Denkkollektive) gibt – und zwar im Hinblick auf deren Vorstellungen über Motivation bzw. Ziel von Pflege, deren Merkmale und fachliche Qualifizierung (Denkstile). Sie kristallisieren drei Denkstile her-

Denkstile in der Pflege

aus, welche sich historisch entwickelt haben, aber auch heute noch gleichzeitig nebeneinander in der Pflege zu erkennen sind: Ein pflege*vorberuflicher*, ein pflege*beruflicher* und ein pflege*professioneller* Denkstil (▶ Tab. 4.1).

Tab. 4.1: Kennzeichen pflegevorberuflicher, pflegeberuflicher und pflegeprofessioneller Denkstile und deren Verbreitung (modifiziert nach Brühe et al. 2004)

	Denkstile		
	pflegevorberuflich	pflegeberuflich	pflegeprofessionell
Motivation/Ziel	Pflege aus Nächstenliebe ist praktizierte Gottesliebe und dient dem eigenen Seelenheil	Lohnerwerb	Antworten auf die gesellschaftliche Herausforderung »Pflegebedürftigkeit« finden
Merkmal Wissen	spielt keine Rolle	pflegerisches Erfahrungswissen	Verknüpfung pflegewissenschaftlich relevanter Erkenntnisse, Fallverstehen und Erfahrungswissen
Qualifikation	keine Qualifikation notwendig »pflegen kann jede/r«	strukturierte Ausbildung mithilfe von tradiertem Erfahrungswissen	akademische Ausbildung
Verbreitung Denkkollektiv	noch in kleinen Gruppen in der pflegerischen Praxis vertreten	in weiten Teilen der beruflichen Pflegepraxis vertreten	in kleinen Gruppen in der pflegerischen Praxis und an Hochschulen vertreten

Es lässt sich leicht erkennen, dass diese Denkstile in sehr vereinfachter Form die historische Entwicklung der Pflege widerspiegeln (▶ Kap. 2). Die Bezeichnung eines Denkstils als »pflegeprofessionell« zeigt, mit welchen Kennzeichen diese Denkrichtung verknüpft wird. Welche Merkmale aus professionstheoretischer Perspektive eine Rolle spielen, wird im Folgenden erläutert.

Professionsmerkmale

Professionstheoretisch wird davon ausgegangen, dass sich ein Beruf zu einer Profession weiterentwickeln kann, was für die Pflege schon länger diskutiert wird (Friesacher 2016, Schaeffer 1994). In der Professionssoziologie gelten Berufe als Professionen, »[...] die sich durch bestimmte Merkmale von allen anderen Berufen unterscheiden [...« (Pfadenhauer & Sander 2010, S. 361). Im Sinne traditioneller Professionsmodelle gelten folgende Merkmale, die in der Diskussion zur Frage der Professionalität bzw. Professionalisierbarkeit von Pflege diskutiert werden (Kurtz 2019; Dick 2016; Friesacher 2016; Hülsken-Giesler 2015; Streckeisen 2015):

- Verfügbarkeit und Anwendung von spezifischem Wissen, d.h. über wissenschaftsbasierte Erkenntnisse im Hinblick auf das Tätigkeitsfeld verfügen,

- am Gemeinwohl ausgerichtetes Handeln, d. h. es gibt einen Bezug zu elementaren gesellschaftlichen Werten wie beispielsweise Gesundheit,
- formalrechtliche Definition mit Monopolisierung des Tätigkeitsfeldes, d. h. es handelt sich um gesetzlich geschützte Tätigkeiten, sogenannte Vorbehaltsaufgaben, die ausschließlich von einer Berufsgruppe mit einer ebenfalls staatlich geschützten Berufsbezeichnung ausgeübt werden darf,
- Kontrolle über Standards der Berufsausübung durch Selbstverwaltung, d. h. es gibt starke Berufsverbände und Kammern, in denen sehr viele bzw. alle Berufsangehörige organisiert sind und damit die Inhalte ihrer Arbeit selbst bestimmen und ihre Interessen als Berufsgruppe in Gesellschaft und Politik vertreten,
- berufsspezifischer Wertekanon und Haltung, d. h. es gibt einen eigenen ethischen Kodex, dem sich alle Berufsangehörigen verpflichten.

Professionen haben sich als wichtige Säule einer modernen Gesellschaft entwickelt. Anders als Berufe, welche vor allem zum wirtschaftlichen Wachstum in einem Land beitragen, sorgen Professionen v. a. für die Sicherstellung des Gemeinwohls, indem sie sich um grundlegende Werte wie Gesundheit, Gerechtigkeit, Bildung kümmern (Kurtz 2019; Dick 2016). Als »klassische Professionen« gelten Berufe in den Bereichen Medizin und Recht. Interessant ist, dass es sich hierbei um »typische Männerberufe« handelt – »typische Frauenberufe« kommen nicht vor (Krampe 2009; Cassier-Woidasky 2007).

Die traditionelle Vorstellung von Profession gilt zwar in der aktuellen professionssoziologischen Diskussion als überholt, wird aber immer noch herangezogen, um den Entwicklungsstand von Berufen zu beschreiben und zu analysieren. Die Besonderheit der Gesundheitsberufe liegt nicht nur in dem speziellen Wissen und Fertigkeiten, sondern v. a. in der Krisensituation, in welcher sich die PatientInnen und KlientInnen befinden. Daher gilt als weiteres wichtiges Kennzeichen einer Profession, dass sie tätig wird, wenn Menschen in eine Krise geraten, die sie selbständig nicht lösen können (Dick 2016, Oevermann 1996).

> »Klienten der Profession befinden sich folglich in einer Notlage, sind nicht kompetenter Akteur ihrer Situation – sie sind hilflos, in ihrer Urteilsfähigkeit eingeschränkt und in besonderem Maß der Gefahr der Ausnutzung ausgesetzt [...] der Professional wird deshalb stellvertretend für sie tätig [...]« (Schaeffer 1994, S. 107).

Durch den Krisenfall sind PatientInnen in ihrer Selbstbestimmung und Selbständigkeit mehr oder weniger eingeschränkt und auf Unterstützung angewiesen. Damit ergibt sich ein Ungleichgewicht, d. h. ein Machtgefälle zwischen Hilfesuchenden und den Gesundheitsberufen. PatientInnen und KlientInnen sind in ihrer Situation darauf angewiesen, dass ihre Notlage von den Professionellen nicht ausgenutzt wird (z. B. im Hinblick auf ökonomische Interessen). Daher ist in einer professionellen Hilfe- und Pflegebeziehung ein Verständnis der individuellen Situation des Klienten notwendig. Dieses Verständnis können sich Berufsangehörige durch ein professionelles, so genanntes *hermeneutisches Fallverstehen* erarbeiten, indem eine Orientierung an Lebenssituation, Biografie, subjektiven Vorstellungen und Präferenzen der KlientInnen erfolgt (Büker & Lademann 2019; Dick 2016; Oevermann 1996). Zusätzlich muss auch das spezifische wissenschaftliche und ethische Wissen der Berufsgruppe berücksichtigt werden. Damit handelt es sich um eine Verschränkung und Vermittlung von zwei Handlungslogiken: Zum einen orientiert sich die professionell Pflegende an standardisiertem Regelwissen (z. B. pflegerischen Standards zur Umsetzung einer evidenzbasierten Pflege) und zum anderen passt sie dies in Kenntnis der individuellen PatientInnensituation in einem Aushandlungsprozess an. Beide Handlungslogiken sind wissenschaftlich begründet und bedürfen zur sinnvollen Anwendung einer akademischen Qualifizierung. Für ein solch fundiertes Professionsverständnis ist ein hohes Maß an *Reflexivität* notwendig, das Pflegefachpersonen benötigen, um eine adäquate Vermittlung von theoretischem, praktischem und fallbezogenem Wissen zu erreichen. Daher wird in der aktuellen Debatte zu Professionsentwicklung von »reflexiver Professionalität« gesprochen (Dewe & Gensicke 2018).

Reflexive Professionalität

Wie bereits oben deutlich wurde, befinden sich die AdressatInnen einer Profession in einer Krise bzw. Notlage, sodass zwischen beiden eine asymmetrische Beziehung besteht. Diese darf weder zu einer Bevormundung noch zu Überforderung führen (Dick 2026; Friesacher 2016). So ist sowohl eine Bevormundung, z. B. in Form von »Bemutterung«, zu vermeiden (auch wenn dies »gut gemeint« erscheint) als auch eine Überforderung, indem KlientInnen bei Entscheidungsfindungen allein gelassen werden (auch wenn damit eine – allerdings falsch verstandene – Partizipation intendiert ist). Ziel professionellen Handelns ist stets der Erhalt und Rückgewinn von Autonomie (Dewe & Gensicke 2018; Schaeffer 1994). Dies tatsächlich oder zumindest teilweise zu erreichen, erfordert daher einen Balanceakt, der für alle KlientInnen immer wieder neu und individuell austariert werden muss. Professionelles Handeln geht damit weit über das Anbieten von Standardlösungen hinaus.

4.1.2 Professionalisierung der Pflege in Deutschland

Professionsentwicklung

Ein Abgleich der oben genannten Merkmale und Kennzeichen professioneller Gesundheitsberufe mit der Situation in der Pflege und ihren Herausforderungen zeigt, dass aktuell eine Professionsentwicklung erkennbar ist (▶ Tab. 4.2).

Professionsmerkmale und derzeitiger Stand der Pflege

Die Verfügbarkeit und Umsetzung von *wissenschaftlichem Wissen* stellt eine wichtige Grundlage jeder Profession dar. Daher ist zum einen die Etablierung einer entsprechenden wissenschaftlichen Disziplin, in diesem Falle der Pflegewissenschaft, unabdingbar. Zum anderen ist eine akademische Qualifizierung der Berufsangehörigen notwendig. Die Verankerung und Entwicklung von Pflegewissenschaft steht in Deutschland allerdings noch am Anfang. Zwar gibt es mittlerweile ein großes Angebot an pflegebezogenen Studiengängen an deutschen Hochschulen für angewandte Wissenschaften. Allerdings ist die Verbreitung der Disziplin Pflegewissenschaft an Universitäten, welche sich schwerpunktmäßig der Forschung und Weiterentwicklung wissenschaftlicher Fächer widmen, bisher nur in Ansätzen gelungen. Das bedeutet, dass es einen hohen Nachholbedarf in der strukturierten Wissensgenerierung gibt, der in absehbarer Zeit kaum den internationalen bzw. angloamerikanischen Stand erreichen dürfte. Ein verstärkter Ausbau universitärer und forschungsbezogener Pflegewissenschaft ist derzeit jedenfalls nicht erkennbar (▶ Kap. 2.4). Auch von einer breit angelegten akademischen Qualifizierung innerhalb der Pflegeberufe kann keine Rede sein. Die systematische Weiterentwicklung und der *Ersatz* einer dreijährigen pflegerischen Berufsausbildung durch ein 6–8-semestriges Bachelorstudium scheint in Deutschland derzeit nicht durchsetzbar. D.h., lediglich ein Teil der beruflich Pflegenden verfügt über originär akademisches Wissen und Methoden. Hinzu kommt, dass ein Großteil der Pflegenden mit Hochschulabschluss bislang überwiegend in klientenfernen Bereichen tätig ist und damit eine professionelle *Handlungsstruktur* der verknüpften Anwendung von Regelwissen und Fallverstehen gar nicht zur Anwendung kommen kann. Darüber hinaus zeigt sich, dass in den letzten Jahren zunehmend gering qualifizierte MitarbeiterInnen in der Pflege eingesetzt wurden. Deren Wissen und Handlungsstrukturen sind als unterhalb eines pflegeberuflichen Niveaus einzuschätzen, weshalb auch eine Deprofessionalisierung befürchtet wird. Die Aspekte »Wissen und Handlungsstruktur« sind demnach hinsichtlich einer Professionalisierung von Pflegearbeit und -beruf noch deutlich entwicklungsbedürftig.

Geringe Akademisierungsquote

Entwicklungsbereich	Merkmal	Situation Pflege
Wissen	spezifisches wissenschaftliches Wissen	Entwicklung Pflege als wissenschaftliche Disziplin zögerlich, aber deutlich erkennbar.
Handlungsstruktur	verknüpfte Anwendung von Regelwissen und Fallverstehen	Bislang verfügt nur ein kleiner Teil der beruflich Pflegenden über wissenschaftlich fundiertes Wissen und Methoden sowie Kompetenzen zur Umsetzung in der Praxis.
Gemeinwohl	Gesundheit und pflegerische Versorgung sind gesellschaftlich relevante Werte	Dass Pflege einen eigenständigen Beitrag zur gesundheitlichen Versorgung der Bevölkerung beiträgt, muss sie noch verdeutlichen (Pflege gilt noch überwiegend als ärztlicher Assistenzberuf).
staatlicher Schutz	formalrechtliche Monopolisierung des Tätigkeitsfeldes: staatlich geschützte Aufgaben und Berufsbezeichnung	Seit dem Pflegeberufegesetz 2020 gibt es pflegerische Vorbehaltsaufgaben; die Berufsbezeichnung ist gesetzlich geschütz.

Tab. 4.2: Professionsentwicklung der Pflege in Deutschland: Einschätzung zur Entwicklung von Merkmalen und Handlungsorientierung (vereinfachte Darstellung nach Kälble 2024, Friesacher 2016; Hülsken-Giesler 2015; Krampe 2009; Cassier-Woidasky 2007; Schaeffer 1994)

Tab. 4.2: Professionsentwicklung der Pflege in Deutschland: Einschätzung zur Entwicklung von Merkmalen und Handlungsorientierung (vereinfachte Darstellung nach Kälble 2024, Friesacher 2016; Hülsken-Giesler 2015; Krampe 2009; Cassier-Woidasky 2007; Schaeffer 1994) – Fortsetzung

Entwicklungsbereich	Merkmal	Situation Pflege
Selbstverwaltung	Berufsgruppe regelt eigene Belange weitgehend selbst (z. B. Qualifizierung, fachliche Richtlinien) und vertritt eigene Interessen mithilfe mächtiger Organe (z. B. starke Berufsverbände, Kammern)	Beruflich Pflegende sind wenig organisiert. Bestehende Verbände sind aufgrund unterschiedlicher Interessen stark zersplittert und politisch-gesellschaftlich wenig wirksam. Kammerbildung beginnt zögerlich und erfährt in einigen Bundesländern Rückschritte. Die politische Bedeutung des Deutschen Pflegerates nimmt zu.
Ethos/Haltung	berufseigener Wertekanon mit spezifischer Haltung	Berufsspezifische Werte sind vorhanden (z. B. ICN-Kodex). Die Verbreitung einer spezifischen Haltung mit gemeinsam geteiltem Berufsverständnis und einer klaren Kommunikation zum Kern der Pflege erfolgt lediglich ansatzweise.

Fehlende Deutungshoheit der Pflege

Spätestens seit der Einführung der Pflegeversicherung gilt die Sicherstellung einer pflegerischen Versorgung der Bevölkerung nicht mehr nur als »Privatsache«. Pflegebedürftigkeit ist eng verknüpft mit dem *Gemeinwohl* Gesundheit und gilt ebenfalls als gesellschaftlich-öffentlich relevante Herausforderung. Die Deutungshoheit über Gesundheit und Krankheit liegt schon lange in der Hand der medizinischen Profession. Darüber hinaus reklamiert sie einen Anspruch über die Feststellung von Pflegebedürftigkeit. Dies wurde politisch und staatlich mit der Bedeutung des Medizinischen Dienstes der Krankenkassen (MDK) für die Pflegeversicherung gestärkt. Statt mit dem neuen Versicherungszweig, welcher das Phänomen »Pflege« zum Gegenstand hat, die entsprechende Berufsgruppe zu beauftragen, blieb die Hoheit zur Entscheidung, wann pflegerische Versorgung zu erfolgen hat, bei der Medizin (daran ändert auch die Tatsache nichts, dass mittlerweile viele MitarbeiterInnen des MDK einen pflegerischen Beruf haben). Selbst die Verwendung pflegerischer Hilfsmittel muss immer noch über den Umweg der ärztlichen Anordnung erfolgen. Das bedeutet, dass Pflege im Rahmen des gesetzlich regulierten Gesundheitssystems erst dann tätig werden kann, wenn ein ärztlicher Auftrag erfolgt. Wie für alle Heilberufe gilt auch für den Pflegeberuf, dass die Berufsbezeichnungen *staatlich geschützt* ist (▶ Kap. 1.4). Mittlerweile gibt es auch das formalrechtliche Zugeständnis berufsspezifischer Aufgaben, so genannter *Vorbehaltsaufgaben*. Diese beziehen sich auf Tätigkeiten im Rahmen des Pflegeprozesses. Die Einführung der Pflegeversicherung hätte von der Berufsgruppe der Pflegenden genutzt werden können, um ihre medizinunabhängige Expertise auszuweisen und weiterzuentwickeln: Gerade die Feststellung von Pflegebedürftigkeit stellt einen Kern pflegerischer Professionalität dar. Das

Unvermögen dies durchzusetzen, ist sicher verschiedenen Ursachen zuzuschreiben, wie beispielsweise dem Ungleichgewicht zwischen einer traditionell starken medizinischen und schwachen pflegerischen Lobby in Politik und Öffentlichkeit sowie Interessenkonflikten innerhalb der Pflege. Dass sich Pflege mit einem am Gemeinwohl orientierten zentralen Wert für die Bevölkerung beschäftigt, liegt auf der Hand, was für eine Professionalisierung spricht. Was fehlt, ist allerdings die öffentliche und staatliche Anerkennung des von der Medizin unabhängigen Beitrages von Pflege.

Professionen regeln ihre Belange selbst, sowohl im Hinblick auf inhaltliche Fragen, Regelungen zu Qualifikation und Organisation als auch weitgehend hinsichtlich ihrer Position in Staat und Gesellschaft. Da sie über eine spezifische, fachlich-wissenschaftlich gestützte Expertise verfügen, begründet sich darin z. B. die Entwicklung von gesellschaftlich und staatlich relevanten Richtlinien hinsichtlich ihrer Berufsausübung. Diese so genannte *Selbstverwaltung* verschafft einer Profession die notwendige Autonomie, um im Rahmen ihrer Expertise sinnvoll handeln zu können. So kann beispielsweise die Medizin über ihre starke Vertretung im *Gemeinsamen Bundesausschuss* deutlichen Einfluss darauf nehmen, dass von ihr angebotene ärztliche Leistungen über die Krankenversicherung abgerechnet werden können. Argumentiert sie hinsichtlich Zielsetzung und Motivation (Gemeinwohlorientierung) transparent und inhaltlich nachvollziehbar (Evidenzbasierung), kann sie ihre Interessen durchsetzen.

Fehlende Selbstverwaltung

Gemeinsamer Bundesausschuss

Der Gemeinsame Bundesausschuss (G-BA) bestimmt in Form von Richtlinien den Leistungskatalog der Gesetzlichen Krankenversicherung und beschließt Maßnahmen der Qualitätssicherung für den ambulanten und stationären Bereich des Gesundheitswesens. Dabei handelt es sich oftmals um Entscheidungen mit erheblichen Auswirkungen auf die Berufsgruppe der Pflegenden (Land 2018). Mitglieder im G-BA sind derzeit Vertreterinnen und Vertreter der Ärzte, Zahnärzte, Psychotherapeuten und der Krankenhäuser sowie der GKV-Spitzenverband und Patientenvertreter. Die größte Berufsgruppe im Gesundheitswesen – die Pflege – ist zwar mit dem Deutschen Pflegerat im G-BA vertreten, jedoch nur als beratendes Mitglied ohne Stimmrecht.

Um ihre Interessen wirksam durchsetzen zu können, benötigt eine Profession Organe, z. B. in Form von Berufsverbänden und Kammern (▶ Kap. 5). Für die Pflege ist zu konstatieren, dass die größte Berufsgruppe im Gesundheitswesen nur zu einem geringen Grad organisiert ist. Zwar gibt es ein breites Spektrum an Verbänden, die aber aufgrund unterschiedlicher Interessen stark zersplittert sind und daher kaum gemeinschaftlich auftreten. Daher sind sie auch politisch-gesellschaftlich wenig wirksam. Eine pflegespezifische Kammerbildung beginnt derzeit zögerlich, wird allerdings sowohl von »außen« (z. B. von anderen Lobbygruppen im

Geringer Organisationsgrad der Pflege

Gesundheitssystem) als auch von »innen« (z. B. von pflegerischen Akteuren mit Fokus auf wirtschaftlichen Interessen) behindert. Solange es der eigentlich zahlenmäßig mächtigsten Berufsgruppe nicht gelingt, sich mit einer gemeinsamen Stimme für eine Professionsentwicklung des Pflegeberufs auszusprechen, wird sie ihr entsprechendes Anrecht auf eine autonome Verwaltung inhaltlicher und organisatorischer Aspekte sicher nicht auf dem »Silbertablett« von Politik und Gesellschaft serviert bekommen.

Fehlendes einheitliches Berufsverständnis

Eine Profession orientiert sich an einem berufseigenen *Ethos*. Vor dem Hintergrund dieses Wertekanons präsentieren sich die Berufsangehörigen mit einer bestimmten Haltung gegenüber ihren KlientInnen. In Deutschland orientiert sich die Pflege an berufsspezifischen Werten, die international Gültigkeit haben, dem ICN-Codex (▶ Kap. 3.3). Da hierzulande in den meisten Bundesländern bislang keine Registrierung zur Ausübung des Berufes notwendig ist (▶ Kap. 5.4.2), besteht keine Möglichkeit, Berufsangehörige zumindest formal auf die Einhaltung gemeinsam geteilter Werte zu verpflichten. Als unklar einzuschätzen ist die Ausprägung einer professionellen pflegerischen Haltung zum jetzigen Zeitpunkt: Diese wäre auf der Grundlage eines zumindest nach außen einheitlich erscheinenden Berufsverständnisses mit klaren Vorstellungen zum Kern der Pflege zu entwickeln. Hierzu wäre eine verstärkte praktische und theoretische Auseinandersetzung mit dem Kern von Pflege vonnöten. Unter Zuhilfenahme des »Caring«-Ansatzes bietet sich eine vielversprechende Grundlage, um eine sinnvolle professionelle pflegerische Haltung zu entwickeln (▶ Kap. 3.2).

Pflege auf dem Weg zur Profession

Zusammenfassend zeigt sich, dass die für eine Profession relevanten Merkmale und Handlungsorientierungen im Berufsfeld Pflege mehr oder weniger ausgeprägt sind. Mit der Entwicklung der Pflegewissenschaft wird nicht nur eine fundierte Wissensbasis geschaffen, sondern auch die gesellschaftliche Bedeutung und der ethische Hintergrund von Pflege sowie berufsrechtliche Aspekte und berufsständische Interessen vermehrt fachlich und öffentlich diskutiert. Damit sind die Weichen für eine Weiterentwicklung der Pflege zur Profession gestellt. Im Zuge der zu Beginn des Kapitels genannten gesundheitsbezogenen Herausforderungen mit der Notwendigkeit zur stetigen Verbesserung gesundheitlicher Versorgung, ist eine Professionalisierung im Berufsfeld Pflege unumgänglich. Bislang scheint es innerhalb der Berufsgruppe an Kommunikationskompetenzen zu mangeln, um ihren gesellschaftlich unentbehrlichen und eigenständigen Beitrag zum Gemeinwohl klar und unmissverständlich zu formulieren (Bundesministerium für Gesundheit 2021). Wenn Pflegefachpersonen darüber hinaus erkennen, wie wichtig es ist, sich dafür gemeinsam zu verständigen und mit einer Stimme nach außen zu treten, kann ihr Anliegen in Gesellschaft und Politik auch wahr und ernst genommen werden.

4.2 Pflege im Kontext anderer Gesundheitsberufe

Aufgrund komplexer werdender gesundheitlicher Versorgungsbedarfe und fortschreitender Entwicklungen von Diagnose, Behandlung und Begleitung erkrankter Menschen kommt es zu einer Zunahme von Spezialisierungen innerhalb der Gesundheitsberufe. Damit eine fachlich adäquate und umfassende Versorgung von PatientInnen nicht aus dem Blick gerät, ist eine koordinierte, d.h. aufeinander abgestimmte und gemeinsame Zusammenarbeit der beteiligten Berufsgruppen notwendig (Fleischmann 2024; Stößel & Körner 2015; Mahler et al. 2012). Neben dem Problem der zunehmenden Fragmentierung von Gesundheitssystemen wird die Bedeutung interprofessioneller Zusammenarbeit international auch mit dem Fachkräftemangel begründet. Das übergeordnete Ziel einer gelungenen Zusammenarbeit stellt eine Steigerung der Effizienz im Gesundheitswesen dar. Dazu zählt in erster Linie die Verbesserung der Versorgungsqualität sowie eine erhöhte Berufszufriedenheit der beteiligten Gesundheitsberufe.

Notwendigkeit der Zusammenarbeit der Gesundheitsberufe

Pflegefachpersonen stellen im Gesundheitssystem die größte Berufsgruppe dar. Sie sind auch diejenigen, welche mit vielen PatientInnen bzw. KlientInnen in engem Kontakt stehen und diese sowohl ambulant als auch stationär lange begleiten. Damit spielen sie eine herausragende Rolle im Versorgungsprozess. Dennoch ist ihr Einfluss aufgrund berufsrechtlicher sowie professionsbezogener Unklarheiten und Einschränkungen bislang eher gering (▶ Kap. 4.1.2). Damit das Potenzial einer guten gesamtgesundheitlichen und damit auch pflegerischen Versorgung ausgeschöpft werden kann, ist eine mit den anderen Gesundheitsberufen abgestimmte Vorgehensweise notwendig. So wird im Pflegeberufegesetz (PflBG) als Ausbildungsziel formuliert: »interdisziplinär mit anderen Berufsgruppen fachlich zu kommunizieren und effektiv zusammenzuarbeiten« (PflBG § 5 Abs. 3 Punkt 3.). Eine gelingende Zusammenarbeit zwischen Pflegefachpersonen und ÄrztInnen steht dabei sowohl international als auch zunehmend in Deutschland im Fokus von Überlegungen zur Verbesserung von Versorgungsqualität und Berufszufriedenheit. Im Folgenden wird es darum gehen zu klären, was unter Zusammenarbeit zu verstehen ist, welche Möglichkeiten und welche Probleme bei der Umsetzung bestehen. Darüber hinaus geht es darum zu beleuchten, welche Voraussetzungen für eine gelingende Zusammenarbeit geschaffen werden müssen und wie diese sinnvoll weiterentwickelt werden kann.

Verbesserung von Versorgungsqualität durch Verbesserung der Zusammenarbeit

4.2.1 Zusammenarbeit im Gesundheitssystem: Definitionen, Chancen und Hürden

In vielen Publikationen zur Zusammenarbeit im Gesundheitswesen bestehen Unklarheiten bezüglich verwendeter Begrifflichkeiten (Fleisch-

Multi-, trans- und interprofessionell

mann 2024). So ist beispielsweise sowohl von Multi- und Interdisziplinarität als auch von Multi- und Interprofessionalität die Rede. Disziplinen werden gemäß des Journal of Interprofessional Care »definiert als weite akademische Felder« (Mitzkat et al. 2016). Daher kann eine *multi- oder interdisziplinäre Zusammenarbeit* als auf den akademischen Bereich bezogen verstanden werden, z. B. in der Forschung die Zusammenarbeit zwischen Pflegewissenschaft und Medizin. Eine *multiprofessionelle Teamarbeit* besteht, wenn Mitglieder verschiedener Professionen an der Versorgungsarbeit beteiligt sind, aber eher nebeneinander als miteinander agieren (Fleischmann 2024; Mitzkat et al. 2016). Als *transprofessionelle Praxis* wird definiert, wenn Personen einer Berufsgruppe Rollen oder Aufgaben einer anderen Berufsgruppe übernehmen. Dabei wird vorausgesetzt, dass sie die nötigen Kompetenzen besitzen, die Aufgaben korrekt durchzuführen (Fleischmann 2024; Mitzkat et al. 2016). Bei der *interprofessionellen Teamarbeit* arbeiten Gesundheits- und Sozialberufe mit ihren jeweiligen Spezialisierungen eng vernetzt und sich ergänzend zusammen, um komplexe Versorgungsprobleme gemeinsam zu lösen (Fleischmann 2024; Mitzkat et al. 2016).

Kennzeichen einer wirkungsvollen Zusammenarbeit

Kennzeichen einer wirkungsvollen Zusammenarbeit stellen vor allem eine enge Vernetzung im Rahmen einer gemeinsamen Teambildung sowie gemeinsame Absprachen über Aufgaben und Versorgungsziele dar. Das schweizerische Bundesamt für Gesundheit (BAG) hat dies folgendermaßen gut auf den Punkt gebracht:

> »Von interprofessioneller Zusammenarbeit […] spricht man gemäß internationaler Definition, wenn mehrere Gesundheitsfachpersonen mit unterschiedlichem beruflichem Hintergrund untereinander wie auch mit den Patientinnen und Patienten, deren Angehörigen, Betreuenden sowie der Gemeinschaft zusammenarbeiten, um die bestmögliche Versorgungsqualität zu erreichen. […] Interprofessionalität darf nicht mit der Bündelung von Kompetenzen […] verwechselt werden. Im ersten Fall ist die Interaktion zwischen den Fachleuten (die eine Definition der Rollen und die Anerkennung/Akzeptanz der jeweiligen Kompetenzen voraussetzt) entscheidend. Nur dadurch kann das gesetzte Ziel – die Erfüllung der Bedürfnisse der Patientin oder des Patienten – erreicht werden. Im zweiten Fall stellt jede Fachperson ihre Kompetenzen in den Dienst der Gruppe, die Interaktion ist aber nicht das zentrale Element der Zusammenarbeit« (BAG 2013, S. 8).

Interprofessionelle Ausbildung als Voraussetzung für interprofessionelle Zusammenarbeit

Darüber hinaus umfasst der Begriff der Interprofessionalität zwei sich ergänzende Aspekte: Dabei handelt es sich zum einen um interprofessionelle Ausbildung, die zum anderen zu einer interprofessionellen Zusammenarbeit führt (BAG 2013; WHO 2010). Interprofessionelle Qualifikation führt zu einer effektiven Zusammenarbeit der Gesundheitsberufe, was wiederum das Gesundheitssystem stärkt und eine verbesserte Versorgung in allen gesundheitsbezogenen Settings zur Folge hat (▶ Abb. 4.1).

Positive Aspekte interprofessioneller Ausbildung und Zusammenarbeit

Mittlerweile sind aus internationalen Studien viele positive Effekte interprofessioneller Ausbildung und Zusammenarbeit für verschiedene Settings nachgewiesen, welche die WHO (2010) in ihrem Rahmenkonzept zusammenfasst:

4.2 Pflege im Kontext anderer Gesundheitsberufe

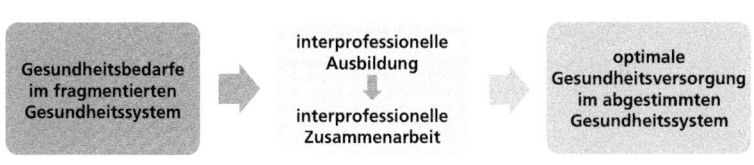

Abb. 4.1: Interprofessionalität – Begründung und Zusammenhänge (modifiziert nach WHO 2010, S. 9)

- Verbesserte gesundheitsbezogene Versorgungsergebnisse und Patientensicherheit, z. B. in Form von verminderten Komplikations- und Mortalitätsraten sowie verringerten Krankenhauseinweisungen und -verweildauern,
- erhöhte Patientenzufriedenheit und Akzeptanz der Versorgung,
- verbesserter Zugang zu gesundheitlicher Versorgung und Koordination der Gesundheitsdienste sowie eine angemessene Nutzung spezialisierter Angebote,
- erhöhter Respekt der Professionen untereinander, verminderte stereotype Anschauungen und Entwicklung eines gemeinsamen Bewusstseins für eine patientenzentrierte Versorgung,
- erhöhte Berufszufriedenheit bei den beteiligten Professionen.

Obwohl gerade Pflegefachpersonen und ÄrztInnen schon lange in der Versorgung von PatientInnen zusammenarbeiten, bestehen noch eine Reihe an Hürden zur Umsetzung einer teamorientierten interprofessionellen Zusammenarbeit. Dabei verhindern vor allem folgende Aspekte ein effektives gemeinsames Agieren (Fleischmann 2024; Stößel & Körner 2015; Robert Bosch Stiftung 2011):

- Mangelnde bzw. uneffektive Kommunikation (über Versorgungsaspekte und über die jeweiligen professionellen Kompetenzen),
- unterschiedliche Normen und Werte (mangelnde interprofessionelle Standardisierung), verschiedene Zielsetzungen der Versorgung,
- Unklarheiten hinsichtlich Aufgabenverteilung und Verantwortungsübernahme,
- berufsständisches Denken (Fokus auf Abgrenzung, Machterhalt, Konkurrenz, mangelnde Wertschätzung der jeweils anderen Professionen) steht über Patientenorientierung,
- mangelnde Qualifizierung zur interprofessionellen Teamarbeit.

Hürden zur Umsetzung einer teamorientierten interprofessionellen Zusammenarbeit

Um interprofessionelle Teamarbeit entwickeln und umsetzen zu können, müssen einige Voraussetzungen erfüllt sein. International werden derzeit vor allem interdisziplinäre Ausbildungskonzepte entwickelt und erprobt. Damit können sich die beteiligten Professionen von Beginn an mit ihren jeweiligen Berufsprofilen und spezifischen Kompetenzen kennen und wertschätzen lernen. Sie üben effektive Kommunikationsstrukturen ein und verzichten bestenfalls auf ein hinderliches berufsständisches Agieren zugunsten eines gemeinsamen patientenorientierten Vorgehens (Fleischmann 2024).

4.2.2 Interprofessionelle Teamarbeit: Voraussetzungen und Weiterentwicklung

Effektive Kommunikation und flache Hierarchiestrukturen als Herausforderung

Zur Verbesserung der Kooperation hat der Sachverständigenrat zur Begutachtung der Entwicklung im Gesundheitswesen 2007 die Bedeutung der Zusammenarbeit von Pflegefachpersonen und ÄrztInnen in Teams hervorgehoben (SVR 2007). Damit die Teamarbeit gelingt, sind vor allem eine effektive Kommunikation und flache Hierarchiestrukturen notwendig, was bis heute eine Herausforderung darstellt. Um dies zu erreichen wird u. a. empfohlen, den nichtärztlichen Gesundheitsberufen eine größere Eigenständigkeit und damit die Möglichkeit zur erweiterten Verantwortungsübernahme zu übertragen. Da die bestehende Arztzentrierung als nicht immer effizient eingeschätzt wird, sollen Gesundheitsberufe über so genannte Poolkompetenzen verfügen (SVR 2007). Die dafür notwendigen Qualifikationen werden im Vorfeld definiert und können von verschiedenen Berufen erworben werden. Diskutiert werden z. B. die Verordnung von Heil- und Hilfsmitteln, Folgeverordnungen von Medikamenten für chronisch kranke Menschen und klinische Anamnese mit körperlicher Untersuchung (DPR 2024; Institut für Community Medicine 2015).

Empfehlungen zur hochschulischen Qualifikation im Gesundheitswesen

Diese Vorschläge wurden 2012 vom Wissenschaftsrat aufgenommen und im Rahmen seiner Empfehlungen zur hochschulischen Qualifikation im Gesundheitswesen folgendermaßen konkretisiert:

> »Erforderlich ist eine insgesamt stärker *kooperativ organisierte Gesundheitsversorgung*, in der insbesondere die Angehörigen der Gesundheitsfachberufe nicht nur zunehmend komplexere Aufgaben erfüllen, sondern in einem gewissen Umfang auch bestimmte, vormals von Ärztinnen und Ärzten wahrgenommene Aufgaben übernehmen. Die Veränderung der Arbeitsteilung wirkt sich wiederum auf die *zukünftigen Qualifikationserfordernisse und Qualifizierungswege* in den Berufen der Gesundheitsversorgung aus. Neben neuen fachlichen Qualifikationen – z. B. im Zusammenhang mit der zunehmenden Technisierung der Gesundheitsversorgung – sind hier auch für alle Gesundheitsversorgungsberufe relevante, übergreifende Qualifikationen wie die Fähigkeit zur *interprofessionellen Zusammenarbeit* zu nennen. Besonders deutlich wird dies mit Blick auf die Gesundheitsfachberufe. In bestimmten Bereichen – wie z. B. der Patientenedukation und Beratung, der Versorgung mit vermehrt technischer Unterstützung und der Versorgungssteuerung – übernimmt pflegerisches, therapeutisches und geburtshelferisches Fachpersonal bereits heute Aufgaben hoher Komplexität; eine weitere Komplexitätssteigerung ist absehbar. Angesichts dieser Entwicklung hält es der Wissenschaftsrat für zunehmend wichtig, dass die mit besonders komplexen Aufgaben betrauten Angehörigen der Gesundheitsfachberufe ihr eigenes pflegerisches, therapeutisches oder geburtshelferisches Handeln auf der Basis wissenschaftlicher Erkenntnis reflektieren, die zur Verfügung stehenden Versorgungsmöglichkeiten hinsichtlich ihrer Evidenzbasierung kritisch prüfen und das eigene Handeln entsprechend anpassen können« (WR 2012, S. 8).

Erweitern Pflegeberufe im Rahmen interprofessioneller Teamarbeit ihr Aufgaben- und Kompetenzspektrum, wird die Bedeutung hochschulischer Qualifizierung offensichtlich. Effektive Zusammenarbeit muss erlernt werden und zwar – wie bereits oben ausgeführt von der WHO (2010) angeraten – bereits im Rahmen interprofessioneller Ausbildung. So könnte beispielsweise durch eine inhaltliche und strukturelle Verzahnung von gesundheitsbezogenen Studiengängen der interprofessionellen Kompetenzvermittlung mehr Gewicht verliehen werden (WR 2012).

Verzahnung von gesundheitsbezogenen Studiengängen

Interprofessionelles Lehren und Lernen in hochschulisch qualifizierten Gesundheitsfachberufen macht eine gemeinsame Auseinandersetzung mit konkreten Fragestellungen erforderlich und stellt nicht nur eine gleichzeitige Anwesenheit von Studierenden aus verschiedenen Studiengängen bei Veranstaltungen dar (Fleischmann 2024). Wichtig ist die Entwicklung eines interprofessionellen Gesamtkonzeptes: So sollen sich entsprechende Lehrveranstaltungen jeweils durch das gesamte Studienprogramm der verschiedenen gesundheitsbezogenen Studienangebote ziehen (Fleischmann; Walkenhorst et al. 2015). Gemeinsame Lernprozesse von Studierenden unterschiedlicher Studiengänge können in theoretischen und praktischen Einheiten erfolgen. Dabei sollen sich die Studierenden sowohl des eigenen fachspezifischen Profils bewusstwerden als auch interprofessionelle Aspekte erarbeiten. Spezielle didaktische Ansätze sind z. B. fall- oder problemorientierte Arbeitsweisen, mit dem Fokus auf eine *gemeinsame* Bearbeitung durch die Studierenden der verschiedenen Studiengänge.

Gemeinsame Lernprozesse von Studierenden unterschiedlicher Studiengänge

Eine interprofessionelle Ausbildung der Gesundheitsberufe stellt quasi die Basis und damit eine unabdingbare Voraussetzung für eine effektive Zusammenarbeit dar. Dies allein genügt allerdings nicht, denn es gibt noch eine Reihe an inhaltlichen und strukturellen Aspekten, um eine Umsetzung in der Praxis zu realisieren. Diskutiert werden hierbei folgende Aspekte (Fleischmann 2024; Stößel & Körner 2015; Robert Bosch Stiftung 2011):

- Gemeinsam Ziele und Prioritäten im Rahmen einer patientenorientierten Versorgung festlegen,
- Aufgabenstellungen und Lösungsstrategien gemeinsam entwickeln und evaluieren,
- Verteilung von Aufgabenübernahme und Verantwortlichkeiten klären,
- Festlegung von Kernkompetenzen, Entwicklung von Poolkompetenzen,
- Entwicklung interprofessioneller Leitlinien,
- Schulung von Kommunikationskompetenzen, Reflexionsfähigkeit und Teamentwicklung,
- kooperationsförderliche Arbeitsstrukturen ermöglichen, z. B. Team- und Fallbesprechungen, gemeinsame Visiten etablieren,
- flache Organisationsstrukturen und Leitung, die sich an Inhalten orientiert,
- Ressourcen (räumliche, zeitliche, personelle Mittel) bereitstellen.

Auf der *inhaltlichen Ebene* ist es notwendig, sich auf patientInnenzentrierte Versorgungsziele zu einigen. Dazu muss zunächst ein Konsens über gemeinsame Normen und Werte entwickelt werden. Hierfür werden wiederum effektive Kommunikationskompetenzen benötigt, welche für eine erfolgreiche Teamarbeit unverzichtbar sind. Darüber hinaus müssen eine jeweilige Rollenklärung der Gesundheitsberufe und ein gemeinsames Verständnis hinsichtlich der Aufgabenverteilung geschaffen werden: Wer

Konsens über gemeinsame Normen und Werte

ist wann wofür zuständig? Dabei ist es sinnvoll, unterschiedliche Kompetenzen der Gesundheitsberufe nicht im berufsständischen Sinne als Abgrenzung zu verstehen, sondern als Chance für eine umfassende und verbesserte Versorgung. Hierzu zählt z.B. auch ein fachlich begründeter Einsatz von Poolkompetenzen. Die Entwicklung interprofessioneller Leitlinien kann ein ständiges Aushandeln informeller Regelungen und die Neudefinition von Prozessen reduzieren. Eine gelingende Teamarbeit zwischen Pflegefachpersonen und den anderen Gesundheitsberufen kann nur mithilfe gegenseitiger Wertschätzung und wechselseitigem Vertrauen entstehen. Daher ist die Entwicklung einer positiven Teamkultur essentiell, welche nicht (wie leider noch häufig) von Machtspielen, Konkurrenz und Misstrauen geprägt ist. Schließlich gilt es die Teamarbeit regelmäßig zu evaluieren, indem z.B. das Erreichen gemeinsamer Versorgungsziele sowie die Wirksamkeit der Teamarbeit an sich überprüft werden.

Entwicklung einer positiven Teamkultur

Organisatorische Rahmenbedingungen und das Management stellen wichtige *strukturelle* Aspekte dar, um effektive Teamarbeit zu ermöglichen. Fest zu etablieren sind beispielsweise interprofessionelle (Fall-)Besprechungen und Visiten sowie Qualitätszirkel und Schulungen. Hierfür werden personelle, zeitliche und räumliche, d.h. finanzielle Mittel benötigt. Die Umsetzung interprofessioneller Teamarbeit erfolgt idealerweise unter flachen hierarchischen Strukturen und unter einer Leitung, die inhaltlich begründet ist und nicht gemäß Status.

International gibt es mittlerweile ein Netzwerk zur Bündelung von Aktivitäten im Bereich interprofessioneller Ausbildung und Zusammenarbeit, welches aus Arbeitsgruppen der Vereinigten Staaten, Großbritannien, Kanada, Skandinavien, Australien und Japan besteht. Vor allem aus Kanada und den skandinavischen Ländern werden Konzepte guter Praxis berichtet (Fleischmann 2024; Institut für Community Medicine 2015). In Deutschland sind interprofessionelle Ausbildung und Zusammenarbeit immer noch wenig ausgeprägt. So stellt der Wissenschaftsrat 2023 fest, dass seine Empfehlungen aus dem Jahr 2012 noch sehr weit von einer flächendeckenden Umsetzung entfernt sind. Doch bereits bestehende und zu erwartende Versorgungsherausforderungen werden künftig nur in einer gut koordinierten und kooperierenden Zusammenarbeit aller Gesundheitsberufe zu bewältigen sein.

4.3 Fazit

Im weiteren Sinne steht Professionalisierung für eine beruflich qualifizierte Pflege, welche sich aufgrund pflegefachlicher und pflegewissenschaftlich fundierter Grundlagen weiterentwickelt. Daneben betont eine professionelle Pflegefachperson ihre berufliche Autonomie und die Bedeutung pflegerischer Arbeit für die Gesellschaft. Im engeren professionssoziologischen Sinne sind die klassischen Merkmale sowie eine professionelle Handlungsorientierung im Feld der Pflege zumindest teilweise vorhanden. Zur Professionsentwicklung gilt es sowohl eine fachlich-inhaltliche als auch eine berufspolitisch motivierte Strategie zu verfolgen, d.h., zum einen Wissen und theoretisch fundierte Handlungsoptionen zu erweitern und zum anderen eine rechtlich-politische Stärkung von Berufsautonomie und Selbstverwaltung zu verfolgen. Gemäß der theoretischen, ethisch-moralischen und praktisch umzusetzenden Kernidee von Pflege, dem *Caring* (▶ Kap. 3.2), geht dies allerdings nicht ohne die Motivation zur Sorge um Andere. Neben der Notwendigkeit zur evidenzbasierten Fundierung pflegerischer Tätigkeiten ist die Verknüpfung mit einer reflektierten Motivation zur Pflege im Rahmen eines sinnvollen Professionsverständnisses wichtig:

> »Sorge ohne Wissen ist in der Pflege wirkungslos *(Wissen dient vor allem der Entwicklung und Anwendung von effektiven, also wirksamen pflegerischen Handlungen, Anmerkung der Verfasserin, J. L.)*, aber Wissen, das vom Prinzip der Sorge getrennt ist, kann gefährlich werden *(da es dem Patienten schaden kann, wenn über standardisiertem Wissen Wohl und Würde des Patienten aus dem Blick gerät, Anmerkung der Verfasserin, J. L.)*« (Mayer 2016, S. 7).

Professionalisierung erhöht den Einfluss von Gesundheitsberufen im Versorgungssystem, da sie mit einer Stärkung der beruflichen Autonomie einhergeht. Dies stellt auch eine wichtige Voraussetzung dar, damit die verschiedenen Berufsgruppen auf Augenhöhe kooperieren und zusammenarbeiten können. Eine gut abgestimmte und enge Zusammenarbeit verbessert die gesundheitliche Versorgung von PatientIinnen und KlientInnen. Darüber hinaus führt eine gelingende Teamarbeit zu erhöhter Berufszufriedenheit bei allen Beteiligten. Interprofessionelle Teamarbeit erfordert viele Kompetenzen z.B. in den Bereichen Kommunikation und (Selbst-)Reflexion. Dabei sind auch Aufgabenspektrum und Übernahme von Verantwortlichkeiten der verschiedenen Berufe zu überdenken. Im Sinne einer patientenorientierten Versorgung wird ein erweitertes Spektrum an Aufgaben und Verantwortung für Pflegefachpersonen richtungsweisend sein. Dies gilt es vor allem mit ÄrztInnen aber auch mit den anderen Gesundheits- und Sozialberufen zu entwickeln und auszuhandeln. Eine gemeinsame interprofessionelle Ausbildung der Gesundheitsberufe an Hochschulen stellt daher international den ersten Baustein für eine gelingende Teamarbeit im Gesundheitswesen dar. In Deutschland steckt diese Entwicklung noch in den Kinderschuhen, da hierzulande die Akademisierung der nichtärztlichen Gesundheitsberufe erst begonnen hat. Daneben sind auch Veränderungen in der Praxis der Gesundheitsversorgung zur Umsetzung notwendig: Damit die Berufe künftig tatsächlich zusammen statt nebeneinanderher arbeiten, braucht es ein gutes Management von Teamarbeit mit personellen und zeitlichen Ressourcen. Die Herausforderungen vor denen Gesundheitssysteme international stehen, erfordern eine sinnvolle Professionsentwicklung aller Gesundheitsberufe sowie eine interprofessionelle Zusammenarbeit. Gerade die Pflegeberufe sollten jetzt nicht zögern, sich in diese Entwicklungen selbst einzubringen und ihre

Profession und die Bedeutung ihres gesellschaftlichen Auftrages – die pflegerische Versorgung – zu stärken.

 Lernaufgaben

1. Wodurch zeichnet sich eine Profession aus?
2. Warum wird in Deutschland zunehmend über eine Professionalisierung von Pflege und Pflegefachberuf diskutiert?
3. Welche Merkmale und Bereiche des Pflegefachberufes gilt es im Hinblick auf Professionsentwicklung zu stärken?
4. Inwieweit unterscheiden sich multiprofessionelle und interprofessionelle Zusammenarbeit?
5. Für wen bringt es welche Vorteile, wenn verschiedene Berufsgruppen im Gesundheitswesen eng in einem Team zusammenarbeiten?
6. Wie kann interprofessionelle Teamarbeit gelingen?

 Reflexionsaufgaben

1. Inwieweit hängen pflegerische Qualität und Professionalisierung von Pflege und Pflegefachberuf miteinander zusammen?
2. Stellen Sie sich vor, bei Ihrem ersten Bewerbungsgespräch werden Sie gefragt, wodurch sich Ihrer Meinung nach eine professionelle Pflegefachperson auszeichnet. Was ist für Sie persönlich als professionelle Pflegefachperson wichtig? Überlegen Sie, was Sie antworten und wie Sie dies begründen könnten!
3. Inwieweit kann sich eine akademisch qualifizierte Pflegefachperson von einer traditionell ausgebildeten Pflegefachperson unterscheiden?
4. Kann eine interprofessionelle Zusammenarbeit auch im Alten- und Pflegeheim eine Rolle spielen? Welche Aspekte könnten in diesem Setting relevant sein?

4.4 Literatur

BAG – Bundesamt für Gesundheit (2013). Bericht der Themengruppe »Interprofessionalität«. Liebefeld: BAG, Schweizerische Eidgenossenschaft. (file://///fsa/share/home/lademann.julia/Downloads/bericht-interprofessionalitaet-anhaenge.pdf; Zugriff am 21.08.2024).

Bögemann-Großheim E (2004). Zum Verhältnis von Akademisierung, Professionalisierung und Ausbildung im Kontext der Weiterentwicklung pflegerischer Berufskompetenz in Deutschland. In: Pflege & Gesellschaft. 9.

Bollinger H & Gerlach A (2015). Profession und Professionalisierung im Gesundheitswesen Deutschlands – zur Reifikation soziologischer Kategorien. In: Pundt J & Kälble K (Hrsg.). Gesundheitsberufe und gesundheitsberufliche Bildungskonzepte. Bremen: Apollon, S. 83–103.

Brühe R, Rottländer R & Theis S (2004). Denkstile in der Pflege. In: Pflege. 17. Jg., Heft 5, 306–311.

Büker C & Lademann J (2019). Beziehungsgestaltung in der Pflege. Stuttgart: Kohlhammer.

Bundesministerium für Gesundheit (2021). Kompetenzkommunikation und Wertschätzung in der Pflege. https://www.bundesgesundheitsministerium.de/ministerium/ressortforschung/handlungsfelder/demografischer-wandel/kompetenzkommunikation; Zugriff am 07.07.2025).

Cassier-Woidasky A-K (2007). Pflegequalität durch Professionsentwicklung. Eine qualitative Studie zum Zusammenhang von professioneller Identität, Pflegequalität und Patientenorientierung. Frankfurt a.M.: Mabuse.

Dewe B & Gensicke D (2018). Theoretische und methodologische Aspekte des Konzeptes »Reflexive Professionalität. In: Schnell C. & Pfadenhauer M (Hrsg.). Handbuch Professionssoziologie. Wiesbaden. Springer, https://doi.org/10.1007/978-3-658-13154-8_6-1

Dick M (2016). Professionsentwicklung als Forschungs- und Handlungsfeld. In: Dick M, Marotzki W & Mieg H (Hrsg.). Handbuch Professionsentwicklung. Bad Heilbrunn: Verlag Julius Klinkhardt, S. 9–24.

DPR – Deutscher Pflegerat (2024). Anmerkungen des Deutschen Pflegerates zu den »Vorläufigen Eckpunkten des Pflegekompetenzgesetz«. 18.01.2024 (https://deutscher-pflegerat.de/download/240118_dpr_bmg_eckpunktepapier_pflegekompetenzgesetz.pdf; Zugriff am 21.08.2024)

Fleck L (1999). Entstehung und Entwicklung einer wissenschaftlichen Tatsache. Einführung in die Lehre vom Denkstil und Denkkollektiv. 4. Auflage. Frankfurt a.M.: Suhrkamp.

Fleischmann N (2024). Interprofessionelle Pflegearbeit. Stuttgart: Kohlhammer.

Friesacher H (2016). Professionalisierung und Caring – passt das überhaupt zusammen? In: Kleibel V & Urban-Huser C (Hrsg.). Caring – Pflicht oder Kür? Gestaltungsspielräume für eine fürsorgliche Praxis. Wien: Facultas, S. 55–71.

Hülsken-Giesler M (2015). Professionskultur und Berufspolitik in der Langzeitpflege. In Brandenburg H & Güther H (Hrsg.). Gerontologische Pflege. Bern: Hogrefe, S. 163–175.

Institut für Community Medicine (2015). Gemeinsames Lernen von Medizin und Pflege in Mecklenburg-Vorpommern: Voraussetzungen für eine verbesserte Zusammenarbeit und eine bedarfsgerechte Versorgung der Bevölkerung im demographischen Wandel. Greifswald: Institut für Community Medicine, Universitätsmedizin Greifswald.

Kälble K (2024). Zur Professionalisierung der Pflege in Deutschland. In: Sander T & Dangendorf S (Hrsg.). Akademisierung der Pflege. Weinheim: Beltz Juventa, S. 29–56.

Krampe E-M (2015). Zwischenbilanz und aktuelle Entwicklungen in der Akademisierung der Pflegeberufe. In: Pundt J & Kälble K (Hrsg.). Gesundheitsberufe und gesundheitsberufliche Bildungskonzepte. Bremen: Apollon, S. 139–163.

Krampe E-M (2009). Emanzipation durch Professionalisierung? Akademisierung des Frauenberufs Pflege in den 1990er Jahren: Erwartungen und Folgen. Frankfurt a.M.: Mabuse.

Kurtz T (2018). Systemtheorie der Professionen. In: Schnell C. & Pfadenhauer M (Hrsg.). Handbuch Professionssoziologie. Wiesbaden. Springer, doi.org/10.1007/978-3-658-13154-8_2–1

Land B (2018). Das deutsche Gesundheitssystem – Struktur und Finanzierung. Stuttgart. Kohlhammer.

Mahler C, Karstens S, Roos M & Szecsenyi J (2012). Interprofessionelle Ausbildung für eine patientenzentrierte Versorgung der Zukunft. Die Entwicklung eines Kompetenzprofils für den Bachelor-Studiengang »Interprofessionelle Gesundheitsversorgung«. Zeitschrift für Evidenz, Fortbildung und Qualität im Gesundheitswesen 106. Jg., Heft 10, 523–532.

Mayer H (2016). Geleitwort. In: Kleibel V & Urban-Huser C (Hrsg.). Caring – Pflicht oder Kür? Gestaltungsspielräume für eine fürsorgliche Praxis. Wien: Facultas, S. 5–8.

Mitzkat A, Berger S, Reeves S & Mahler C (2016). Mehr begriffliche Klarheit im interprofessionellen Feld – ein Plädoyer für eine reflektierte Verwendung von Terminologien im nationalen und internationalen Handlungs- und Forschungsfeld. GMS Journal for Medical Education. 33. Jg., Heft 2, Doc 36. (http://www.egms.de/en/journals/zma/2016-33/zma001035.shtml; Zugriff am 16.07.2017).

Oevermann U (1996). Theoretische Skizze einer revidierten Theorieprofessionalisierten Handelns. In: Combe A & Helsper W (Hrsg.). Pädagogische Professionalität. Untersuchungen zum Typus Pädagogischen Handelns. Frankfurt a.M.: Suhrkamp, S. 70–182.

Pfadenhauer M & Sander T (2010). Professionssoziologie. In: Kneer G & Schroer M (Hrsg.). Handbuch Spezielle Soziologien. Wiesbaden: VS-Verlag, S. 361–378.

Robert Bosch Stiftung (2011). Memorandum Kooperation der Gesundheitsberufe. Qualität und Sicherstellung der zukünftigen Gesundheitsversorgung. Stuttgart: Robert Bosch Stiftung. (http://www.bosch-stiftung.de/de/publikation/memorandum-kooperation-der-gesundheitsberufe-qualitaet-und-sicherung-der; Zugriff am 16.07.2017).

Sander T & Dangendorf S (Hrsg.) (2024). Akademisierung der Pflege. Berufliche Identitäten und Professionalisierungspotenziale im Vergleich der Sozial- und Gesundheitsberufe. Weinheim: Beltz Juventa,

Schaeffer D (1994). Zur Professionalisierbarkeit von Public Health und Pflege. In: Schaeffer D, Moers M & Rosenbrock R (Hrsg.). Public Health und Pflege. Zwei neue gesundheitswissenschaftliche Disziplinen. Berlin: Edition Sigma, S. 103–126.

Stößel U & Körner M (2015). Theorie und Praxis interprofessioneller Zusammenarbeit im Gesundheitswesen – Stellenwert und Bedeutung für die Gesundheitsversorgung von morgen. In: Pundt J & Kälble K (Hrsg.). Gesundheitsberufe und gesundheitsberufliche Bildungskonzepte. Bremen: Apollon, S. 363–382.

Streckeisen U (2015). Plädoyer für eine kritische Weiterentwicklung der strukturtheoretisch orientierten Professionstheorie. In: Pundt J & Kälble K (Hrsg.). Gesundheitsberufe und gesundheitsberufliche Bildungskonzepte. Bremen: Apollon, S. 39–61.

SVR – Sachverständigenrat zur Begutachtung der Entwicklung im Gesundheitswesen (2007). Kooperation und Verantwortung. Voraussetzungen einer zielorientierten Gesundheitsversorgung. Gutachten 2007. Kurzfassung. Berlin: SVR.

Walkenhorst U, Mahler C, Aistleithner R, Hahn EG, Kaap-Fröhlich S, Karstens S, Reiber K, Stock-Schröer B & Sottas B (2015). Position statement GMA Comittee – Interprofessional Education for the Health Care Professions. GMS Zeitschrift für Medizinische Ausbildung. 32. Jg., Heft 2: Doc 22. doi.org/10.3205%2Fzma000964

WHO – World Health Organisation (2010). Framework for Action on Interprofessional Education & Collaborative Practice. Genf: WHO. (https://iris.who.int/bitstream/handle/10665/70185/WHO_HRH_HPN_10.3_eng.pdf?sequence=1 Zugriff am 21.08.2024).

WR – Wissenschaftsrat (2023). Prespektiven für die Weiterentwicklung der Gesundheitsfachberufe. Köln: Wissenschaftsrat. (https://www.wissenschaftsrat.de/download/2023/1548-23.pdf?__blob=publicationFile&v=14; Zugriff am 21.08.2024).

WR – Wissenschaftsrat (2012). Empfehlungen zu hochschulischen Qualifikationen für das Gesundheitswesen. Berlin: Wissenschaftsrat. (https://www.wissenschaftsrat.de/download/archiv/2411-12.pdf?__blob=publicationFile&v=5; Zugriff am 21.08.2024).

Zum Weiterlesen – Professionalisierung

Fleischmann N (2024). Interprofessionelle Pflegearbeit. Stuttgart: Kohlhammer.
Friesacher H (2016). Professionalisierung und Caring – passt das überhaupt zusammen? In: Kleibel V & Urban-Huser C (Hrsg.). Caring – Pflicht oder Kür? Gestaltungsspielräume für eine fürsorgliche Praxis. Wien: Facultas, S. 55–71.
Krampe E-M (2009). Emanzipation durch Professionalisierung? Akademisierung des Frauenberufs Pflege in den 1990er Jahren: Erwartungen und Folgen. Frankfurt a. M.: Mabuse.

5 Pflegeorganisationen

Christa Büker

Im Mittelpunkt dieses Kapitels stehen die unterschiedlichen Interessens- und Standesvertretungen der Berufsgruppe der Pflegenden mit ihren jeweiligen Zielen und Aufgabenschwerpunkten. Dabei werden sowohl bedeutende internationale als auch nationale Vereinigungen vorgestellt. Mit Blick auf die bundesdeutsche Situation soll dargelegt werden, warum die Vielfalt der Pflegeorganisationen nicht unbedingt günstig ist, sondern eher ein Hemmnis für die Entwicklung der Berufsgruppe darstellt. Es wird aufgezeigt, dass unterschiedliche Positionen der Verbände in zentralen Fragen den Gegnern einer Professionalisierung der Pflege willkommene Argumente liefern, um eine Stärkung der Berufsgruppe zu verhindern.

Breiten Raum nimmt das Thema der pflegerischen Selbstverwaltung in Form von Landespflegekammern ein. Während Pflegekammern international weit verbreitet sind und für die Pflegenden in anderen Ländern bereits seit vielen Jahren eine Selbstverständlichkeit darstellen, zeigen sich erste, hoffnungsvolle Ansätze in Deutschland erst in jüngster Vergangenheit. Ziel dieses Kapitels ist es, den LeserInnen die berufspolitische Bedeutung der Verkammerung näherzubringen und für ein größeres berufspolitisches Interesse und Engagement aller Pflegenden zu werben.

Praxisbeispiel

Helena Kühne und Marc Grebe[8] sind Studierende eines dualen Bachelorstudiengangs Pflege und inzwischen im 4. Semester. In den Lehrveranstaltungen wurden verschiedentlich berufspolitische Themen behandelt, die sie sehr interessiert haben. Bereits zu Beginn ihres Studiums im ersten Semester war eine Vertreterin eines Berufsverbands eingeladen, um die Studierenden über die Ziele und Aufgaben ihrer Organisation zu informieren. Und erst vor wenigen Wochen haben sie in einer Lehrveranstaltung über die Errichtung von Pflegekammern gesprochen. Mit einem Mitglied eines Vereins, der sich in ihrem Bundesland für die Errichtung einer Pflegekammer einsetzt, haben sie intensiv über Pro und Kontra einer Pflegekammer diskutiert. Beide Studierende überlegen

---

8 Fiktive Namen

seither, sich ebenfalls zu engagieren. Während Marc sich eher für eine Mitgliedschaft in einem Berufsverband interessiert, tendiert Helena dazu, sich für die Errichtung einer Pflegekammer stark zu machen.

Helena und Marc sind davon überzeugt, dass eine Verbesserung der Situation in der Pflege nur erreicht werden kann, wenn möglichst viele Pflegende berufspolitisch aktiv werden. In ihren bisherigen Praxiseinsätzen haben sie allerdings wahrgenommen, dass viele Pflegende nur ein geringes Interesse für Berufspolitik aufbringen. Es wird zwar häufig über die Arbeitsbedingungen geklagt, die Klage endet jedoch meistens mit dem resignierten Hinweis, »man könne ja doch nichts machen«. In ihrem letzten Praxiseinsatz hat Helena eine kleine, informelle Umfrage unter den KollegInnen durchgeführt, wer von ihnen in irgendeiner Weise berufspolitisch engagiert ist. Dabei stellte sich heraus, dass lediglich die Stationsleitung Mitglied in einem Berufsverband ist und eine andere Kollegin sich aktiv in der Gewerkschaft betätigt. Außerdem fiel Helena auf, dass viele Pflegende offenbar gar nicht wissen, welche Aufgaben die jeweiligen Organisationen haben und wodurch sie sich eigentlich unterscheiden. Große Skepsis hat sie gegenüber der Einrichtung einer Pflegekammer wahrgenommen, obwohl die KollegInnen wenig bis gar keine Kenntnis über deren Sinn und Zweck hatten. Insbesondere der zu leistende verpflichtende Mitgliedsbeitrag bei einer Verkammerung wurde rigoros abgelehnt.

5.1 Interessenvertretungen der Pflege

Die Berufsgruppe der Pflegenden wird gegenüber der Politik und der Öffentlichkeit von verschiedenen Organisationen und Vereinigungen vertreten. Dazu gehören Berufsverbände, Pflegekammern und Gewerkschaften. Sie verfolgen jeweils unterschiedliche Zielsetzungen und Aufgabenschwerpunkte (Drebes et al. 2017; Kellnhauser 2016) (▶ Tab. 5.1):

- *Berufsverbände* sind privatrechtliche Organisationen und fungieren in der Regel als eingetragene Vereine. Sie haben das Ziel der beruflichen Interessenvertretung der Pflegenden. Zu ihren Aufgaben gehören politische Lobbyarbeit und Öffentlichkeitsarbeit sowie die Beratung von Pflegenden in fachlichen und berufsrechtlichen Fragen. Sie setzen sich ein für die Erhöhung des Ansehens des Berufs, für die Professionalisierung der Pflege und bessere Rahmenbedingungen in der Pflege. Ferner bieten sie ihren Mitgliedern Fort- und Weiterbildungsmöglichkeiten. Die Mitgliedschaft in einem Berufsverband ist freiwillig und steht in der Regel nur den Angehörigen des Pflegeberufs offen. Der größte Berufsverband für die Pflege in Deutschland ist der Deutsche Berufsverband für

Berufsverbände

Pflegeberufe (DBfK). Daneben gibt es noch zahlreiche kleinere Verbände (► Kap. 5.3).

Pflegekammern
- *Pflegekammern* sind Körperschaften des öffentlichen Rechts. Das bedeutet, dass ihnen hoheitliche, d.h. dem Staat vorbehaltene Aufgaben übertragen werden können. Pflegekammern verfolgen das Ziel der Sicherstellung einer sachgerechten pflegerischen Versorgung der Bevölkerung entsprechend dem aktuellen Stand der pflegewissenschaftlichen Erkenntnisse. Sie regulieren den Pflegeberuf im Sinne einer Selbstverwaltung (► Kap. 5.4).

Gewerkschaften
- *Gewerkschaften* vertreten die wirtschaftlichen Interessen von abhängig Beschäftigten. Sie führen Tarifverhandlungen mit Arbeitgeberverbänden und setzen sich für angemessene Gehälter, bessere Arbeitsbedingungen und mehr Mitbestimmung ein. Eine wichtige Gewerkschaft für das Gesundheitswesen ist die Vereinte Dienstleistungsgewerkschaft (ver.di). Eine spezielle Pflege-Gewerkschaft in Deutschland ist der Bochumer Bund.

Tab. 5.1: Zielsetzung der verschiedenen Organisationen im Überblick

Organisation	Zielsetzung
Berufsverband	Standespolitische Interessenvertretung
Pflegekammer	Berufliche Selbstverwaltung der Pflege
Gewerkschaft	Tarifpolitische Interessenvertretung

Keine Interessenvertretung der beruflich Pflegenden sind die sogenannten *Trägerverbände*, auch wenn dies gelegentlich so dargestellt wird. Sie sind Arbeitgeberverbände, d.h., sie verfolgen die Interessen von Unternehmen und Arbeitgebern.

5.2 Internationale Pflegeorganisationen

Weltweite Vereinigungen der Pflege

Weltweit gibt es zahlreiche Organisationen, die die Interessen der Pflege vertreten. Auf allen Kontinenten und in vielen Ländern gibt es große Vereinigungen, beispielsweise der US-amerikanische Berufsverband *American Nurses Association* (ANA), der australische Verband *Australian Nurses and Midwifery Federation* oder die europäische Vereinigung *European Federation of Nurses Associations* (EFN). Nachfolgend sollen zwei der bedeutendsten Vereinigungen näher betrachtet werden, der *International Council of Nurses* (ICN) sowie die *European Federation of Nurses Associations* (EFN).

5.2.1 International Council of Nurses

Der International Council of Nurses (ICN) mit Sitz in Genf ist eine Vereinigung von mehr als 130 nationalen Pflegeorganisationen. Der ICN wurde bereits 1899 gegründet – Deutschland war eines der Gründungsmitglieder, vertreten durch Agnes Karll – und war damit die erste internationale Pflegeorganisation. Zugleich ist sie bis heute die größte Organisation, denn sie vertritt weltweit Millionen Pflegefachpersonen. Der ICN versteht sich als globale Stimme der Pflege und setzt sich ein für eine qualitativ gute Pflege für alle Menschen sowie für eine vernünftige Gesundheitspolitik weltweit. Zu seinen Aufgaben gehören die Vertretung der Interessen der Pflegenden sowie die Imageverbesserung und die Förderung der Professionalisierung der Pflege (Homepage: https://www.icn.ch/).

Auch Pflegeorganisationen aus dem deutschsprachigen Raum sind im ICN vertreten. Für Deutschland ist dies der *Deutsche Berufsverband für Pflegeberufe* (DBfK), für Österreich der *Österreichische Gesundheits- und Krankenpflegeverband* (ÖGKV) und für die Schweiz der *Schweizer Berufsverband der Pflegefachfrauen und Pflegefachmänner* (SBK). — *Deutsche Vertretung im ICN*

Weltweit bekannt und verbreitet sind die vom ICN entwickelte Definition von Pflege (Definition of Nursing) und der Ethikkodex für Pflegende (Code of Ethics for Nurses), die in englischer Sprache auf der Homepage des ICN sowie in deutschsprachiger Version auf der Homepage des DBfK nachgelesen werden können. Der Ethikkodex versteht sich als Leitmaxime für das Verhalten und Handeln von Pflegenden weltweit. Untrennbar von Pflege sind dem Kodex zufolge die Achtung der Menschenrechte sowie das Recht auf Leben und Entscheidungsfreiheit, auf Würde und auf respektvolle Behandlung (DBfK 2021; ICN 2021). Um seinen Zweck zu erreichen, muss der Kodex den Pflegefachpersonen bekannt sein und von ihnen verinnerlicht werden. Studierenden und Auszubildenden in der Pflege sollte er frühzeitig nähergebracht werden. — *Code of Ethics for Nursing (siehe Anhang)*

Seit 1989 befasst sich der ICN außerdem mit der Entwicklung einer internationalen Klassifikation für die Pflegepraxis. Ziel der International Classification of Nursing Practice (ICNP) ist die Beschreibung der Pflegepraxis in einer einheitlichen und international vergleichbaren Fachsprache. Zentrale Elemente der ICNP sind Pflegediagnosen, Pflegeinterventionen und Pflegeergebnisse. Vorteile einer gemeinsamen Terminologie werden in der verbesserten Kommunikation und der Erhöhung der Sichtbarkeit von Pflege gesehen. — *International Classification of Nursing Practice*

5.2.2 European Federation of Nurses Associations

Eine bedeutende Vereinigung auf europäischer Ebene ist die European Federation of Nurses Associations (EFN), auf Deutsch »Europäische Vereinigung der Berufsorganisationen der Pflege«. Die EFN gründete sich 1971 und besteht aus mehr als 34 nationalen Pflegeorganisationen aus allen EU-Ländern sowie weiteren europäischen Staaten. Während die Organisation — *Pflegevereinigung auf europäischer Ebene* zunächst über viele Jahre ihren Sitz im schweizerischen Bern hatte, befindet sich das Büro heute in Brüssel. Die unmittelbare Nähe zum Europaparlament ist dem zentralen Ziel der EFN förderlich, nämlich der Vertretung der Interessen der Pflegenden gegenüber der Europäischen Union. Dazu betreibt der Verband Lobbyarbeit in den wichtigen Institutionen der EU: der Europäischen Kommission, dem Europäischen Parlament und dem Europarat.

Die EFN versucht Einfluss zu nehmen auf alle die Pflege betreffenden Entscheidungen der Europäischen Union. Der Verband versteht sich als Brücke zwischen den nationalen Pflegeorganisationen und der Europapolitik. Wesentliche Anliegen sind eine qualitativ hochwertige Gesundheitsversorgung, die Qualifizierung von Pflegenden, die Förderung der Mobilität von Pflegefachpersonen innerhalb Europas sowie die Schaffung guter Arbeitsbedingungen für Pflegende. Dazu betreibt die EFN eine intensive Netzwerkarbeit, ist in zahlreichen Gremien auf EU-Ebene vertreten und fördert diverse pflegebezogene EU-Projekte. Weitere Aufgabenschwerpunkte liegen in der Erarbeitung von Positionspapieren und Fachartikeln, in der Organisation von Konferenzen und in der Öffentlichkeitsarbeit (Homepage: https://efn.eu/).

5.2.3 Internationale Fachverbände

Internationale Verbände für Pflegeexpertinnen

International und auf europäischer Ebene gibt es eine nahezu unübersehbare Anzahl an Pflegeverbänden, die spezifische fachbezogene Interessen vertreten. Dazu gehören beispielsweise:

- International Council of Women's Health Issues (ICOWHI)
- International Federation of Nurse Anesthetists (IFNA)
- European Association of Urology Nurses (EAUN),
- European Psychiatric Nurses (HORATIO)
- European Oncology Nursing Society (EONS)
- Foundation of European Nurses in Diabetes (FEND)
- European Respiratory Nurses Association (ERNA)
- European Society for Emergency Nursing (EuSEN)
- Association for Common European Nursing Diagnosis, Interventions and Outcomes (ACENDIO)

Für die zahlreichen Fachverbände auf europäischer Ebene gibt es den Dachverband *European Specialist Nurses Organisations* (ESNO). Er setzt sich ein für eine verbesserte Wahrnehmung der hohen Professionalität von Pflegeexperten in Politik und Öffentlichkeit. Sitz der ESNO ist Brüssel (Homepage: https://www.esno.org/).

5.3 Pflegeorganisationen in Deutschland

Auch in Deutschland gibt es eine Vielzahl an Pflegeorganisationen. Die größte und bekannteste Interessenvertretung ist der Deutsche Berufsverband für Pflegeberufe (DBfK e.V.), der sich an alle Pflegenden richtet. Daneben gibt es aber auch zahlreiche Spezialistenverbände,

Spezialistenverbände

- die sich in erster Linie an eine der ursprünglich drei Berufsgruppen richten (z. B. der Berufsverband Kinderkrankenpflege Deutschland, der Deutsche Berufsverband für Altenpflege),
- sich auf eine bestimmte Fachrichtung konzentrieren (z. B. die Deutsche Fachgesellschaft Psychiatrische Pflege, die Deutsche Gesellschaft für Fachkrankenpflege und Funktionsdienste e.V.),
- eine verbandliche bzw. kirchliche Ausrichtung zeigen (z. B. die Arbeitsgemeinschaft christlicher Schwesternverbände und Pflegeorganisationen in Deutschland e.V., der Verband der Schwesternschaften vom DRK e.V.),
- sich an Personen in Leitungs- oder Lehrfunktionen richten (z. B. der Bundesverband Pflegemanagement, der Bundesverband Lehrende Gesundheits- und Sozialberufe e.V.).

Für Studierende der Pflege dürfte es von besonderem Interesse sein, dass es auch eine eigene wissenschaftliche Fachgesellschaft gibt, nämlich die *Deutsche Gesellschaft für Pflegewissenschaft* (▶ Kap. 5.3.4).

Wissenschaftliche Fachgesellschaft

Von Bedeutung in grundsätzlichen Bildungsfragen der Pflege ist der *Deutsche Bildungsrat für Pflegeberufe* (DBR; ▶ Kap. 5.3.6). Er entwickelt Bildungskonzepte und gibt Empfehlungen für Pflegeberufe der verschiedenen Bildungsebenen.

Trotz der enormen Vielfalt an Pflegeverbänden ist von den ca. 1,2 Millionen professionell Pflegenden in Deutschland nur ein geringer Anteil in irgendeiner Weise organisiert. Zwar geben die meisten Verbände ihre Mitgliederzahlen nicht bekannt; Schätzungen gehen allerdings davon aus, dass lediglich 10 % aller in der Pflege Beschäftigten Mitglied in einem Verband sind (Heeser 2021; Kuhn 2016).

Geringer Organisationsgrad der Pflege in Deutschland

Um mehr Einfluss zu bekommen, haben sich etliche Organisationen zu sogenannten *Dachverbänden* zusammengeschlossen. Ein wichtiger Dachverband ist der *Deutsche Pflegerat* (▶ Kap. 5.3.5). Nachfolgend werden einige der genannten Verbände und Vereinigungen vorgestellt.

5.3.1 Deutscher Berufsverband für Pflegeberufe

Der Deutsche Berufsverband für Pflegeberufe (DBfK) ist die größte und zugleich älteste berufsständische Interessenvertretung der Pflege in Deutschland. Er entstand bereits im Jahr 1903 und wurde damals durch Agnes Karll (1868–1927) als »Berufsorganisation der Krankenpflegerinnen

Agnes Karll als Pionierin einer beruflichen Interessensvertretung

Deutschlands« (B.O.K.D.) gegründet, dem Vorläufer des heutigen DBfK (Kuhn 2016, S. 45 ff). Nachdem der Verband in der Zeit des Nationalsozialismus aufgelöst wurde, begann nach Kriegsende der Wiederaufbau unter dem Namen seiner Gründerin »Agnes Karll Verband« (AKV). Schließlich erfolgte 1973 die Umbenennung in »Deutscher Berufsverband für Krankenpflege« (DBfK). Seit 1991 trägt der Verband seinen jetzigen Namen »Deutscher Berufsverband für Pflegeberufe« (unter Beibehaltung des Kürzels DBfK). Damit öffnete sich der Berufsverband zugleich für alle pflegerischen Berufsgruppen und versteht sich als Interessenvertretung für alle professionell Pflegenden (Homepage: https://www.dbfk.de/de/index.php).

Ziele berufspolitischer Arbeit

Zu den wichtigsten Zielen der berufspolitischen Arbeit des DBfK gehören die Professionalisierung des Pflegeberufs, die Weiterentwicklung und Qualitätssicherung der Pflege, die Förderung des Berufsimages und der Attraktivität des Berufs, der Einsatz für gute und motivierende Arbeitsbedingungen, die Weiterentwicklung von Pflegewissenschaft und Pflegeforschung sowie die Stärkung der Selbstverwaltung in Form von Pflegekammern.

Der DBfK vertritt die pflegerischen Interessen in der Politik auf Bundes- und Länderebene sowie in der Öffentlichkeit. Er ist Gründungsmitglied des Deutschen Pflegerats und des Deutschen Bildungsrates für Pflegeberufe. Er ist vernetzt mit verschiedenen internationalen Pflegeorganisationen und u. a. Mitglied im International Council of Nurses (ICN) und der European Federation of Nurses Associations (EFN). Eine enge Zusammenarbeit besteht mit den beiden deutschsprachigen Verbänden in Österreich und der Schweiz (OEGKV und SBK).

Struktur des DBfK

Der DBfK gliedert sich in einen Bundesverband und vier Regionalverbände (Regionalverband Nordwest, Regionalverband Nordost, Regionalverband Südwest, Regionalverband Südost). Der Bundesverband, der seinen Sitz in Berlin hat, ist schwerpunktmäßig im Bereich der Bundes- und Europapolitik tätig. Die Regionalverbände fungieren in erster Linie als Ansprechpartner für die Mitglieder vor Ort.

Pflegende aus allen Bereichen können Mitglied im DBfK werden: generalistisch und hochschulisch ausgebildete Pflegefachpersonen, Gesundheits- und KrankenpflegerInnen, Gesundheits- und KinderkrankenpflegerInnen, AltenpflegerInnen, Angehörige der Helferberufe in der Pflege, Studierende, Auszubildende und Selbstständige. Die Höhe des Mitgliedsbeitrags richtet sich nach dem Einkommen. Für Studierende und Auszubildende gibt es Sonderkonditionen.

Service für Mitglieder

Mitglieder erhalten regelmäßige Informationen und können kostengünstig an Fort- und Weiterbildungen teilnehmen. In allen Fragen rund um den Beruf können sie eine persönliche Beratung wahrnehmen. Im Mitgliedsbeitrag enthalten sind außerdem eine Berufsrechtschutz- und eine Berufshaftpflichtversicherung. DBfK-Mitglieder können sich aber auch selbst aktiv in die Arbeit des Verbands einbringen, indem sie z. B. in verschiedenen Arbeitsgruppen auf regionaler Ebene oder Bundesebene tätig werden.

5.3.2 Berufsverband für Kinderkrankenpflege Deutschland

Auf die Interessensvertretung der Gesundheits- und Kinderkrankenpflege hat sich der Berufsverband Kinderkrankenpflege Deutschland e. V. (BeKD) spezialisiert. Vorläufer war der 1982 als eingetragener Verein gegründete »Arbeitskreis der Kinderkrankenschwestern«, aus dem 1991 der »Berufsverband für Kinderkrankenschwestern und Kinderkrankenpfleger e. V.« hervorging und seit 2000 unter der jetzigen Bezeichnung firmiert. Ebenso wie der DBfK gehört der BeKD zu den Gründungsmitgliedern des Deutschen Pflegerats.

Interessensvertretung der Gesundheits- und Kinderkrankenpflege

Der BeKD, der seinen Sitz in Hannover hat, vertritt die berufspolitischen Interessen seiner Mitglieder auf nationaler, regionaler und lokaler Ebene. Er engagiert sich für die Sicherstellung der beruflichen Erstqualifikation als Gesundheits- und KinderkrankenpflegerIn und entsprechender Weiterqualifizierung (Homepage: https://bekd.de/).

Seinen Mitgliedern bietet der Verband eine Plattform für den fachlichen Austausch und eine individuelle Beratung in beruflichen Fragen. Eine aktive Mitarbeit ist möglich.

5.3.3 Deutscher Berufsverband für Altenpflege

Eine Interessensvertretung speziell für die Beschäftigten in der Altenpflege ist der Deutsche Berufsverband für Altenpflege e. V. (DBVA). Er wurde 1974 gegründet, mit dem Ziel, das damals noch junge Berufsbild bekannter zu machen und für bessere Rahmenbedingungen zu kämpfen. Nach wie vor gehört der Einsatz für bessere Arbeits- und Ausbildungsbedingungen sowie für einen gerechten Lohn zu den Schwerpunkten der Vereinstätigkeit. Dazu engagiert sich der Verband in politischen Gremien, informiert die Öffentlichkeit über die Situation in der Altenpflege und arbeitet mit bei der Entwicklung neuer Konzepte zur Altenhilfe. Als eine herausragende Aufgabe des Berufsverbands werden der Erhalt und die Weiterentwicklung altenpflegerischer Expertise gesehen.

Interessensvertretung für die Altenpflege

Mitglied im DBVA können der Satzung zufolge Pflegefach- und Pflegehilfskräfte werden sowie Fach- und Betreuungskräfte, die in der Altenpflege und Langzeitpflege tätig sind oder diese inhaltlich stärken und unterstützen. Eine aktive Mitarbeit ist möglich (Homepage: https://www.deutscher-berufsverband-fuer-altenpflege.de/).

5.3.4 Deutsche Gesellschaft für Pflegewissenschaft

Die erste und bislang einzige wissenschaftliche Fachgesellschaft in der Pflege gründete sich im Jahr 1989 und nannte sich zunächst Deutscher Verein zur Förderung von Pflegewissenschaft und -forschung (DV Pflegewissenschaft). Später erfolgte eine Umbenennung in Deutsche Gesellschaft für Pflegewissenschaft e. V. (DGP).

Sprachrohr der Pflegewissenschaft

Die DGP versteht sich als Sprachrohr der Pflegewissenschaft in Deutschland. Ihr zentrales Ziel ist die Förderung und Weiterentwicklung der Pflegewissenschaft, u. a. durch die Unterstützung pflegewissenschaftlicher Forschungsvorhaben, die Verbreitung pflegewissenschaftlicher Erkenntnisse und die Beteiligung an disziplinären, interdisziplinären und gesellschaftlichen Diskursen (Stemmer et al. 2019). Sie erarbeitet Stellungnahmen und Positionspapiere zu gesundheits- und pflegepolitischen Themen, organisiert Fachtagungen und ist Mitglied in zahlreichen nationalen und internationalen Gremien, Arbeitskreisen und Vereinigungen. Organ der Deutschen Gesellschaft für Pflegewissenschaft ist die Publikation *Pflege & Gesellschaft*. Das Magazin erscheint vierteljährlich und ist peer-reviewed. Auf der Homepage der DGP findet sich eine Komplettübersicht aller Veröffentlichungen. Außerdem stehen zahlreiche Stellungnahmen und Positionspapiere der letzten Jahre zum Download auf der Homepage bereit (Homepage: https://dg-pflegewissenschaft.de/).

Peer-Review

In einer Zeitschrift mit Peer-Review durchlaufen die Artikel vorab ein Begutachtungsverfahren. In diesem Verfahren wird durch ausgewählte Wissenschaftlerinnen und Wissenschaftler, die sich mit der Thematik des Artikels auskennen, die wissenschaftliche Qualität des Textes geprüft (engl. peer = Kollege, Gleichgestellter; review = Überprüfung, Gutachten). Die Begutachtung erfolgt in der Regel anonym. Im Ergebnis wird der Artikel entweder angenommen oder abgelehnt oder der Autor/die Autorin wird aufgefordert, das Manuskript zu überarbeiten (Panfil 2022).

Ethikkommission der DGP

Die inhaltliche Arbeit der Deutschen Gesellschaft für Pflegewissenschaft erfolgt in verschiedenen Arbeitsgruppen, den sogenannten Sektionen. Die Sektionen sind thematisch ausgerichtet, so gibt es beispielsweise eine Sektion Forschungsmethoden, eine Sektion Historische Pflegeforschung und eine Sektion Planetary Health. Durch die Sektion Ethik und den Vorstand der DGP wurde eine pflegespezifische, bundesweite »Ethikkommission DG Pflegewissenschaft e. V.« gegründet. Sie bietet die ethische Begutachtung von pflege- und gesundheitswissenschaftlichen Projekten und Forschungsvorhaben an. Außerdem entwickeln die Mitglieder der Ethikkommission Standards für die ethische Begutachtung, betreiben Öffentlichkeitsarbeit zur Sensibilisierung für ethische Aspekte in der Pflegeforschung und erarbeiten Informationsmaterialien.

Mitglied in der DGP kann jede Person werden, die pflegewissenschaftlich arbeitet oder an der Weiterentwicklung der Pflegewissenschaft interessiert ist. Auch Studierende und Auszubildende der Pflege gehören dazu. Ferner steht allen Mitgliedern eine aktive Mitarbeit in den Sektionen offen.

5.3.5 Deutscher Pflegerat

Um der stark zersplitterten Landschaft der beruflichen Interessensvertretungen in Deutschland eine gemeinsame Stimme zu geben, gründete sich im Jahr 1998 der Deutsche Pflegerat e. V. (DPR) als Dachorganisation für die Berufsverbände des Pflege- und Hebammenwesens. Zu den Zielen des Verbandes gehören insbesondere die Vertretung der Interessen der Mitgliedsverbände, die Stärkung und Attraktivitätssteigerung des Berufsbildes, die wirksame Vertretung der Position der Pflege und des Hebammenwesens gegenüber der Politik sowie die aktive Beteiligung an gesundheitspolitischen Entscheidungen. Dazu ist der DPR in verschiedenen politischen und ministeriellen Gremien, Netzwerken und Arbeitskreisen vertreten, wo er als zentraler Ansprechpartner für die Akteure im Gesundheitswesen fungiert (Homepage: https://deutscher-pflegerat.de/).

Dachorganisation

> **Dachverband**
>
> Ein Dachverband ist eine Organisation, die aus mehreren thematisch-fachlich oder regional zusammengehörigen Unterorganisationen besteht. Ein Dachverband ist davon geprägt, dass die Mitglieder in der Regel keine natürlichen, sondern juristische Personen sind.
> (DWDS 2024)

Zu den Mitgliedern des Deutschen Pflegerats gehören derzeit die folgenden 22 Organisationen (Stand: September 2025):

Mitgliedsverbände des DPR

- AnbieterVerband qualitätsorientierter Gesundheitspflegeeinrichtungen e. V. (AVG)
- Arbeitsgemeinschaft christlicher Schwesternverbände und Pflegeorganisationen in Deutschland e. V. (ADS)
- Berufsverband Kinderkrankenpflege Deutschland e. V. (BeKD)
- Bundesdekanekonferenz Pflegewissenschaft gem. e.V.
- Bundesfachvereinigung Leitender Krankenpflegepersonen der Psychiatrie e. V. (BFLK)
- Bundesverband Geriatrie e. V.
- Bundesverband Lehrende Gesundheits- und Sozialberufe e. V. (BLGS)
- Bundesverband Pflegmanagement e. V.
- Deutsche Gesellschaft für Endoskopiefachberufe e. V. (DEGEA)
- Deutsche Fachgesellschaft Psychiatrische Pflege e. V.
- Deutsche Gesellschaft für Fachkrankenpflege und Funktionsdienste e. V. (DGF)
- Deutsche Gesellschaft für Pflegewissenschaft e. V. (DGP)
- Deutsche Gesellschaft für Palliativmedizin e. V.
- Deutscher Berufsverband für Pflegeberufe e. V. (DBfK)
- Deutscher HebammenVerband e. V.
- Deutscher Pflegeverband e. V. (DPV)

- Initiative Chronische Wunden e.V.
- Deutsches Netzwerk Advanced Practice Nursing & Advanced Nursing Practice e.V. (DNAPN)
- Katholischer Pflegeverband e.V.
- Verband der Pflegedirektorinnen und Pflegedirektoren der Universitätskliniken und Medizinischen Hochschulen Deutschlands e.V. (VPU)
- Verband der Schwesternschaft vom DRK e.V.
- Verband für Anthroposophische Pflege e.V.

Struktur des DPR Das oberste Organ des Deutschen Pflegerats, der seinen Sitz in Berlin hat, ist die Ratsversammlung. Zu ihr gehören je zwei Delegierte der zugehörigen Berufsverbände sowie die Mitglieder des Präsidiums. Das Präsidium besteht aus dem Präsidenten/der Präsidentin, zwei Stellvertretern und vier weiteren Personen. Es wird alle vier Jahre von der Ratsversammlung neu gewählt. Das Präsidium führt die laufenden Geschäfte und koordiniert die vielfältigen Aufgaben des Deutschen Pflegerats.

Aufgaben des DPR

Aufgaben des Deutschen Pflegerats im Überblick (DPR 2024)

- Darstellung der Bedeutung und des Nutzens professioneller Pflege und des Hebammenwesens für ein effektives und effizientes Gesundheitssystem im Interesse der Bevölkerung
- Politische Durchsetzung von beruflichen Zielen der Pflegefachpersonen und Hebammen auf Landes- und Bundesebene sowie in der Europäischen Union
- Mitgestaltung bei Strukturveränderungen, Entwicklungen und Anpassungsprozessen im Gesundheits-, Sozial- und Bildungswesen der Bundesrepublik Deutschland und innerhalb Europas
- Positionierung zu Lohn- und Tariffragen sowie zur entgeltlichen Vergütung professioneller Pflege- und Hebammenleistungen
- Förderung und Weiterentwicklung der Pflege- und Hebammenwissenschaft zum Nutzen des Gesundheits- und Sozialwesens
- Wahrnehmung von Selbstverwaltungsaufgaben im Gesundheits-, Sozial- und Bildungswesen
- Initiierung und Förderung von Qualitätsentwicklung in allen Handlungsfeldern des Gesundheits- und Sozialwesens
- Beschäftigung mit Fragen der Strukturreform und der Qualitätssicherung
- Entwicklung von Stellungnahmen zu aktuellen gesundheitspolitischen Fragen
- Mitarbeit bei der Entwicklung bzw. Aktualisierung von Leitlinien

Aktivitäten des DPR Der Deutsche Pflegerat veröffentlicht Fachinformationen und erarbeitet Stellungnahmen und Positionspapiere, beispielsweise zur Pflegepersonalbemessung, zur Gewinnung und Anerkennung von internationalen Pflegefachpersonen oder zum Qualifikationsmix in der Pflege. Er ist auf Kongressen und Tagungen vertreten und gibt regelmäßig Pressemitteilungen heraus, in denen er u. a. bessere Arbeitsbedingungen und eine angemessene Vergütung für beruflich Pflegende und Hebammen fordert. Ferner setzt er sich ein für die berufliche Selbstverwaltung der Pflege.

5.3.6 Deutscher Bildungsrat für Pflegeberufe

Der Deutsche Bildungsrat für Pflegeberufe (DBR) ist kein Pflegeverband, in den Berufsangehörige der Pflege eintreten können. Vielmehr sieht er sich in der Funktion eines »Sachverständigenrats«. Der DBR wurde 1993 gegründet. Gründungsmitglieder waren die Arbeitsgemeinschaft Deutscher Schwesternverbände und Pflegeorganisationen e.V. (ADS) und der Deutsche Berufsverband für Pflegeberufe e.V. (DBfK). Inzwischen besteht die Trägerschaft neben der ADS und dem DBfK aus dem Verband der Schwesternschaften vom Deutschen Roten Kreuz e.V. (VdS) sowie dem Katholischen Pflegeverband e.V. (KPV).

Der DBR versteht sich als gemeinsames Forum für Bildungsfragen der Pflege und sieht die Verantwortung für Bildungsfragen als eine originär berufsständische Aufgabe an (Homepage: https://www.bildungsrat-pflege.de/).

DBR als Forum für Bildungsfragen der Pflegeberufe

Auf der Homepage des Deutschen Bildungsrats finden sich die erarbeiteten Konzepte, Positionen und Stellungnahmen zum Download. Der DBR äußerte sich beispielsweise zu Gesetzesinitiativen, zum Zugang zur beruflichen Pflegeausbildung, zur Gestaltung der Pflegeausbildung oder zur Anerkennung ausländischer Berufsabschlüsse. Viel Beachtung hat das vom DPR entwickelte Bildungskonzept für Pflegeberufe gefunden (DBR 2007), welches bis heute als innovatives und zukunftsweisendes Konzept gilt (▶ Kap. 6.1). Aktuell befindet sich der Deutsche Bildungsrat in einer Konsolidierungsphase.

Bildungskonzept für Pflegeberufe

5.4 Berufliche Selbstverwaltung der Pflege

Als wesentlicher Baustein einer Professionalisierung der Pflege gilt die berufsständische Selbstverwaltung in Form einer Kammer. Seit mehr als dreißig Jahren gibt es Bestrebungen von Seiten engagierter Pflegefachpersonen zur Gründung von Pflegekammern (Drebes et al. 2017). Erst in der jüngsten Vergangenheit wurden ihre Bemühungen von ersten Erfolgen gekrönt. In zwei Bundesländern – Rheinland-Pfalz und Nordrhein-Westfalen – sind inzwischen Gründungen erfolgt.

Im Folgenden geht es zunächst darum, welche Ziele eine Pflegekammer verfolgt und welche Aufgaben sie wahrnimmt. Nach einem Blick ins Ausland wird dann die Entwicklung in Deutschland nachgezeichnet.

5.4.1 Wesen einer Berufskammer

Berufskammern in Deutschland

Der Ursprung des Kammerprinzips geht zurück auf die Gilden und Zünfte des Mittelalters (Drebes et al. 2017). Die ersten Kammern waren dann die Handwerkskammern, die sich Ende des 19. Jahrhunderts gründeten. Heute gibt es in Deutschland verschiedene Kammern: neben den Handwerkskammern gibt es die Industrie- und Handelskammern, die Landwirtschaftskammern sowie Kammern für bestimmte freie Berufe wie beispielsweise Rechtsanwälte, Notare, Architekten, Wirtschaftsprüfer und Steuerberater. Im Gesundheitswesen gibt es die Ärzte- und Zahnärztekammern, Apothekerkammern und Psychotherapeutenkammern. Die Berufskammern sind in der Regel landesrechtlich organisiert. So existieren beispielsweise 17 Landesärztekammern, deren Spitzenorganisation – die Bundesärztekammer – lediglich die Funktion einer Arbeitsgemeinschaft der Landesärztekammern hat (Es gibt zwar 16 Bundesländer in Deutschland, aber 17 Landesärztekammern, da es im Land NRW zwei eigenständige Ärztekammern gibt, die Ärztekammer Westfalen-Lippe und Ärztekammer Nordrhein).

Kammer als Körperschaft des öffentlichen Rechts

Juristisch gesehen sind Kammern sogenannte »Körperschaften des öffentlichen Rechts«, die die Interessen der Gesellschaft bzw. der Bevölkerung zu deren Wohl stellvertretend für den Staat wahrnehmen. Sie übernehmen hoheitliche Aufgaben, d.h. Aufgaben, deren Erfüllung normalerweise dem Staat bzw. den Behörden obliegt. Das Aufgabengebiet wird ihnen durch Rechtsvorschriften – das jeweilige Kammergesetz – übertragen. In der Erfüllung der Aufgaben haben sie weitgehende Handlungsfreiheit, denn Kammern sind Organe der Selbstverwaltung; Eigenverantwortlichkeit und Selbstständigkeit sind prägende Merkmale.

Berufskammer als Aufsichtsorgan

Der zentrale Auftrag einer Berufskammer ist die Aufsicht über den Berufsstand. Dazu gehören die Standesvertretung, die Standesaufsicht und die Standesförderung. Welche Aufgaben genau dazugehören, soll nachfolgend am Beispiel der Pflegekammer verdeutlicht werden. Die Finanzierung der Arbeit einer Kammer erfolgt über Beiträge ihrer Mitglieder. Typisch für alle Berufskammern ist die Pflichtmitgliedschaft der Berufsangehörigen mit Pflichtbeiträgen (Drebes et al. 2017).

5.4.2 Ziele und Aufgaben einer Pflegekammer

Sicherstellung einer hohen Pflegequalität

Oberstes Ziel einer Pflegekammer ist die Sicherstellung einer sachgerechten und professionellen Pflege für die Bevölkerung entsprechend aktueller pflegewissenschaftlicher Erkenntnisse. Das gesundheitliche Wohl und die Interessen der Allgemeinheit stehen somit im Mittelpunkt. Die Kammer ist dem Schutz der Bevölkerung und der Regulierung des Berufsstands verpflichtet. Mit dieser anspruchsvollen Zielsetzung sind vielfältige Aufgaben verbunden. Einige der möglichen Aufgaben werden nachfolgend vorgestellt (▶ Abb. 5.1).

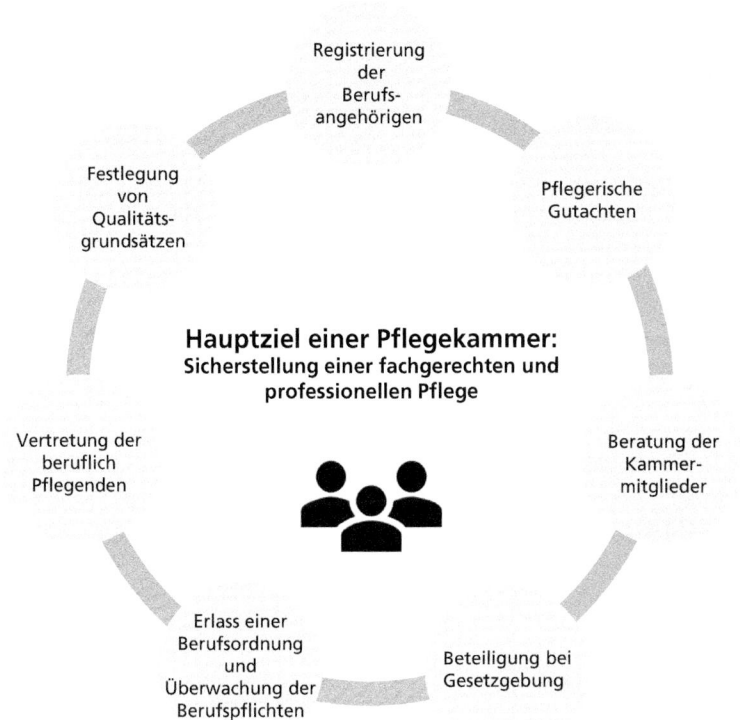

Abb. 5.1:
Aufgaben einer Pflegekammer

Registrierung aller Pflegefachpersonen – Führung eines Berufsregisters

Bei Errichtung einer Pflegekammer in einem Bundesland sind alle Berufsangehörigen zur Registrierung verpflichtet. So müssen sie beispielsweise Aufnahme oder Beendigung der beruflichen Tätigkeit oder Adressänderungen melden.

Ein wesentlicher Vorteil der Registrierung besteht darin, dass dadurch aussagekräftige Statistiken zu Anzahl, Qualifikation, Altersstruktur und Tätigkeitsorten der Berufsangehörigen zur Verfügung stehen. Bis heute mangelt es an zuverlässigen und ausreichend differenzierten Daten aus amtlichen Statistiken. Solche Daten wären allerdings von großer Bedeutung für die zukünftige, dem demografischen Wandel angepasste Fachkräfteplanung auf Länder- und Bundesebene sowie für die Planung notwendiger Ausbildungsplätze in der Pflege. Sie könnten z. B. aufzeigen, wie viele Pflegefachpersonen in den nächsten Jahren das Rentenalter erreichen und damit aus dem Beruf ausscheiden werden.

Bei einer Registrierung kann zudem nachgeprüft werden, inwieweit die Mitglieder der Berufskammer ihrer regelmäßigen Fortbildungsverpflich-

Berufsregister

tung nachkommen. Versäumnisse in diesem Bereich können dann sanktioniert werden.

Erlass einer Berufsordnung und Überwachung der Berufspflichten

Berufsordnung

Eine Kammer ist ermächtigt, Berufsordnungen zu erlassen und Berufspflichten festzulegen (Drebes et al. 2017). In der Berufsordnung werden allgemeine Grundsätze und Verhaltensregeln für Pflegefachpersonen in der Ausübung ihres Berufes festgeschrieben. Dazu gehören u. a. die Verschwiegenheitspflicht, die Fortbildungsverpflichtung, der Datenschutz, insbesondere aber auch die Definition von ethischen Leitlinien im Umgang mit pflegebedürftigen Menschen. Eine Berufsordnung gehört zu den Kernelementen einer professionellen Berufsausübung und findet sich auch bei den anderen verkammerten Berufen (z. B. Berufsordnungen für Ärzte und Rechtsanwälte). Die Regelungen der Berufsordnung werden durch die Kammer – und somit durch die Berufsangehörigen selbst – geschaffen und von der Delegiertenversammlung verabschiedet.

Aufgabe der Kammer ist es, die Einhaltung dieser Regelungen im Rahmen ihrer Standesaufsicht zum Schutz der Bevölkerung vor einer unsachgemäßen pflegerischen Versorgung zu überwachen. Bei Verstößen gegen die beruflichen Verhaltensnormen kann sie – entsprechend dem Prinzip der beruflichen Selbstkontrolle – Sanktionen einleiten. Wie weit die Disziplinierung und Sanktionierung bei Missachtung der Berufsethik und der Berufsordnung gehen, wird in den jeweiligen Kammergesetzen formuliert.

Festlegung von Qualitätsgrundsätzen und Weiterbildungsstandards

Fortbildungspflicht

Bislang gibt es in Deutschland nur ansatzweise eine Verpflichtung für beruflich Pflegende, ihr Wissen durch Fort- und Weiterbildungen auf dem aktuellen Stand zu halten. Dies ändert sich mit der Gründung von Pflegekammern. Zu den in der Berufsordnung festgelegten Qualitätsgrundsätzen gehört es, dass die Mitglieder einer Pflegekammer sich im Sinne des lebenslangen Lernens beruflich weiterbilden *müssen*. Dies bedeutet, dass innerhalb einer festgeschriebenen Zeitspanne eine bestimmte Anzahl an Fort- und Weiterbildungspunkten zu erwerben ist. Damit soll sichergestellt werden, dass der Beruf auf Grundlage nachweisbarer Kriterien und des derzeit besten verfügbaren Wissens ausgeübt wird und die Bevölkerung vor unsachgemäßer Pflege geschützt wird. Eine Überprüfung der Fortbildungspflicht erfolgt durch die Pflegekammer.

Die Pflegekammer kann auch die Definition von Weiterbildungsstandards vornehmen, d. h., welche Lerninhalte und welchen Umfang Qualifizierungsmaßnahmen haben sollen. Damit kann die häufig beklagte Fremdbestimmung der Berufsgruppe verringert und das Bewusstsein der Berufsangehörigen über die eigenen Kompetenzen und den eigenen Wissensstand befördert werden (Schwinger 2016).

Vertretung der beruflich Pflegenden

Bislang wurde die Pflege überwiegend durch berufsfremde Organe reguliert, überwacht und bestimmt. Die in einer Pflegekammer handelnden Akteure sind ExpertInnen aus den eigenen Reihen, sodass die bisherige Fremdbestimmtheit der Pflege ein Ende hat. Eine Pflegekammer vertritt die Belange der Berufsgruppe der Pflegenden gegenüber der Öffentlichkeit, der Politik und den weiteren Akteuren im Gesundheitswesen. Sie bündelt die Interessen der Beschäftigten und spricht in ihrem Namen. So bekommt die Pflege eine eigene und starke Stimme. Die Schaffung einer starken Interessensvertretung erfordert allerdings eine verpflichtende Mitgliedschaft in der Pflegekammer.

Starke Interessensvertretung

Beteiligung bei Gesetzgebungsprozessen

Derzeit ist die Berufsgruppe der Pflegenden häufig von Gesetzgebungsverfahren ausgeschlossen. Insbesondere fehlt es an einer gleichberechtigten Einbindung in den Gemeinsamen Bundesausschluss (G-BA), in dem oftmals Entscheidungen mit erheblichen Auswirkungen auf die Berufsgruppe der Pflegenden getroffen werden (▶ Kap. 4.1.2). Diese für die Pflege unbefriedigende Situation kann sich durch die Einrichtung von Pflegekammern ändern, da sie nach dem Heilberufsgesetz zur Stellungnahme bei Norm- und Gesetzgebungsverfahren berechtigt sind (HeilBG § 3). VertreterInnen einer Pflegekammer können ferner an Anhörungen oder Beratungen bei Gesetzgebungsprozessen teilnehmen und ihre Fachexpertise einbringen.

Mitwirkungsrecht

Beratung und Information der Kammermitglieder

Mitglieder erhalten bei der Kammer bei Bedarf fachliche und rechtliche Beratung. Die Kammer informiert die Kammermitglieder regelmäßig über ihre Tätigkeit und berufsbezogene Themen. Auch die Information der Öffentlichkeit gehört zu den Aufgaben der Kammer, um so in der Bevölkerung das Bewusstsein für die Bedeutung der beruflichen Pflege zu fördern.

Pflegerische Gutachten

Die Pflegekammer kann Sachverständige benennen, die die Erstellung von Berichten und Fachgutachten für Behörden und Gerichte vornehmen.

Um Irrtümer über die Aufgaben und Funktionen einer Pflegekammer zu vermeiden, sollten die Berufsangehörigen wissen, welche Aufgaben *nicht* zu einer Pflegekammer gehören.

5 Pflegeorganisationen

Welche Aufgaben gehören nicht zu einer Pflegekammer?

> **Welche Aufgaben hat eine Pflegekammer nicht?**
>
> - Sie vertritt keine fachlich motivierten verbandspolitischen Aufgaben.
> - Sie ist nicht die Interessensvertretung und Stütze einzelner Pflegefachpersonen, wenn es Probleme und Konflikte im Beruf bzw. am Arbeitsplatz gibt.
> - Sie kümmert sich nicht primär um bessere Arbeitsbedingungen.
> - Sie bietet keine Altersversorgung.
> - Sie verhandelt keine Tarife.
> - Sie führt keine Qualitätsprüfungen in den Einrichtungen durch.

(DBfK 2024)

Die genannten Aufgaben werden durch andere Institutionen wahrgenommen, z. B. von Gewerkschaften (Tarifverhandlungen), dem Medizinischen Dienst der Krankenversicherung (Qualitätsprüfungen in Pflegeeinrichtungen) oder den Berufsverbänden (Verbandspolitik).

5.4.3 Pflegekammern in anderen Ländern

Gründung der ersten Pflegekammern vor 100 Jahren

In vielen Ländern der Welt sind Pflegekammern (engl. »Nursing Council«, »Board of Nursing« oder »Board of Health and Welfare«) bereits seit langer Zeit etabliert. Schon vor mehr als 100 Jahren gründeten sich in den USA, in Kanada, England und Australien die ersten Pflegekammern (Kellnhauser 2012, S. 123 f).

Gründungsjahr der ersten Pflegekammern:
USA: 1903
Kanada: 1905
England: 1919
Australien: 1920
Irland: 1950
Neuseeland: 1972
Schottland: 1983

Pflegekammern in Europa

Auch europaweit gibt es in den meisten Ländern eine Pflegekammer: Irland, Großbritannien, Norwegen, Schweden, Finnland, Frankreich, Spanien, Portugal, Italien, Malta, Zypern, Griechenland, Bulgarien, Rumänien, Slowenien, Kroatien, Ungarn, Slowakei und Polen (Monitor Pflege 2015). Oberstes Ziel der Verkammerung ist in allen Ländern der Schutz der Bevölkerung und ihre Versorgung auf höchstem Standard, wie der nachfolgende Ausschnitt der Homepage der Pflege- und Hebammenkammer Irlands beispielhaft zeigt.

Protecting patients is our main objective

»The Nursing and Midwifery Board of Ireland (NMBI) is the independent, statutory organization with regulates the nursing and midwifery professions in Irelan. We work with nurses and midwives, the public and key stakeholders to enhance safety and care for people using services.

Our mission is to protect the public and the integrity of the professions of nursing and midwifery through the promotion of high standards of education, training, and professional conduct«

(Nursing and Midwifery Board of Ireland 2024).

Viele dieser Länder können auf eine lange akademische Tradition der Pflegeausbildung zurückblicken. Für die dortigen Pflegenden sind die Mitgliedschaft in einer Pflegekammer und die damit verbundene Registrierung selbstverständlich; ihr Organisationsgrad in der Kammer beträgt bis zu 95 %. Sie wissen, dass sie ihren Beruf nur ausüben dürfen, wenn eine gültige Registrierung bei ihrer zuständigen Kammer vorliegt. Ihr Registrierungsstatus ist im Internet öffentlich einsehbar.

Mitgliedschaft in der Pflegekammer als Selbstverständlichkeit

5.4.4 Entwicklung in Deutschland

Bestrebungen zur Errichtung von Pflegekammern in Deutschland gehen bis in die 1980er-Jahre zurück. Wie bereits erwähnt, stehen sie in einem engen Zusammenhang mit der Debatte um die Professionalisierung der Pflege, denn zu den wesentlichen Merkmalen einer Profession gehören die Akademisierung, wissenschaftlich fundiertes Wissen, Gemeinwohlorientierung, die Existenz einer Berufsethik sowie Handlungsautonomie und die berufliche Selbstregulierung (Fleischmann 2024, S. 18).

Gründungsinitiativen

In fast allen Bundesländern entstanden Fördervereine zur Gründung einer Pflegekammer, u.a. in Bayern, Nordrhein-Westfalen, Hamburg und Niedersachsen. Die Mitglieder der Fördervereine führten zahllose Gespräche mit Politikern, entwickelten Positionspapiere, nahmen an Anhörungen in Landtagen teil und warben insbesondere in der Berufsgruppe für eine Unterstützung der Idee. 1997 gründete sich die *Nationale Konferenz zur Errichtung von Pflegekammern in Deutschland*, ein Zusammenschluss aus 15 Fördervereinen, Berufsverbänden, Fachverbänden und weiteren Pflegeorganisationen (Kuhn 2016). Weitere Initiativen in Richtung Pflegekammer waren die Erarbeitung einer Rahmenberufsordnung durch den Deutschen Pflegerat, die als Vorbild für die Erstellung von Berufsordnungen in einzelnen Bundesländern diente, sowie die bereits erwähnte Möglichkeit der freiwilligen Registrierung (Kellnhauser 2016, S. 14 f.).

Fördervereine zur Errichtung von Pflegekammern

Diverse Rechtsgutachten wurden in Auftrag gegeben, um die Legalität einer Pflegekammer zu untersuchen. Zwischen 1994 und 2008 wurden insgesamt fünf diesbezügliche Gutachten erstellt (Kellnhauser 2016, S. 17;

Legalität eine Pflegekammer

Kellnhauser 2012, S. 189 ff). Vier dieser fünf Gutachten konnten keine verfassungsrechtlichen Bedenken gegen die Gründung einer Pflegekammer erkennen. Insbesondere das Gutachten, mit dem der Deutsche Pflegerat den Juristen Professor Gerhard Igl beauftragte, bestätigte endgültig die Haltlosigkeit rechtlicher Bedenken (Igl 2008). Auch die von Gegnern einer Verkammerung heftig kritisierte Pflichtmitgliedschaft widerspricht nicht geltendem Recht (Roßbruch 2013).

Gegner einer Verkammerung

Pflegekammergegner

Wie bereits angedeutet, gibt es nicht nur Befürworter der Pflegekammer. Selbst einige Berufsverbände waren anfangs gegen die Einrichtung von Pflegekammern, da sie als Konkurrenz gefürchtet wurden. Inzwischen sprechen sich bereits seit etlichen Jahren Berufsverbände bundesweit für Pflegekammern aus (Kuhn 2016). Nach wie vor stehen jedoch einige Arbeitgeberverbände und Gewerkschaften der Implementierung von Pflegekammern kritisch gegenüber. Zentrale Kritikpunkte sind die Pflichtmitgliedschaft (die von den Gegnern als »Zwangsmitgliedschaft« tituliert wird) mit der Zahlung von Mitgliedsbeiträgen, der Aufbau neuer Bürokratie

Pro- und Contra-Argumente

sowie Zweifel aneiner Attraktivitätssteigerung des Pflegeberufs durch eine Verkammerung (► Tab. 5.2).

Tab. 5.2: Argumente der Kammergegner und Kammerbefürworter (Pflegekammer NRW 2024; ver.di 2017; Kellnhauser 2016; Schwinger 2016; bpa 2015; DBfK 2014)

Befürworter einer Pflegekammer	Gegner einer Pflegekammer
• Sicherung einer hohen Pflegequalität und Schutz der Bevölkerung vor unsachgemäßer Pflege	• Ablehnung der Pflichtmitgliedschaft mit Beitragszahlung
• Nachhaltige Veränderung der Haltung der beruflich Pflegenden	• Keine Lösung bestehender Probleme in der Pflege (Fachkräftemangel, Überstunden, Einspringen an freien Tagen, hoher Arbeitsdruck, niedrige Entlohnung etc.)
• Höhere Wertschätzung des Pflegeberufs in Politik und Öffentlichkeit	
• Beitrag zur Professionalisierung und Entwicklung des Pflegeberufs	• Weitere unnötige Bürokratie und zusätzliche Kontrollen
• Förderung der Selbstbestimmtheit der beruflichen Pflege	• Weitere unnötige Regulierung des Gesundheitssystems
• Einheitliche und starke Stimme der Pflege	• Keine verbesserte Einflussnahme der Pflege
• Vorliegen von Planungsdaten durch belastbare Statistiken über die Zahl der Pflegenden in Deutschland	• Keine höhere Wertschätzung des Pflegeberufs
	• Kammerwesen nicht mehr zeitgemäß

Eigeninteressen der Gegner

Festzustellen ist, dass die Debatte der Gegner interessenpolitisch geführt wird. Weder Gewerkschaften noch Arbeitgeberverbände haben ein Mandat der Berufsgruppe in Sachen Verkammerung. Hinter den genannten Argumenten der Gegner stehen offensichtlich Eigeninteressen. Von Seiten der Gewerkschaften liegen diese in der Befürchtung eines Macht- und Mitgliederverlustes, von Seiten der Arbeitgeberverbände in der Sorge um einen zunehmenden Einfluss der zahlenmäßig starken Pflege.

Befragung der beruflich Pflegenden

Um die Meinung der Berufsangehörigen in der Pflege zu einer Verkammerung einzuholen, wurden in mehreren Bundesländern Umfragen durchgeführt. Initiiert wurden die Befragungen in der Regel durch die zuständigen Ministerien, um nicht eine Entscheidung über die Köpfe der direkt Betroffenen hinweg zu treffen. Bis auf Hamburg entschied sich überall eine Mehrheit der Befragten für die Errichtung einer Pflegekammer.

Umfragen durch Ministerien

Darauf hinzuweisen ist, dass eine Befragung der Pflegenden für die Entscheidungsfindung zur Gründung einer Pflegekammer nicht zwingend notwendig ist, sondern lediglich ein Meinungsbild darstellt. Bei einer Entschließung für den Aufbau einer Pflegekammer handelt es sich um eine politische Entscheidung, die im jeweiligen Landtag zu treffen ist. Entsprechend wichtig ist ein intensiver Dialog mit den VertreterInnen der verschiedenen Parteien.

Aufbau einer Pflegekammer als Entscheidung der Politik

Ebenso wichtig ist allerdings die umfassende Information und Aufklärung der beruflich Pflegenden über Ziele und Aufgaben einer Pflegekammer. Wie sich bei den Umfragen herausgestellt hat, besteht ein erhebliches Informationsdefizit in der Berufsgruppe über das Wesen einer Pflegekammer. So beurteilte ein beachtlicher Teil der Befragten bei den repräsentativen Erhebungen in Schleswig-Holstein und Bayern den eigenen Informationsstand als gering (TNS Infratest Sozialforschung GmbH 2013a; TNS Infratest Sozialforschung GmbH 2013b). Ferner zeigten die Ergebnisse einen engen Zusammenhang zwischen dem Informationsgrad der Befragten und der Zustimmung bzw. Ablehnung einer Pflegekammer. Je besser sich die Teilnehmenden an der Befragung über die Ziele und Aufgaben einer Pflegekammer informiert fühlten, umso größer war der Zuspruch zur Errichtung einer Kammer.

Bedeutung von Information und Aufklärung der Berufsgruppe

Gründung der ersten Pflegekammern

Die erste Pflegekammer in Deutschland wurde im Januar 2016 im Bundesland Rheinland-Pfalz gegründet. Vorausgegangen waren langjährige Bemühungen der Pflegeberufsverbände, mit den politischen Parteien ins Gespräch zu kommen und für ihre Initiative zu werben. Auf Wunsch der Landesregierung wurde eine Abstimmung unter der beruflich Pflegenden auf den Weg gebracht, bei der sich mehr als drei Viertel der Teilnehmenden für die Errichtung einer Pflegekammer aussprachen (dip 2013).

Pionier Pflegekammer in Rheinland-Pfalz

Die Einrichtung erfolgte nach einem festgelegten Muster. Nach dem positiven Votum der Berufsangehörigen wurde Mitte 2013 von Seiten des zuständigen Ministeriums eine *Gründungskonferenz* ins Leben gerufen, der die Aufgabe der Vorbereitung einer Pflegekammer übertragen wurde. Im

Prozess der Gründung einer Pflegekammer

nächsten Schritt erfolgte im Dezember 2014 die *Aufnahme der Pflegeberufe in das Heilberufsgesetz* (HeilBG), indem der Landtag von Rheinland-Pfalz die Novellierung des Gesetzes verabschiedete. Die Fortführung der Aufbauaktivitäten der Pflegekammer erfolgte ab 2015 durch den *Errichtungsausschuss*. Zu seinen Aufgaben gehörten u. a. die Einleitung der Registrierung der beruflich Pflegenden in Rheinland-Pfalz sowie die Vorbereitung und Durchführung der *Wahl der ersten Vertreterversammlung*. Die Vertreterversammlung als das höchste Gremium der Landespflegekammer (▶ Abb. 5.2) vertritt die Berufsangehörigen und steuert die Aktivitäten der Kammer. Die Mitglieder der Vertreterversammlung werden durch die registrierten Kammermitglieder gewählt. Am 25. Januar 2016 wurde die Vertreterversammlung der Pflegekammer Rheinland-Pfalz und damit die erste Pflegekammer in Deutschland eröffnet. Ihre Geschäftsstelle befindet sich in Mainz. Die inhaltliche Arbeit erfolgt in Ausschüssen und Arbeitsgruppen. Die Landespflegekammer ist inzwischen in zahlreichen Landesgremien vertreten, die sich mit Fragen der pflegerischen und gesundheitlichen Versorgung beschäftigen. Durch die Pflegekammer wurde u. a. eine Berufsordnung und eine Weiterbildungsordnung für Pflegefachpersonen entwickelt und veröffentlicht. Der Kammerbeitrag ist ein Jahresbeitrag und wird anhand von Beitragsklassen einkommensbezogen erhoben (Landespflegekammer Rheinland-Pfalz 2024).

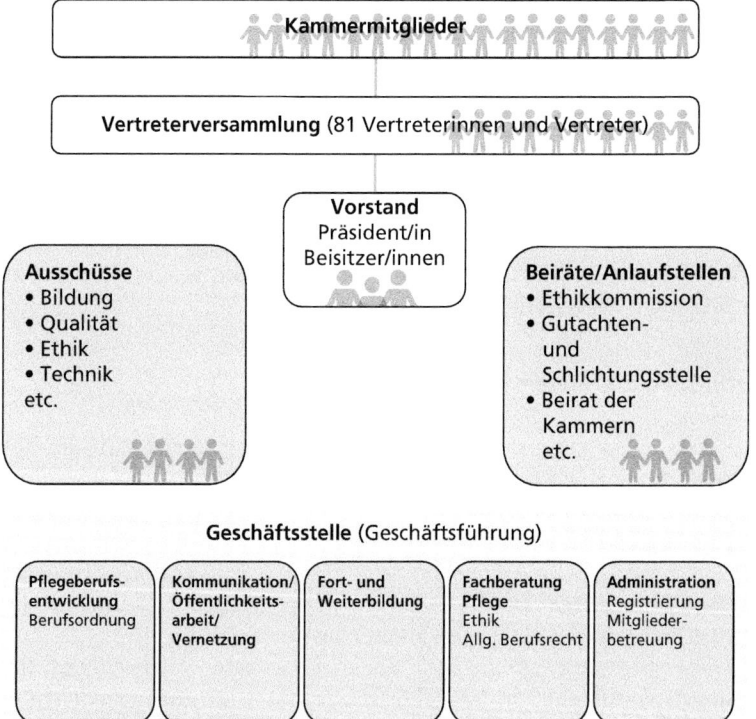

Abb. 5.2: Struktur der Landespflegekammer Rheinland-Pfalz (Kellnhauser 2016, S. 68)

Als zweite Landespflegekammer konstituierte sich die Pflegekammer Nordrhein-Westfalen, um den mehr als 220.000 Pflegefachpersonen in NRW eine Stimme zu geben. Im Juni 2020 trat das Gesetz zu Errichtung der Pflegekammer NRW in Kraft, mit Aufnahme der Pflegeberufe in das Heilberufsgesetz und anschließender Implementierung des Errichtungsausschusses. Im Dezember 2022 tagte erstmalig die Kammerversammlung. Inzwischen ist die Pflegekammer in verschiedenen Landesgremien mit Sitz und Stimme vertreten, z. B. im Landesausschuss Krankenhausplanung und der Landesgesundheitskonferenz. Mitgliedsbeiträge werden aktuell (Stand Juli 2025) noch nicht erhoben, da das Land NRW eine Anschubfinanzierung bis 2027 garantiert. Über die Höhe der zukünftigen Beiträge gibt es bislang eine Empfehlung des Errichtungsausschusses, die sich auf fünf Euro pro Monat für vollzeitbeschäftigte Mitglieder beläuft. Die letztliche Entscheidung trifft die Kammerversammlung. Die Geschäftsstelle der Landespflegekammer NRW befindet sich in Düsseldorf.

Pflegekammer NRW

Aktueller Stand in den Bundesländern

Um die berufsständische Selbstverwaltung in den anderen Bundesländern ist es derzeit (Stand Juli 2025) nicht gut bestellt. Zwei Landespflegekammern wurden kurz nach ihrer Gründung schon wieder aufgelöst. Hier ein Überblick (Lücke 2024):

Stillstand in Sachen Kammergründung

- *Schleswig-Holstein:* hier bestand eine Landespflegekammer als Körperschaft des öffentlichen Rechts von 2018 bis 2021. Nach einem Regierungswechsel und andauernden Protesten gegen die Kammer erfolgte auf Initiative der regierungstragenden Fraktionen Anfang 2021 eine Abstimmung der Mitglieder über Fortbestand oder Auflösung. Mehr als 90 % der Mitglieder votierten für die Auflösung der Kammer, die anschließend per Gesetz aufgelöst wurde.
- *Niedersachsen:* Auch hier gab es von 2018 bis 2021 eine Pflegekammer als Körperschaft des öffentlichen Rechts, die allerdings nicht im Heilkammergesetz, sondern in einem gesonderten Gesetz (Kammergesetz für die Heilberufe in der Pflege) verankert war. Darin vorgesehen war die Evaluation der Kammer bereits nach der Hälfte der ersten Wahlperiode. Neue politische Mehrheiten, anhaltende Proteste gegen die Kammer und Differenzen zwischen dem Kammervorstand und der Landesregierung führten im Jahr 2020 zu einer Abstimmung der Mitglieder, in der 70 % gegen den Fortbestand der Kammer stimmten. Diese wurde anschließend per Gesetz aufgelöst.
- *Hamburg:* eine repräsentative Befragung unter Pflegefachpersonen und Auszubildenden ergab im Jahr 2014 keine Mehrheit für die Gründung einer Pflegekammer. Die Möglichkeit einer Kammergründung wurde daher verworfen.

- *Bremen:* Da es in Bremen bereits eine Arbeitnehmerkammer gibt, in der alle abhängig Beschäftigten und Auszubildenden Pflichtmitglieder sind, ist eine Pflegekammer politisch mehrheitlich nicht gewollt.
- *Hessen:* Im Jahr 2018 stimmten in einer nicht repräsentativen Befragung 42,9 % der teilnehmenden Pflegefachpersonen für und 51,1 % der gegen eine Pflegekammer. Im Koalitionsvertrag der regierungstragenden Fraktionen gibt es keine Aussagen zu einer gesetzlichen Interessenvertretung der Pflege.
- *Saarland:* Auch hier gibt es bereits eine Arbeitskammer mit Pflichtmitgliedschaft für abhängig Beschäftigte und Auszubildende. Eine Pflegekammer ist politisch mehrheitlich nicht gewollt.
- *Bayern:* eine repräsentative Befragung ergab im Jahr 2014 eine Zustimmung zur Pflegekammer von 50 %, 34 % lehnten diese ab und 16 % waren unentschieden. Im Ergebnis entschied sich die Landesregierung gegen die Errichtung einer Pflegekammer, sondern für die Gründung der Vereinigung der Pflegenden in Bayern (VdPB), um die Interessen der beruflich Pflegenden in Bayern zu betreten, mit freiwilliger und beitragsfreier Mitgliedschaft. Die Aufgaben ähneln einer Pflegekammer, jedoch sind nur wenige tausend Pflegende bislang der Vereinigung beigetreten.
- *Berlin:* in einer Befragung aus 2015 votierten 58 % der Befragten für eine Kammer, dem Votum wurde jedoch nicht Rechnung getragen.
- *Brandenburg:* In einer repräsentativen Befragung im Jahr 2018 sprachen sich 56 % der teilnehmenden Pflegefachpersonen für eine Pflegekammer aus, allerdings lehnte eine knappe Mehrheit einen Pflegekammerbeitrag ab. Seit einer Fachanhörung zum Thema Pflegekammer im Jahr 2023 gibt es keine weitere Entwicklung.
- *Mecklenburg-Vorpommern, Sachsen, Sachsen-Anhalt, Thüringen:* keine nennenswerten politischen Aktivitäten zur Gründung von Landespflegekammern.

Gescheiterte Kammergründung

- *Baden-Württemberg:* Eine Befragung im Jahr 2018 ergab ein positives Votum. 68 % der teilnehmenden Pflegefachpersonen und Auszubildenden stimmten der Bildung einer Pflegekammer zu. Mit einer gewissen Verzögerung wurde 2023 die Kammergründung über ein separates Gesetz, das Landespflegekammergesetz, beschlossen und der Gründungsausschuss gebildet. Innerhalb einer Frist von 18 Monaten sollte dieser nun den Aufbau der Pflegekammer sowie die Registrierung der professionell Pflegenden vornehmen. Bedingung des Sozialministeriums war es, dass mindestens 60 Prozent der Angeschriebenen sich registrieren lassen (60-Prozent-Quorum). Gründungsausschuss und Ministerium kamen zu unterschiedlichen Ergebnissen bzgl. des Erfüllungsgrades des Quorums. Nach monatelanger Prüfung verkündete das Sozialministerium im Juni 2024, dass das Quorum knapp verfehlt sei. Der Gründungsausschuss wurde daraufhin aufgelöst, die Kammergründung war gescheitert (Koch 2024; Lücke et al. 2024).

Zu erwähnen ist noch, dass sich im Juni 2020 die Bundespflegekammer als eingetragener Verein gründete. Sie steht für die Vertretung der Selbstverwaltung der beruflich Pflegenden in Angelegenheiten, die über den Zuständigkeitsbereich der Landespflegekammern hinausgehen. Mitglieder sind die beiden Landespflegekammern. Präsidiumsmitglieder der Bundespflegekammer sind die PräsidentInnen der Landespflegekammern.

Bundespflegekammer

Die bisherige Bilanz der Gründung von Landespflegekammern in Deutschland ist ernüchternd. Zwei Pflegekammern bestehen, zwei Kammern wurden nach kurzer Zeit wieder abgewickelt, eine Kammergründung ist gescheitert, die anderen Bundesländer zeigen sich verhalten. Neben den mächtigen Gegnern, die sich vehement gegen die Pflegekammern gestellt haben, hat sich auch die eigene Berufsgruppe vielfach dagegen entschieden. Wenngleich die Situation der professionellen Pflege beklagt wird, so besteht nur bedingt die Bereitschaft, die mit einer Selbstverwaltung verbundenen Konsequenzen – Pflichtmitgliedschaft, Mitgliedsbeitrag, Fortbildungsverpflichtung – mitzutragen. Zu hoffen bleibt, dass die Arbeit der beiden bestehenden Pflegekammern zeigt, dass Pflegekammern wichtig und zukunftsweisend sind, nicht nur für den Pflegeberuf, sondern auch für die Qualität der Versorgung von Menschen mit Pflegebedarf.

Bilanz

5.5 Fazit

Rein quantitativ stellt die Pflege die größte Berufsgruppe im bundesdeutschen Gesundheitswesen und weist eine beachtliche Vielfalt an Pflegeverbänden und -organisationen auf, die zum Teil auf eine lange Tradition zurückblicken können. Vor diesem Hintergrund und angesichts ihrer hohen gesellschaftlichen Bedeutung verfügt sie im Prinzip über ein hohes Machtpotential. Dennoch ist ihr Einfluss bis heute eher gering. Die Gründe dafür sind vielfältig. Nachfolgend soll lediglich auf drei wesentliche Gründe hingewiesen werden:

- Der erste Grund liegt in der geringen Organisationsbereitschaft und dem geringen Organisationsgrad der Pflegefachpersonen. Wie bereits aufgezeigt, sind nur etwa 10 % der Berufsgruppe verbandlich organisiert. Die Mitglieder des Pflegeberufs zeigen somit ein eher geringes Interesse für berufspolitische Belange. Dies hat u. a. damit zu tun, dass es sich bei der Pflege um einen traditionell »dienenden« Beruf sowie einen typischen Frauen- und Dienstleistungsberuf handelt.
- Der zweite Grund betrifft die enorme Vielfalt an Pflegeverbänden und -organisationen, die eher hinderlich ist, da keiner der Verbände eine ausreichende Größe hat, um als Sprachrohr der Pflege auftreten zu können. Zudem liegen die Interessenslagen in dieser stark zergliederten Landschaft der Pflegeverbände zum Teil weit auseinander, beispielsweise

in der Frage der Generalistik der Pflegeausbildung. Die unterschiedlichen Positionen in zentralen Fragen hemmen nicht nur die Entwicklung der Berufsgruppe. Sie werden auch von Gegnern einer Professionalisierung der Pflege gern als Argument genutzt mit dem Hinweis, dass die Pflege sich selbst ja nicht einig sei.
- Der dritte Grund liegt in der fehlenden Einflussnahme auf politischer Ebene. Die Berufsverbände werden zwar gehört, sie haben jedoch keinerlei Entscheidungsbefugnis und kein Stimmrecht. Eine Beteiligung der Pflege an zentralen Entscheidungen im Gesundheitswesen ist derzeit nicht gegeben.

Um der Pflege eine einheitliche und starke Stimme zu verleihen, bedarf es zum einen des stärkeren berufspolitischen Interesses und Engagements der Berufsgruppe selbst. Der Einfluss von Berufsverbänden und Gewerkschaften hängt wesentlich von der Anzahl ihrer Mitglieder ab. Zum anderen sind eine verbandsübergreifende Struktur und gesetzliche Regelungen erforderlich, die den Pflegenden ein selbstverantwortliches Handeln ermöglichen, z. B. in Landespflegekammern. Positiv zu vermerken ist außerdem das Wirken des Deutschen Pflegerats (DPR), unter dessen Dach sich mittlerweile eine Reihe an Pflegeverbänden zusammengeschlossen haben und der sich zu einem zentralen Ansprechpartner im Gesundheitswesen entwickelt hat.

Die verschiedenen Organisationen – Berufsverbände, Pflegekammern, Gewerkschaften – haben jeweils unterschiedliche Zielsetzungen und Aufgaben. Dabei stehen sie nicht in Konkurrenz zueinander, sondern ergänzen sich. Letztendlich bedarf es des konstruktiven Zusammenwirkens, um bessere Rahmenbedingungen für die Pflege zu erreichen und damit die pflegerische Versorgung der Bevölkerung auf einem fachlich angemessenen Niveau sicherzustellen.

 Lernaufgaben

1. Wie unterscheiden sich Berufsverbände, Pflegekammern und Gewerkschaften in ihrer jeweiligen Zielsetzung und ihren Aufgaben?
2. Der weltweit größte Pflegeverband ist der International Council of Nurses. Welche Ziele und Aufgaben verfolgt der Verband? Besuchen Sie dazu die Homepage des ICN (https://www.icn.ch/).
3. Welche Auswirkungen hat die Vielfalt der Pflegeorganisationen in Deutschland?
4. Lesen Sie den ICN-Ethikkodex für Pflegende und überlegen Sie, wie Sie die Anforderungen des Kodex im Pflegealltag konkret umsetzen können.
5. Besuchen Sie die Homepage der Pflege- und Hebammenkammer Irlands (https://www.nmbi.ie/Home) und machen Sie sich ein Bild von den Zielen, Aufgaben und der Arbeitsweise der Kammer.
6. Besuchen Sie die Homepage der Landespflegekammer Rheinland-Pfalz (https://pflegekammer-rlp.de/). Informieren Sie sich dort insbesondere

über das Thema Mitgliedsbeitrag. Dazu finden Sie auf der Homepage die Beitragsordnung zum Download.

Reflexionsaufgaben

1. Reflektieren Sie Ihre eigene Haltung zu dem im Fallbeispiel dargelegten Ausspruch vieler Pflegender »man könne ja doch nichts machen«!
2. Wie stehen Sie selbst zu einem potenziellen Engagement in einer Pflegeorganisation. Welche Gründe sprechen dafür, welche dagegen?
3. Falls Sie überlegen, sich zu engagieren: Welches Engagement erscheint Ihnen am interessantesten bzw. vielversprechendsten: Ein Engagement in einem Berufsverband, in der Gewerkschaft oder in einem Verein, der sich für die Gründung einer Pflegekammer einsetzt?
4. In dem Fallbeispiel wird deutlich, dass viele Pflegefachpersonen nur ein geringes Interesse an Berufspolitik aufbringen. Diskutieren Sie zusammen mit anderen Studierenden, welche Ursachen dies haben kann und entwickeln Sie gemeinsam Ideen, wie man das Interesse für Berufspolitik in der Berufsgruppe der Pflegenden fördern könnte.
5. Schauen Sie sich noch einmal die Argumente der Befürworter und der Gegner einer Verkammerung der Pflege an. Welche Argumente überzeugen Sie mehr? Entwickeln Sie eine eigene Position zur Pflegekammer.
6. In dem Fallbeispiel wird von den Kolleginnen insbesondere der verpflichtende Mitgliedsbeitrag zu einer Kammer abgelehnt. Wie stehen Sie selbst dazu?

5.6 Literatur

bpa (2015). Die geplante Pflegekammer. Voller Risiken und Nebenwirkungen. Bundesverband privater Anbieter sozialer Dienste e.V.

DBfK (2024). Pflegeberufekammern. Berlin: Deutscher Berufsverband für Pflegeberufe. https://dbfk.de/de/berufspolitik/pflegeberufekammern/index.php#. Zugriff am 15.09.2024).

DBfK (2021). ICN-Ethikkodex für Pflegende. Berlin: Deutscher Berufsverband für Pflegeberufe e.V. (https://www.dbfk.de/media/docs/newsroom/publikationen/ICN_Code-of-Ethics_DE_WEB.pdf; Zugriff am 12.09.2024).

DBfK (2014). Gute Argumente zur Errichtung einer Pflegekammer. Berlin: Deutscher Berufsverband für Pflegeberufe e.V. (https://www.dbfk.de/media/docs/download/Allgemein/Pflegekammer_gute-Argumente_-2014.pdf; Zugriff am 20.09.2024).

DBR (Hrsg.) (2007). Pflegebildung offensiv. Deutscher Bildungsrat für Pflegeberufe. München: Urban & Fischer.

dip (2013). Befragungs- und Registrierungsstelle zur Einrichtung einer Landespflegekammer in Rheinland-Pfalz. Köln: Deutsches Institut für angewandte Pflegeforschung e.V. (http://www.dip.de/fileadmin/data/pdf/projekte/BadP21_Abschlussbericht_Pflegekammer_Endf.pdf; Zugriff am 20.09.2024).

DPR (2024). Aufgaben des Deutschen Pflegerats. Berlin: Deutscher Pflegerat e.V. (https://deutscher-pflegerat.de/verband/aufgaben; Zugriff am 20.09.2024).

Drebes J, Otten R & Schröck R (2017). Pflegekammern in Deutschland: Entwicklung – Orientierung – Umsetzung – Perspektiven. Bern: Hogrefe.

DWDS (2024). Dachverband. Berlin: Digitales Wörterbuch der deutschen Sprache (https://www.dwds.de/wb/Dachverband; Zugriff am 20.09.2024).

Fleischmann N (2024). Interprofessionelle Pflegearbeit. Stuttgart: Kohlhammer.

Heeser A (2021). Organisationsgrad in der Pflege: Ganz schön ernüchternd. Klinik Management aktuell. 26. Jg., Heft 5, 30–34.

ICN (2021). The ICN Code of Ethics for Nurses. Genf: International Council of Nurses (https://www.icn.ch/sites/default/files/2023-06/ICN_Code-of-Ethics_EN_Web.pdf. Zugriff am 12.09.2024).

Igl G (2008). Weitere öffentlich-rechtliche Regulierung der Pflegeberufe und ihrer Tätigkeiten. Voraussetzungen und Herausforderungen. München: Urban & Vogel.

Kellnhauser E (2016). Der Gründungsprozess der Landespflegekammer Rheinland-Pfalz. Vorgehensweise, Registrierung der Mitglieder & Wahl der Vertreterversammlung. Hannover: Schlütersche.

Kellnhauser E (2012). Krankenpflegekammern und Professionalisierung der Pflege. Ein internationaler Vergleich mit Prüfung der Übertragbarkeit auf die Bundesrepublik Deutschland. Mönchengladbach: Ursula Zawada.

Koch P (2024). Der politische Wille hat gefehlt. Gründungsprozess in Baden-Württemberg. Die Schwester/Der Pfleger. 63. Jg., Heft 7, 12–18.

Kuhn A (2016). Die Errichtung einer Pflegekammer in Rheinland-Pfalz. Der fehlende Baustein zur Professionalisierung? Wiesbaden: Springer.

Landespflegekammer Rheinland-Pfalz (2024). Mitgliedsbeitrag. (https://pflegekammer-rlp.de/mitgliedschaft/mitgliedsbeitrag/. Zugriff am 12.09.2024).

Lücke S (2024). Pflegekammer-Update 2024. Die Schwester/Der Pfleger. 63. Jg., Heft 1, 30–35.

Lücke S, Millich N & Sleziona M (2024). Scheitern mit Ansage. Missglückte Kammergründung in Baden-Württemberg. Die Schwester/Der Pfleger. 63. Jg., Heft 7, 4–10.

Monitor Pflege (2015). Überblick: Pflegekammern in Europa. (https://www.monitor-pflege.de/kurzfassungen/kurzfassungen-2014/DPT_Engagement%20/image/image_view_fullscreen; Zugriff am 20.09.2024).

Nursing and Midwifery Board of Ireland (2024). Protecting patients is our main objective. (https://www.nmbi.ie/What-We-Do; Zugriff am 12.09.2024).

Panfil E-M (Hrsg) (2022). Wissenschaftliches Arbeiten in der Pflege. Lehr- und Arbeitsbuch für Pflegende. 4., vollständig überarbeitete und erweiterte Ausgabe. Bern: Huber.

Pflegekammer NRW (2024). Pflegekammer kompakt. 10 Fragen zur Pflegekammer. Düsseldorf: Pflegekammer Nordrhein-Westfalen (https://www.pflegekammer-nrw.de/wp-content/uploads/2024/07/2024-07_10-Fragen_Kammer-kompakt_Web.pdf. Zugriff am 12.09.2024).

Roßbruch R (2013). Zur rechtlichen Zulässigkeit von Pflegekammern unter besonderer Berücksichtigung der Aspekte Pflichtmitgliedschaft, Versorgungswerk, Aufgabenübertragung sowie deren Sinnhaftigkeit. In: Pflegerecht, 17. Jg., Heft 9, 530–542.

Schwinger A (2016). Die Pflegekammer: Eine Interessenvertretung für die Pflege? Jacobs K, Kuhlmey A, Greß S, Klauber J., Schwinger A (Hrsg.). Pflege-Report 2016. Schwerpunkt: Die Pflegenden im Fokus. Stuttgart: Schattauer, S. 109–125.

Stemmer R, Büker C, Holle B, Köpke S & Sirsch E (2019). Der Beitrag der Deutschen Gesellschaft für Pflegewissenschaft angesichts zukünftiger Herausforderungen. Pflege & Gesellschaft. 24. Jg., Heft 1, 60–74.

TNS Infratest Sozialforschung GmbH (2013a). Meinungsumfrage zur Errichtung einer Pflegekammer in Schleswig-Holstein. Abschlussbericht. München.

TNS Infratest Sozialforschung GmbH (2013b). Bayerische Pflegekräftebefragung. Abschlussbericht. München.
ver.di (2017). Sechs Argumente gegen die Errichtung einer Pflegekammer in NRW. Düsseldorf: ver.di Landesbezirk NRW (https://duessel-rhein-wupper.verdi.de/themen/nachrichten/++co++db131e06-a946-11e7-ba89-525400b665de; Zugriff am 12.09.2024).

Zum Weiterlesen – Entwicklung in Deutschland

DBfK (2024). Pflegeberufekammern. Berlin: Deutscher Berufsverband für Pflegeberufe. https://dbfk.de/de/berufspolitik/pflegeberufekammern/index.php#. Zugriff am 15.09.2024).
DBfK (o.J.). Wer vertritt wen? Berufsverband-Gewerkschaft-Pflegeberufekammer. https://www.dbfk.de/media/docs/newsroom/publikationen/Wer_vertritt_wen-Flyer_Verband-Gewerkschaft-Kammer_DBfK_2021.pdf Zugriff am 20.09.2024).
Stemmer R, Büker C, Holle B, Köpke S & Sirsch E (2019). Der Beitrag der Deutschen Gesellschaft für Pflegewissenschaft angesichts zukünftiger Herausforderungen. Pflege & Gesellschaft. 24. Jg., Heft 1, 60–74.

6 Perspektiven der akademischen Pflege

Christa Büker

Der Akademisierungsprozess der Pflege setzte in Deutschland – im Vergleich zur internationalen Entwicklung – mit einer erheblichen zeitlichen Verzögerung ein. Ziel des Kapitels ist es zunächst, den mühsamen Entstehungsprozess und seine Besonderheiten nachzuzeichnen, denn anders als in anderen Ländern erfolgte die Akademisierung nicht von »unten nach oben«, sondern von »oben nach unten«. Dabei soll auch auf die Folgen dieser Entwicklung aufmerksam gemacht werden, die bis heute zu spüren sind. Im Mittelpunkt der Ausführungen stehen jedoch die Chancen, die sich mit einer akademischen Erstausbildung in der Pflege ergeben. Es werden Einsatzfelder hochschulisch ausgebildeter Pflegender aufgezeigt und die damit eng verbundene Frage nach dem optimalen Qualifikationsmix in der Pflege behandelt. Schließlich sollen die mit Abschluss eines Bachelorstudiums sich eröffnenden Möglichkeiten einer weiterführenden Qualifizierung auf Masterebene dargelegt werden, die neue Perspektiven eröffnen und zu einer weiteren Steigerung der Attraktivität des Pflegeberufs beitragen.

Praxisbeispiel

Lisa Kayser[9] steht kurz vor dem Abschluss ihres Bachelorstudiums in der Pflege. Anschließend möchte sie zunächst ein paar Jahre Berufserfahrung sammeln, um eventuell später noch ein Masterstudium zu absolvieren. Momentan weiß sie noch nicht so genau, wo sie nach dem Studium arbeiten möchte. Lisa hat sowohl ein Angebot von einem ambulanten Intensivpflegedienst als auch von einem Krankenhaus für eine Tätigkeit auf der Stroke Unit. In dem ambulanten Dienst soll sie aufgrund ihrer akademischen Qualifikation mit einem 25 %igen Stellenanteil im Qualitätsmanagement tätig werden und zu 75 % in der direkten Patientenversorgung arbeiten. Auf der Stroke Unit wurde Lisa angeboten, sich an der dortigen Arbeitsgruppe zur Einführung evidencebasierter Pflegemaßnahmen zu beteiligen. Insbesondere solle sie dabei die Aufgabe der Recherche und Analyse pflegewissenschaftlicher Studien übernehmen.

---

9 Fiktiver Name

Beide Stellenangebote interessieren Lisa sehr, da sie eine Wertschätzung ihrer im Studium erworbenen Kompetenzen wahrnimmt. Wichtig ist ihr jedoch, dass sie in Kontakt mit kranken und pflegebedürftigen Menschen bleibt. Daher stört es Lisa sehr, wenn sie – wie gerade in der letzten Woche wieder passiert – im Bekanntenkreis auf das Vorurteil stößt, sie habe ja nur studiert, um anschließend »weg vom Patienten« in eine Führungsposition zu wechseln. »Wer soll denn dann noch pflegen?« hat eine ehemalige Schulkollegin gefragt. »Wir brauchen doch Indianer, nicht nur Häuptlinge!« Bereits zu Beginn ihres Studiums ist sie diesem Stereotyp begegnet, wenn sie erzählt hat, dass sie ihre Ausbildung nicht an einer Berufsfachschule, sondern an einer Hochschule absolviert. Lisa weiß, dass in der Bevölkerung immer noch große Unwissenheit über die Bedeutung eines pflegebezogenen Studiums herrscht. Aber auch bei bereits langjährig examinierten KollegInnen hat sie dies wahrgenommen. Zwar gibt es inzwischen einige BachelorabsolventInnen in der Praxis, der »Mehrwert« der akademischen Ausbildung wird jedoch vielfach nicht wahrgenommen, leider auch von einigen Pflegedirektionen nicht.

Einen noch größeren Informationsmangel stellt Lisa Kayser fest, wenn sie von ihren Plänen eines späteren Masterstudiums berichtet. Dann wolle sie doch sicherlich in die Wissenschaft, hat kürzlich bei ihrem letzten Praxiseinsatz ein Stationsleiter zu ihr gesagt. Lisa hat ihm erklärt, dass es mittlerweile in Deutschland auch Masterstudiengänge für eine erweiterte Pflegepraxis im Sinne von Advanced Nursing Practice gibt und man anschließend als Pflegeexperte für die Bearbeitung hochkomplexer Pflegesituationen auf wissenschaftlicher Basis qualifiziert ist. Zu ihrer großen Freude hat der Stationsleiter ein hohes Interesse an ihren Erläuterungen gezeigt und sie gebeten, auf der nächsten Teamsitzung über die Möglichkeiten und Perspektiven einer akademischen Qualifizierung zu berichten.

6.1 Entwicklung der Akademisierung der Pflege in Deutschland

Im Vergleich zu anderen Ländern blickt die Entwicklung der Akademisierung der Pflege in Deutschland erst auf eine relativ kurze Zeitspanne zurück. Vieles bleibt noch zu tun, dennoch konnten auch Erfolge verzeichnet werden. Im Folgenden wird die Entwicklung von den 1980er Jahren bis in die heutige Zeit in ihren wesentlichen Meilensteinen nachgezeichnet.

6.1.1 Die Anfänge

Erste Akademisierungsbemühungen in Ost und West

Die Akademisierung der Pflege in Deutschland setzte Ende der 1980er-Jahre ein. Zwar gab es zuvor bereits zaghafte Bemühungen zur Akademisierung, diese waren jedoch von vielen Rückschlägen begleitet und scheiterten nicht zuletzt am Widerstand der eigenen Berufsgruppe und Pflegeorganisationen (Bartholomeyczik 2017; Schaeffer 1999). Etwas anders stellte sich die Entwicklung in der ehemaligen DDR dar. Hier gab es bereits seit 1963 die Akademisierung der Pflegelehrerbildung in Form eines Studiums der Medizin- und Pflegepädagogik an der Humboldt-Universität zu Berlin (Bartholomeyczik 2017; Krampe 2009). Außerdem gab es in Ost-Berlin und Halle-Wittenberg den Studiengang Diplom-Krankenpflege, der für Leitungsaufgaben qualifizierte. Nach der Wende wurden diese Studiengänge modifiziert oder umgewandelt (Bartholomeyczik 2011).

Ausschlag für die Etablierung von Pflegestudiengängen in Deutschland gab die längst überfällige Erkenntnis, dass die Qualifikationsprofile der Pflege mit den Herausforderungen des gesellschaftlichen Wandels (demographische Entwicklung, Zunahme von Multimorbidität etc.) (► Kap. 1.3) nicht mehr Schritt halten konnten und dringend einer Modernisierung bedurften (Schaeffer 1999). Auch innerhalb der Pflegeorganisationen kam es zu einem Wandel im Meinungsbild zur akademischen Qualifizierung (Krampe 2009). Schließlich gelang mit der Einrichtung einer ersten pflegewissenschaftlichen Professur an der Fachhochschule Osnabrück der

Durchbruch in Richtung Akademisierung

Durchbruch in Richtung Akademisierung. Berufen wurde Ruth Schröck, die zuvor als Professorin für Pflege in Schottland gelehrt hatte. Sie baute in Osnabrück den ersten Diplomstudiengang für das Pflegemanagement auf, der 1991 an den Start ging. An der Fachhochschule Fulda und an der Fachhochschule Frankfurt wurden 1994 auf Initiative von Hilde Steppe, Leiterin des Referats »Pflege im Gesundheitswesen« im hessischen Ministerium für Gesundheit und später Professorin für Pflegewissenschaft, erstmalig grundständige Pflegestudiengänge eingerichtet (Ulmer et al., 2014). In den Folgejahren nahm die Akademisierung der Pflege einen enormen Aufschwung. Gab es zu Beginn der 1990er-Jahre nur einen einzigen Pflegestudiengang, waren es am Ende des Jahrzehnts bereits mehr als 50. Dabei wurden fast ausschließlich Studiengänge für Pflegemanagement und Pflegepädagogik geschaffen, die vorwiegend an Fachhochschulen bzw. Hochschulen für angewandte Wissenschaften angegliedert waren. An einigen wenigen Universitäten gründeten sich außerdem pflegewissenschaftliche Studiengänge (Schaeffer 2002; Schaeffer 1999). Befördert wurde die Entwicklung durch eine Veröffentlichung der Robert Bosch Stiftung (1992). In ihrer Denkschrift »Pflege braucht Eliten« fasste sie zusammen, warum die Hochschulqualifikation für leitende und lehrende Pflegefachpersonen und der Aufbau von Pflegewissenschaft und -forschung notwendig sind. Ferner unterbreitete sie konkrete Vorschläge für Konzeptionen der Studiengänge. Nicht nur in der sich entwickelnden pflegewissenschaftlichen Community, sondern auch in der Hochschullandschaft fand die Veröffentlichung große Aufmerksamkeit.

Als Besonderheit des bis hierher geschilderten Akademisierungsprozesses erfolgte in Deutschland – anders als in anderen Ländern – die Akademisierung nicht »von unten nach oben« (beginnend mit der Ausbildung), sondern »von oben nach unten« (beginnend mit der Führungsebene). Voraussetzung für die Aufnahme eines Studiums waren in aller Regel eine bereits abgeschlossene Berufsausbildung sowie eine mehrjährige Berufserfahrung. Die AbsolventInnen der Studiengänge Pflegemanagement und Pflegepädagogik übernahmen anschließend Führungspositionen oder Stabstellen im Management von Krankenhäusern sowie Lehraufgaben an Berufsfachschulen. Einige wenige, die ein pflegewissenschaftliches Studium absolviert hatten, strebten eine wissenschaftliche Karriere an Fachhochschulen und Universitäten an. Nahezu alle akademisierten Pflegenden mündeten damit in patientenferne Handlungsfelder ein und entfernten sich von der direkten Pflegepraxis. In der Praxis entstand auf diese Weise der (nicht von der Hand zu weisende) Eindruck, dass ein Studium den Ausstieg aus der Pflege einleitet. Dieser Eindruck verfestigte sich in den nächsten Jahrzehnten und wirkt bis heute nach. Auch die akademisch *ausgebildeten* Pflegenden sehen sich mitunter mit dem »Vorwurf« konfrontiert, sie würden auf Dauer ja doch nicht »am Patientenbett« bleiben wollen.

Akademisierung zunächst von Lehr- und Leitungsfunktionen

Mit der Akademisierung von Leitungs- und Lehrfunktionen war die Hoffnung auf Veränderungen der Qualität der Pflege an der Basis verbunden (Robert Bosch Stiftung 1992). Die AbsolventInnen sollten als »Change Agents« wirken, die einen umfassenden Entwicklungs- und Veränderungsprozess in der Pflege einleiten und steuern. Rasch wurde allerdings deutlich, dass dies eine Überforderung der letztlich immer noch kleinen Gruppe akademisierter Pflegender darstellte, die von ihren mannigfaltigen Aufgaben in Management und Lehre weitgehend absorbiert wurden. Die Konzentration auf eine Qualifizierung für Aufgaben im Pflegemanagement und in der Pflegepädagogik wirkte Schaeffer zufolge sogar professionalisierungshemmend, da faktisch nur Teilbereiche der Pflege von der Akademisierung erreicht wurden (Schaeffer 2011, S. 31). Immer mehr setzte sich die Einsicht durch, dass ein Qualifizierungsschub in der Versorgung von pflegebedürftigen Menschen nur mit einer Modernisierung der *Pflegeausbildung* in Richtung Generalistik und Akademisierung einhergehen konnte. Eine weitere Publikation der Robert Bosch Stiftung (2000) mit dem Titel »Pflege neu denken« mahnte ebenfalls eine Reform der Pflegeausbildung an, wie sie in anderen Ländern längst üblich war.

Akademisierung »von oben« als Hemmnis der Professionalisierung

6.1.2 Akademisierung der Pflegeausbildung als Modellstudiengänge

Es dauerte noch bis zum Inkrafttreten des Gesetzes über die Berufe in der Krankenpflege (Krankenpflegegesetz) im Jahr 2004, in dem durch eine

Weg frei für eine Akademisierung der Ausbildung

gesetzliche Öffnungsklausel (§ 4 Abs. 6 KrPflG) der Weg frei wurde für eine Akademisierung der Ausbildung in Form von Modellstudiengängen.

Rasche Angebotsentwicklung

Die ersten *ausbildenden* Bachelorstudiengänge gingen ab 2004 an den Start. In den Folgejahren entwickelten sich an etlichen Hochschulstandorten in Deutschland entsprechende Angebote, zumeist als Modellstudiengänge mit dualen Strukturen, d. h. gemeinsam mit Pflegeschulen und in Kooperation mit Praxiseinrichtungen (Krankenhäuser, Pflegeheime, Ambulante Pflegedienste). Erklärtes Ziel der neuen Studiengänge war nun eine Qualifizierung für Aufgaben in der *patientennahen* Versorgung. Nahezu alle Studiengänge ermöglichten den gleichzeitigen Erwerb eines Berufsabschlusses entsprechend den Ausbildungsgesetzen in der Pflege und eines berufsbezogenen Bachelorabschlusses. Die Studierenden verfügten damit über einen Doppelstatus als »Auszubildende« und »StudentIn«.

Ziel: Akademisierungsquote von 10–20 %

Auch der *Wissenschaftsrat* mahnte eine Förderung der hochschulischen Pflegeausbildung an (Wissenschaftsrat 2012). Er war der Auffassung, »dass eine Weiterentwicklung der bestehenden beruflichen Ausbildungsmöglichkeiten nicht ausreicht, um den mit besonders komplexen Aufgaben betrauten Teil der Beschäftigten in den Gesundheitsfachberufen angemessen für ihre Tätigkeit zu qualifizieren« (ebd., S. 78). Vielmehr hielt er eine hochschulische Ausbildung für erforderlich und riet dazu, »das in komplexen Aufgabenbereichen der Pflege- und der Therapieberufe sowie der Geburtshilfe tätige Fachpersonal künftig an Hochschulen auszubilden« (ebd., S. 78). Empfohlen wurde eine Akademisierungsquote von zukünftig 10 bis 20 % eines Ausbildungsjahrgangs.

Wissenschaftsrat

Der Wissenschaftsrat ist eines der wichtigsten wissenschaftspolitischen Beratungsgremien in Deutschland. Er berät die Bundesregierung und die Regierungen der Länder in allen Fragen der inhaltlichen und strukturellen Entwicklung der Hochschulen, der Wissenschaft und der Forschung.

Heterogenität der Studiengänge

Auffallend war von Beginn an die Heterogenität der dualen Bachelorstudiengänge und das Fehlen einer »stimmigen Gesamtkontur« (Schaeffer 2011, S. 32), wie auch eine Befragung der *Dekanekonferenz Pflegewissenschaft* ergab (Lademann et al. 2016). Zwar bestand eine hohe Übereinstimmung hinsichtlich der Qualifikationsziele, jedoch unterschieden sich die Studiengänge insbesondere hinsichtlich ihrer Strukturen. So variierte beispielsweise die Studiendauer zwischen sechs und elf Semester. Die Ausbildung begann in den meisten Studiengängen ab dem ersten, teilweise aber auch erst ab dem zweiten Ausbildungsjahr. Eine Mehrheit der Hochschulen kooperierte mit schulischen Ausbildungseinrichtungen. Der dadurch notwendige intensive Austauschprozess der verschiedenen Lernorte erfolgte in vielfältiger und unterschiedlicher Weise, z. B. durch Arbeitskreise, Gremien und Konferenzen, Praxisbesuche oder eigene Praxisreferate. Die Gesamtverantwortung für die berufliche Ausbildung lag zumeist bei den kooperierenden Berufsfachschulen. Die Einbindung der Hochschulen in die praktische Ausbildung zeigte sich sehr unterschiedlich, von sehr stark bis gar nicht. Dementsprechend waren auch die meisten Hochschulen nicht an der beruflichen Abschlussprüfung beteiligt (ebd.).

Angesichts der Unübersichtlichkeit der Studiengangskonzeptionen und der damit erschwerten Vergleichbarkeit der Studienabschlüsse empfahl die *Dekanekonferenz Pflegewissenschaft* dringend eine bundeseinheitliche Regelung der hochschulischen Pflegeausbildung. Auch die Verortung der Berufszulassung bei den Berufsfachschulen wurde kritisch diskutiert. Vielmehr wurde dafür plädiert, die Verantwortung für die staatliche Berufszulassungsprüfung im Rahmen eines Pflegestudiums in die Hände der jeweiligen Hochschule zu geben (Lademann et al. 2016).

6.1.3 Gesetzliche Grundlage für ein primärqualifizierendes Pflegestudium

Mit dem Pflegeberufegesetz (▶ Kap. 1.4.3) endete ab 2020 die Zeit der Modellstudiengänge in Deutschland. Erstmalig wurde eine bundesgesetzliche Grundlage für ein *primärqualifizierendes Pflegestudium* an Fachhochschulen bzw. Hochschulen für angewandte Wissenschaften und Universitäten geschaffen. Damit war die Option einer hochschulisch fundierten pflegerischen Qualifikation gemäß internationalen Gepflogenheiten auch für Deutschland gesetzlich festgeschrieben.

Pflegeberufegesetz

Bald nach Inkrafttreten des Pflegegesetzes zeigte sich jedoch, dass die mit der Gesetzesreform verknüpfte Hoffnung, junge Menschen mit Hochschulzugangsberechtigung zu einem Pflegestudium zu bewegen, sich nicht erfüllte. Angesichts fehlender Vergütung der Praxiseinsätze, die in nahezu ebenso hohe Maß zu leisten sind wie in der berufsfachschulischen Ausbildung, wurden die vorhandenen Studienplätze kaum zur Hälfte ausgeschöpft und ein nicht unerheblicher Teil der Studierenden brach das Studium nach kurzer Zeit wieder ab. In einer ersten Analyse stellte das Bundesinstitut für Bildung (BIBB) mit dem BIBB-Pflegepanel fest, dass im Frühjahr 2021 wahrscheinlich zwischen 379 und 554 Personen an einer primärqualifizierenden Hochschule mit dem Ziel ›Pflegefachfrau/Pflegefachmann mit Bachelorabschluss‹ studierten (Meng et al. 2022).

Barrieren der Primärqualifizierung

Erhebliche Schwierigkeiten bestanden für die Hochschulen in der Suche nach Kooperationspartnern, bei denen die Studierenden ihre Praxiseinsätze absolvieren konnten, da keine Refinanzierung der verpflichtenden 10-prozentigen Praxisanleitung vorgesehen war. Die Hochschulen beklagten ferner eine unzureichende Unterstützung beim Auf- und Ausbau der Studiengänge, der mit einem erheblichen Investitionsbedarf (z. B. Einrichtung von Skills Labs) und der Notwendigkeit einer personellen Aufstockung einherging. Verbände der Pflege und Pflegewissenschaft, unter anderem die Deutsche Gesellschaft für Pflegewissenschaft und der Deutsche Pflegerat, forderten mehrfach eine rasche Behebung diese Defizite (DGP 2023; DGP/DPR 2021).

6.1.4 Pflegestudiumstärkungsgesetz

Pflegestudiumstärkungsgesetz

Eine Reaktion der Politik erfolgte mit dem Pflegestudiumstärkungsgesetz (PflegeStudStG), welches Ende 2023 in Kraft trat (▶ Kap. 1.4.3). Seit 2024 ist das Pflegestudium wieder als duales Studium angelegt. Die Hochschulen schließen Kooperationsverträge mit Trägern der praktischen Ausbildung. (u. a. Krankenhäuser, Pflegeheime, Ambulante Pflegedienste) und die Studierenden schließen für die gesamte Dauer des Studiums einen Ausbildungsvertrag mit einer der kooperierenden Einrichtungen. Damit sind sie ArbeitnehmerInnen und erhalten eine monatliche Vergütung durch den Träger der praktischen Ausbildung. Die Einrichtungen wiederum haben Anspruch auf eine Finanzierung aus dem Ausgleichsfond.

Eine weitere mit dem Pflegestudiumstärkungsgesetz vorgenommene Änderung bezieht sich auf die Berufsbezeichnung. Statt »Pflegefachfrau« oder »Pflegefachmann« kann auch die nicht binäre Berufsbezeichnung »Pflegefachperson« gewählt werden.

Übertragung heilkundlicher Aufgaben

Von erheblich größerer Bedeutung ist allerdings die im Gesetz festgelegte Neuerung im § 37 PflStudStG, dass hochschulisch qualifizierte Pflegende zukünftig heilkundliche Aufgaben übernehmen dürfen. Die Möglichkeit zur Übertragung von Heilkundeaufgaben gab es bereits seit 2012 im Rahmen von Modellvorhaben nach § 63 Abs. 3c SGB V, wurde jedoch kaum genutzt. Auch mit der im Jahr 2021 eingeführten Verpflichtung nach § 64d SGB V zur Durchführung mindestens eines Modellvorhabens pro Bundesland konnte kein Durchbruch erzielt werden.

Mit der Gesetzesänderung werden nun ab 2025 spezifische und erweiterte Kompetenzen für eine selbstständige Ausübung von Heilkunde verbindlich in das primärqualifizierende Studium integriert. Dies gilt für die Bereiche »Diabetische Stoffwechsellage«, »Chronische Wunden« und »Demenz«, für die durch eine Fachkommission »Standardisierte Module zum Erwerb erweiterter Kompetenzen zur Ausübung heilkundlicher Aufgaben« entwickelt wurden (Fachkommission nach § 53 Pflegeberufegesetz 2022). Damit ist ein erster Schritt hin zu einer gezielten Anpassung der Aufgaben und Verantwortlichkeiten getan, um den sich verändernden Anforderungen des Gesundheitswesens gerecht zu werden. Zu klären wird noch sein, wie die konkrete Umsetzung erfolgt, wenn die ersten AbsolventInnen in die Praxis eintreten, ebenso die Modalitäten der leistungsrechtlichen Abrechnung dieser Tätigkeiten in der Regelversorgung. Entsprechende Regelungen deuten sich mit einer weiteren Gesetzesinitiative für ein Pflegekompetenzgesetz.

Pflegekompetenzgesetz

Ziel ist eine stärkere Nutzung der Kompetenzen von Pflegefachpersonen und eine Stärkung ihrer Befugnisse in der Versorgung. So sollen beispielsweise Pflegefachpersonen die Möglichkeit erhalten, in bestimmten Bereichen Pflegehilfsmittel und andere Hilfsmittel zu empfehlen. Die Beteiligungsrechte bei Entscheidungsprozessen im Pflegebereich sollen geregelt und die Rolle der Prävention gestärkt werden. Das parlamentarische Gesetzgebungsverfahren ist auf dem Weg; die weitere Entwicklung bleibt abzuwarten.

6.2 Pflegeausbildung international

Die Pflegeausbildung stellt sich international ausgesprochen heterogen dar. Weitgehend einheitlich ist allerdings die Verortung der Ausbildung an Hochschulen sowie die generalistische Grundausbildung. Spezialisierungen und Ausdifferenzierungen erfolgen in der Regel erst *nach* der allgemeinen Pflegeausbildung oder im letzten Jahr der Ausbildung. Dies geschieht durch Weiterbildungen oder eine weiterführende Akademisierung auf Masterebene. Die in Deutschland übliche Aufteilung in drei Pflegeberufe (Gesundheits- und Krankenpflege, Gesundheits- und Kinderkrankenpflege, Altenpflege) gibt es in dieser Form in anderen Ländern nicht. Im Gegensatz zu Deutschland gibt es jedoch in vielen Ländern unterschiedliche Qualifikationsabstufungen innerhalb des Pflegepersonals. So gibt es verschiedene HelferInnenqualifikationen und einen deutlich höheren Anteil von Pflegehilfskräften am Gesamtpersonal. Die HelferInnenausbildungen dauern unterschiedlich lang. Es gibt ein- bis zweijährige Ausbildungen, aber auch Qualifikationsmaßnahmen mit einer Dauer von wenigen Wochen oder Monaten.

Internationale Verortung der Pflegeausbildung auf Hochschulebene

Der International Council of Nurses hat dies im Jahr 2008 zum Anlass genommen, ein orientierendes Rahmenpapier für die 129 Mitgliedsländer des ICN zu entwickeln (»ICN Nursing Care Continuum Framework and Competencies«), in dem die folgenden fünf Qualifikationsstufen mit ihren jeweiligen Kompetenzen definiert werden (ICN 2008, S. 6 f):

Qualifikationsstufen in der Pflege – Rahmenmodell des ICN

- *Nursing Support Worker (SW):* Hierbei handelt es sich um eine Unterstützungsfunktion in der direkten Pflege im Pflegeheim, Krankenhaus oder häuslichen Setting. Reguläre Anforderungen an die Qualifizierung oder die Zulassung gibt es nicht, in der Regel handelt es sich um angelernte HelferInnen für einfache Tätigkeiten. Nursing Support Worker arbeiten unter Aufsicht und Anleitung von ausgebildeten Pflegenden. Es gibt vielfältige Bezeichnungen für diese Funktion, wie beispielsweise Auxiliary Worker, Assistive Worker, Personal Care Worker oder Nurses Aide.
- *Enrolled Nurse (EN):* Die nächste Qualifikationsstufe ist die Enrolled Nurse, eine PflegeassistentInnenfunktion mit einer ein- bis zweijährigen Ausbildung, ähnlich unserer PflegehelferInnenausbildung. Auch sie arbeitet in der direkten Patientenversorgung unter der Aufsicht einer ausgebildeten Pflegenden, verfügt jedoch über klar definierte Aufgabenbereiche. Andere Bezeichnungen für eine Enrolled Nurse sind bei-

spielsweise Trained Practical Nurse, Registered Nurse Assistant oder Licensed Practical Nurse.
- *Registered Nurse (RN):* Die Registered Nurse entspricht am ehesten unserem deutschen Staatsexamen in der Pflege. Allerdings handelt es sich im internationalen Raum um eine generalistische Ausbildung, die zumeist an Hochschulen absolviert wird und zu einem Bachelor Degree in Nursing führt. Für die Berufszulassung bedarf es der anschließenden Registrierung bei der zuständigen Pflegekammer (Nursing Board). Die Registered Nurse bzw. Licenced Nurse arbeitet autonom oder in einem Team, mit klar definierten Aufgaben. Sie ist verantwortlich für die Steuerung des Pflegeprozesses, die Beratung und Anleitung der PatientInnen, die Koordinierung der Pflege sowie die Überwachung der PflegeassistentInnen.
- *Specialist Nurse (SN):* Eine Specialist Nurse verfügt – basierend auf einer Grundausbildung und anschließenden Zusatzqualifikationen – über spezielle Kenntnisse in einem bestimmten Bereich, z. B. als Breast Care Nurse, Parkinson Disease Nurse Specialist, MS Nurse Specialist oder Diabetes Nurse. Wesentliche Aufgaben liegen in der Beratung und Anleitung von PatientInnen.
- *Advanced Practice Nurse (APN):* Die Advanced Practice Nurse ist eine Pflegefachperson, die auf Grundlage einer akademischen Zusatzqualifikation – in der Regel ein Masterstudium – in einem spezifischen Versorgungsbereich autonom arbeitet. Sie verfügt über ein komplexes ExpertInnenwissen, die Fähigkeit zur Entscheidungsfindung und klinische Kompetenzen für eine erweiterte pflegerische Praxis. Es ist ihnen in einem gewissen Umfang erlaubt, PatientInnen selbst zu behandeln sowie Medikamente und Therapiemaßnahmen zu verschreiben. In verschiedenen Ländern gibt es unterschiedliche Bezeichnungen für die ANP, wie Nurse Practitioner, Clinical Nurse Specialist oder Consultant Nurse.

Das Rahmenmodell des ICN bedarf der Anpassung auf den jeweiligen nationalen Kontext mit seinen lokalen Besonderheiten, gesetzlichen Bestimmungen und unterschiedlichen Berufsgruppen, die in der Pflege tätig sind. Im deutschsprachigen Raum erfolgte eine Adaption des Modells durch den Österreichischen Gesundheits- und Krankenpflegeverband (ÖGKV 2011).

6.2.1 Pflegeausbildung in den USA

Verschiedene Möglichkeiten der pflegerischen Grundausbildung

Ebenso wie in Deutschland stellt die Pflege auch in den USA die größte Berufsgruppe im Gesundheitswesen dar. Es gibt verschiedene Ausbildungsstufen, die große Übereinstimmung mit dem oben erläuterten Kategoriensystem des ICN zeigen. Voraussetzung für die Absolvierung einer pflegerischen Grundausbildung ist der erfolgreiche Abschluss einer mindestens 12-jährigen Schulbildung, d. h. der Erwerb des High School Diploma (Koch 2012). Anschließend gibt es drei Möglichkeiten, eine pflegerische Grundausbildung zu absolvieren:

- Eine dreijährige Ausbildung an einer klinikeigenen Schule zum Erlangen eines *Nursing Diploma*,
- eine zwei- bis dreijährige Ausbildung an einem Community College zum Erlangen eines *Associate Degree in Nursing* (die Absolvierung ist mit dem Erwerb von Credit Points verbunden, die bei einem eventuellen späteren Bachelorstudium angerechnet werden können),
- die Absolvierung eines Bachelorstudiums, welches in der Regel vier Jahre dauert und mit dem *Bachelor of Science in Nursing* (BSN) abschließt.

Auch in den USA sind alle drei Ausbildungswege generalistisch angelegt. Nach der anschließenden Berufszulassung über die Pflegekammer des jeweiligen Bundesstaates dürfen die AbsolventInnen den Titel der »Registered Nurse« tragen. Die beliebteste Form der Ausbildung ist die Absolvierung eines Bachelorstudiums. Erwähnt werden muss allerdings, dass die ersten Pflegestudiengänge in den USA bereits vor etwa einhundert Jahren errichtet wurden (Kuhlmey et al. 2011). Inzwischen sind mehr als 80 % der Pflegefachpersonen in den USA akademisch ausgebildet (Aiken et al. 2018). Dies trägt dazu bei, dass der Pflegeberuf in den Vereinigten Staaten ein hohes Ansehen und einen hohen gesellschaftlichen Status genießt. Dies spiegelt sich auch im Gehaltsniveau, welches deutlich höher als hierzulande liegt. Auch andere Länder können eine hohe Akademisierungsquote in der Pflege vorweisen, beispielsweise die Niederlande mit 45 %, Großbritannien und Schweden sogar mit 100 % (Lehmann et al. 2019).

Generalistik der Pflegeausbildung in den USA

6.2.2 Pflegeausbildung in Europa

In einer Studie des Bundesministeriums für Bildung und Forschung, der sogenannten »GesinE-Studie« (BMG 2014), erfolgte in einer vergleichenden Analyse eine Bestandsaufnahme der Ausbildung in 16 Gesundheitsfachberufen in den Ländern Deutschland, Frankreich, Großbritannien, Österreich und den Niederlanden. Im Hinblick auf die Ausbildung in der Pflege zeigte sich auch bei dieser Untersuchung, dass die in Deutschland zu findende Aufteilung in drei Pflegeberufe in anderen Ländern Europas so nicht existiert. In *Frankreich* und *Großbritannien* kennt man nur *eine* Pflegeausbildung. In Frankreich können anschließend Spezialisierungen durch Weiterbildungen oder vertiefende Studienmöglichkeiten erworben werden. In Großbritannien werden innerhalb der Ausbildung Vertiefungen bzw. Differenzierungen in vier Richtungen angeboten: Erwachsenenpflege (adult nursing), Kinderkrankenpflege (children's nursing), Psychiatrische Pflege (mental health nursing) und Lernbehindertenpflege (learning disability nursing). In den *Niederlanden* gibt es zwei Ausbildungen: eine Ausbildung im sekundären Bildungssektor (»Verpleegkundige MBO«) und eine Ausbildung im tertiären Bildungssektor (»Verpleegkundige HBO«).

Ergebnisse der GesinE-Studie

Beide Ausbildungen sind zu Beginn breit angelegt, anschließend können verschiedene Vertiefungsrichtungen gewählt werden. Lediglich in *Österreich* gibt es – ähnlich wie in Deutschland – drei Berufe (Allgemeine Gesundheits- und Krankenpflege, Kinder- und Jugendlichenpflege, Psychiatrische Gesundheits- und Krankenpflege). Hier erfolgte allerdings in 2016 eine Änderung des Gesundheits- und Krankenpflegegesetzes (GuKG) mit dem Ziel der Anpassung des Berufsbildes an den EU-Raum. Die bisherige Diplomausbildung in der Gesundheits- und Krankenpflege wurde in den tertiären Sektor angehoben; seit 2024 werden Pflegefachpersonen nur noch an Hochschulen ausgebildet (Potzmann 2024).

<small>Pflegerische Grundausbildung (fast) überall in Europa im tertiären Bildungsbereich</small>

Mit der vorgenommenen Novellierung des Gesundheits- und Krankenpflegegesetzes in Österreich ist die Pflegegrundausbildung nun in fast allen europäischen Staaten (Ausnahmen Deutschland und Luxemburg) in den tertiären Bildungsbereich gehoben. Als Voraussetzung wird ein zwölfjähriger Bildungsabschluss erwartet. Zwar mahnt die GesinE-Studie an, die im sekundären Bildungssektor angesiedelte deutsche Ausbildung nicht unterzubewerten (BMG 2014). Gleichzeitig weisen die Ergebnisse der Untersuchungen auf Schwächen und Verbesserungsmöglichkeiten der bisherigen Ausbildung hin, die eine Weiterentwicklung in Richtung hochschulische Qualifikation nahelegen.

6.3 Qualifikationsmix in der Pflege

Seit der Jahrtausendwende lässt sich eine intensive Diskussion um den optimalen Qualifikationsmix in der Pflege feststellen. Angesichts zunehmender Personalengpässe in der Pflege, steigender Kosten der Gesundheitsversorgung und gleichzeitiger Forderung nach mehr Qualität, wird eine Lösung der Probleme u. a. in der Optimierung der qualifikatorischen Zusammensetzung des Pflegepersonals gesehen. Häufig genannt in diesem Zusammenhang werden die Begriffe *Skill-Mix* und *Grade-Mix*, die seit dem World Health Report 2000 populär geworden sind (WHO 2000; Buchan/Dal Poz 2002).

> **Skill-Mix**
>
> Skill (engl.) = Fähigkeit; Skill-Mix beschreibt die unterschiedlichen Berufserfahrungen und individuellen Fähigkeiten und Fertigkeiten von Mitarbeitenden.

Grade-Mix

Grade (engl.) = Rang; Grade-Mix beschreibt die unterschiedlichen Ausbildungen und Zusatzqualifikationen, die Mitarbeiterinnen und Mitarbeiter mitbringen.

Unter Beachtung der unterschiedlichen Skills und Grades in einem Team soll eine Personalplanung vorgenommen werden, die sich durch einen idealen Mix von Kompetenzen für eine bedarfsgerechte und qualitativ hochwertige Pflege auszeichnet. Hintergrund ist der Gedanke, eine Veränderung der vielfach üblichen »Alle machen alles«-Kultur in der Pflege (Ludwig et al. 2012, S. 30) einzuleiten, hin zu einer Arbeitsorganisation, bei der jeder entsprechend seiner Eignung eingesetzt wird. So kann es zum Beispiel darum gehen, »einfache« Aufgaben wie Servicetätigkeiten, Reinigungsarbeiten, Versorgung mit Verbrauchsmaterialien etc. auf Assistenzpersonal zu übertragen, sodass die Pflegefachpersonen sich stärker auf ihre Kernaufgaben konzentrieren können (DBfK 2011). Eine solche Übertragung von Aufgaben auf Assistenzpersonal ist allerdings nicht nur mit Chancen, sondern auch mit Risiken verbunden (▶ Tab. 6.1):

Herstellung eines idealen Kompetenz-Mix

Chancen	Risiken
Konzentration der Fachkräfte auf Kernaufgaben	Deprofessionalisierung
Zeitgewinn für komplexe Pflegetätigkeiten	Zunahme von Schnittstellen
Entlastung	Arbeitsverdichtung, »Atempausen« entfallen
Professionalisierung	Kommunikationsdefizite
Verantwortungszuwachs	Kompetenzüberschätzung/ -überschreitung
Klare Zuständigkeitsregelungen	Haftungsrisiko
Linderung des Fachkräftemangels	Eingespielte Abläufe werden verändert
Mehr Servicequalität	Assistenten sind weniger flexibel einzusetzen
Personalentwicklung für geeignete Assistenten	Kontaktzeit Fachkraft/PatientIn sinkt
Ökonomische Spielräume	Fehlendes PatientInnenfeedback für Fachkräfte
Neues Berufsfeld bei breit angelegter Qualifizierung	Sinkende Versorgungsqualität, Mängel in der Patientensicherheit
Assistenzausbildung kann auf spätere Fachausbildung angerechnet werden	Verdichtung komplexer Aufgaben für Führungskräfte

Tab. 6.1: Chancen und Risiken der Übertragung von Aufgaben auf Assistenzpersonal (DBfK 2011, S. 37)

Bedeutung eines angemessenen Personalschlüssels

Unter Beachtung der Chancen und Risiken sollte eine Neuverteilung von Aufgaben nicht ohne intensive Vorüberlegungen vorgenommen werden. So bedarf es im Vorfeld einer gründlichen Analyse der Abläufe innerhalb einer Station bzw. eines Bereiches, der Definition von Aufgabenfeldern sowie der Festlegung von Zuständigkeiten und Verantwortlichkeiten. Es gilt außerdem, trotz einer veränderten Aufgabenzuschreibung die Kontinuität der Versorgung, die PatientInnensicherheit und die Versorgungsqualität zu gewährleisten. Dazu bedarf es eines angemessenen Personalschlüssels, nicht nur in quantitativer, sondern auch in qualitativer Hinsicht. Verschiedene internationale Studien zeigen bereits seit etlichen Jahren, dass es in der Krankenhausversorgung einen engen Zusammenhang zwischen der Anzahl und der Qualifikation von Pflegefachpersonen und dem Auftreten von Komplikationen (wie nosokomialen Infektionen, Stürzen, Dekubitusgeschwüren, Medikationsfehlern) gibt (Aiken et al. 2018; Griffiths et al. 2014; Hugonnet et al. 2007). Auch im Hinblick auf die Mortalität von Patienten lassen sich Studien identifizieren, die einen statistisch signifikanten Zusammenhang zwischen der Mortalität und der Qualifikation der Pflegenden aufzeigen. So hat die RN4Cast-Studie (Registered Nurse Forecasting in Europe) ermittelt, dass eine bessere Stellenbesetzung und ein höherer Skill-Mix beim Pflegepersonal mit einer geringeren Mortalität bei den Patienten einhergeht (Aiken et al. 2016; Aiken et al. 2014; Needleman et al. 2011).

Oberstes Ziel: Patientenorientierung und hohe Pflegequalität

Bei Betrachtung derartiger empirischer Belege kann es bei der Debatte um einen veränderten Qualifikationsmix in der Pflege nicht einzig darum gehen, sich auf eine Verlagerung von bestimmten Tätigkeiten auf geringer qualifiziertes Personal zur Entlastung der examinierten Pflegenden zu fokussieren (Stemmer et al. 2017). Vielmehr bedarf es einer Zusammensetzung des Pflegepersonals, die eine patientInnenorientierte und qualitativ hochwertige Versorgung sicherzustellen vermag. Dazu gehören gestufte Kompetenzprofile und Qualifikationen mit Assistenzpersonal, berufsfachschulisch ausgebildeten Pflegenden, hochschulisch ausgebildeten Pflegenden mit Bachelorabschluss und MasterabsolventInnen.

Forderung des SVR: Neuverteilung von Aufgaben im Gesundheitswesen

Die Frage nach einem optimalen Qualifikationsmix in der Pflege berührt auch die Diskussion um eine grundsätzliche Aufgabenneuverteilung im Gesundheitswesen. Häufig wird diese Diskussion verkürzt geführt, indem sie sich vor dem Hintergrund des ÄrztInnenmangels insbesondere im ländlichen Raum in erster Linie auf die Übertragung von ärztlichen Aufgaben auf Pflegefachpersonen beschränkt. Von den Berufsverbänden wird diese Entwicklung kritisch betrachtet, denn eine Delegation, bei der die Verantwortung letztlich beim Arzt bzw. bei der Ärztin verbleibt, mag zwar zu einer Entlastung der ÄrztInnen beitragen, führt jedoch nicht zu mehr Autonomie für die Pflege. Gefordert ist vielmehr eine Neuordnung der Gesundheitsberufe und eine Neuverteilung von Aufgaben im Gesundheitswesen, wie vom *Sachverständigenrat Gesundheit und Pflege (vormals Sachverständigenrat zur Begutachtung der Entwicklung im Gesundheitswesen)* bereits vor zwei Jahrzehnten und seither immer wieder in seinen Gutachten angemahnt hat (SVR 2024; SVR 2014; SVR 2007).

> **Sachverständigenrat Gesundheit**
>
> Der Sachverständigenrat Gesundheit und Pflege ist ein Gremium, welches dem Bundesministerium für Gesundheit zugeordnet ist. Er wurde erstmalig im Jahr 1985 einberufen, damals noch unter dem Namen »Sachverständigenrat für die Konzertierte Aktion im Gesundheitswesen«. Im Jahr 2004 erfolgte die Umbenennung in »Sachverständigenrat zur Begutachtung der Entwicklung im Gesundheitswesen« (SVR Gesundheit). Im Jahr 2022 wurde explizit festgestellt, dass der SVR auch für die Begutachtung der Entwicklung in der Pflege zuständig ist und heißt seither »Sachverständigenrat für Gesundheit und Pflege«. Die Tätigkeit des Sachverständigenrates beruht auf der Rechtsgrundlage des Paragrafen 142 SGB V. Seine Aufgabe ist die Erstellung regelmäßiger Gutachten zur Entwicklung der gesundheitlichen Versorgung mit ihren medizinischen und wirtschaftlichen Auswirkungen. Er unterbreitet Vorschläge für den Abbau von Versorgungsdefiziten und zeigt Möglichkeiten zur Weiterentwicklung des Gesundheitswesens auf. Die Gutachten werden im Abstand von zwei Jahren erstellt und anschließend dem Bundesministerium für Gesundheit übergeben. Das Gremium wird jeweils nur für eine bestimmte Zeit berufen. Es ist interdisziplinär zusammengesetzt und besteht aus sieben Mitgliedern. Seit etlichen Jahren gehört auch eine VertreterIn der Pflegewissenschaft dazu.

Bereits in dem Gutachten aus dem Jahr 2007 weist der Sachverständigenrat auf eine Reihe von Defiziten in unserem Gesundheitswesen hin, »die im Prozess der Entwicklung einer verbesserten Arbeitsteilung neugestaltet werden sollten:

- die Verteilung der Tätigkeiten zwischen den Berufsgruppen entspricht nicht den demographischen, strukturellen und innovationsbedingten Anforderungen,
- hinsichtlich der Arbeitsteilung zwischen den Gesundheitsberufen, insbesondere zwischen Ärzten und der Pflege, besteht ein hohes Maß an Rechtsunsicherheit,
- die interprofessionelle Standardisierung ist zu wenig ausgeprägt, wodurch Zusammenarbeit und Delegation erheblich erschwert werden,
- es zeigt sich eine nicht immer effiziente Arztzentriertheit der Krankenversorgung und
- die Ausbildungen der Gesundheitsberufe bereiten nicht adäquat auf die Zusammenarbeit mit anderen Gesundheitsberufen vor« (SVR 2007, S. 17).

Defizite der bisherigen Aufgabenverteilung

Um sich den aktuellen und zukünftigen Herausforderungen im Gesundheitssystem angemessen stellen zu können, regt der Sachverständigenrat eine verbesserte Zusammenarbeit der Gesundheitsberufe (▶ Kap. 4.3) und eine Neuaufteilung der Aufgaben im Gesundheitswesen an. Nach Ansicht des SVR könnten alle Berufsgruppen davon profitieren, indem es zu einem veränderten Selbstverständnis und einer höheren Arbeitszufriedenheit kommt. Weitere Vorteile sind außerdem neue Karrieremöglichkeiten für die nicht-ärztlichen Berufsgruppen, eine Steigerung der Attraktivität des Berufs und insbesondere eine Verbesserung der Versorgungsqualität und

Notwendigkeit einer verbesserten Zusammenarbeit der Gesundheitsberufe

Patientenzufriedenheit. Allerdings werden auch mögliche Nachteile einer Aufgabenneuverteilung nicht verschwiegen, wie beispielsweise die Entstehung neuer Schnittstellen im Gesundheitswesen, Koordinations-, Kommunikations- und Kontrollprobleme sowie Rechtsunsicherheit (SVR 2007).

6.4 Einsatzfelder hochschulisch ausgebildeter Pflegender

Beitrag akademisch ausgebildeter Pflegender in einem Pflegeteam

In der Diskussion um den »besten« Qualifikationsmix geht es auch um den Beitrag akademisch ausgebildeter Pflegender in einem Pflegeteam. Wo liegen ihre spezifischen Kompetenzen? Welche Aufgaben können sie übernehmen? Erst seit wenigen Jahren münden akademisch ausgebildete Pflegende in die Berufspraxis ein. Dabei stoßen sie sowohl beim Pflegemanagement als auch bei KollegInnen immer wieder auf Unsicherheiten in Bezug auf ihr Aufgaben- und Tätigkeitsprofil. Ferner zeigen sich mitunter Konkurrenzempfinden, fehlendes Verständnis für einen höheren Qualifikationsbedarf oder überhöhte Erwartungen an die Bachelor-AbsolventInnen.

Verschiedene Publikationen haben sich bereits seit mehr als zehn Jahren mit potenziellen Einsatzfeldern hochschulisch ausgebildeter Pflegender beschäftigt. Im Auftrag des Verbandes der Pflegedirektorinnen und Pflegedirektoren der Universitätskliniken Deutschlands e.V. (VPU) beschäftigte sich eine Arbeitsgruppe mit dieser Thematik (Grünewald et al. 2014). Am Beispiel des pflegerischen Behandlungspfads eines Patienten nach Herzinfarkt von der stationären Aufnahme bis zur Entlassung wurde dargelegt, welche Aufgaben je nach Qualifikation der Pflegenden übernommen werden können (▶ Tab. 6.2).

Tab. 6.2: Differenzierung der Aufgaben- und Qualifikationsprofile am Beispiel der pflegerischen Betreuung eines Patienten nach Herzinfarkt (Grünewald et al. 2014, S. 11)

Pflegeintervention	Bachelor (DQR 6)	3-jährig	< 3j-jährig (DQR 3)
Erstgespräch	spezifische Auswahl der Assessment-instrumente Fallsteuerung	Aufnahme Erstgespräch Pflegeplanung	Information nach Vorgaben erheben (z. B. Speisewünsche erfragen)
Schmerzmanagement	Einführung evidenzbasierter, interprofessioneller Standards und ggf. Anpassung an die Abteilung Evaluation der Umsetzung der	Erfassen der Schmerzintensität • initial • bei Komplikationen • wenn Schmerzsituation nicht kontrolliert	Erfassen der Schmerzintensität im Verlauf, aber nicht: • initial • bei Komplikationen

6.4 Einsatzfelder hochschulisch ausgebildeter Pflegender

Tab. 6.2: Differenzierung der Aufgaben- und Qualifikationsprofile am Beispiel der pflegerischen Betreuung eines Patienten nach Herzinfarkt (Grünewald et al. 2014, S. 11) – Fortsetzung

Pflegeintervention	Bachelor (DQR 6)	3-jährig	< 3j-jährig (DQR 3)
	Standards (z. B. Schmerzstatistik) Beratung und Schulung des Personals Betreuung von Patienten mit nicht regelhaftem Schmerzverlauf Konzept für Patientenedukation erarbeiten	Medikamentengabe Beobachtung von Wirkungen und Nebenwirkungen Patientenedukation	• wenn Schmerzsituation nicht kontrolliert
Stabilisierung des Kreislaufs	—	Vitalzeichenkontrolle Medikamentengabe Beobachtung von Wirkungen und Nebenwirkungen	Vitalzeichenkontrolle
Interaktion zur Krankheitsbewältigung, Reduktion von Angst, Stress	Gespräche und Interventionen in Krisen und schwierigen Situationen Fallanalyse Kollegiale Beratung	Gesprächsangebote im Kontext gesundheitlicher Einschränkungen	Alltagsgespräche
Patientenschulung und -beratung zum Umgang mit der Erkrankung	Konzept für Patientenschulung erarbeiten und anwenden (z. B. bei Herzinfarkt, Hypertonie, Übergewicht, Diabetes, Stressreduktion) Evaluation der Wirkungen	Patientenschulung und -beratung anhand bestehender Konzepte ausführen	—
Überleitung in die ambulante Versorgung	Struktur des Überleitungsberichts festlegen und mit den Beteiligten abstimmen Festlegen der Risikoindikatoren für kritische Fallkonstellation Eigenständige Betreuung von Patienten mit kritischer Fallkonstellation in der Nachsorge (u. a.	Überleitungsbericht verfassen Identifikation der Patienten mit kritischer Fallkonstellation	

Tab. 6.2:
Differenzierung der Aufgaben- und Qualifikationsprofile am Beispiel der pflegerischen Betreuung eines Patienten nach Herzinfarkt (Grünewald et al. 2014, S. 11) – Fortsetzung

Pflegeintervention	Bachelor (DQR 6)	3-jährig	< 3j-jährig (DQR 3)
		Telefonkontakt, Sprechstunde)	

Stellungnahme von DPR und DGP

Auch der Deutsche Pflegerat und die Deutsche Gesellschaft für Pflegewissenschaft widmeten sich dem Thema. In einer gemeinsamen Stellungnahme werden folgende Einsatzfelder für Bachelor-AbsolventInnen aufgeführt:

Aufgaben für Bachelor-AbsolventInnen (DPR & DGP 2014, S. 3):

- »Auswahl von Assessmentinstrumenten, Festlegung von Abläufen von Erstgesprächen (Assessment, Erstgespräch, Pflegeplan), Klinische Pfade
- Prozesssteuerung im Sinne der primären Pflegeverantwortung, bettseitige Fallsteuerung
- Einzelfallorientierte Interventionen in hochkomplexen Pflegesituationen
- Mitwirkung bei der Entwicklung und Verantwortung für die Umsetzung evidenzbasierter und/oder interprofessioneller einrichtungsspezifischer Leitlinien/Standards
- Patientenschulungen konzipieren, einführen und deren Wirksamkeit evaluieren
- Identifikation/Bewertung von Fachliteratur für die Evidenzbasierung von Standards, Fortbildungen etc. sowie die Integration neuer Erkenntnisse in die Praxis
- Evaluation des Behandlungs- und Betreuungsverlaufes mit Anpassung der Ziele und Interventionen
- Einschätzung und Festlegung des pflegerischen Versorgungs- und Betreuungsbedarfs; Beratung, Anleitung und Information von pflegebedürftigen Menschen und ihrer Angehörigen (nach SGB XI)
- Anleitung von Eltern, Angehörigen und Bezugspersonen im Umgang mit komplexen krankheits- und therapiebedingten Anforderungen der Patienten aller Altersstufen
- Entwicklung und Auswertung einrichtungsspezifischer statistischer Erhebungen (z. B. Schmerz, Sturz, Dekubitus)
- Verantwortliche Begutachtung pflegerischer Versorgung und Betreuung im ambulanten und stationären Versorgungsfeld
- Koordination häuslicher teilstationärer und stationärer Pflegearrangements.«

Die Übernahme von Führungsaufgaben unmittelbar nach dem Studium wird zumeist kritisch gesehen (DBfK 2016). Hierzu bedarf es neben einer gewissen Berufserfahrung und Neigung zu derartigen Aufgaben weitergehender Kompetenzen, wie beispielsweise Kenntnisse in Personalwesen, Betriebswirtschaft und Organisationsmanagement. Damit wird jedoch nicht ausgeschlossen, dass im weiteren Verlauf der beruflichen Karriere Führungspositionen angestrebt werden können.

Unterstützung der beruflichen Einmündung durch das Pflegemanagement

Ohne die Unterstützung der beruflichen Einmündung von akademisch ausgebildeten Pflegefachpersonen durch das Pflegemanagement wird es nur schwer gelingen, die spezifischen Kompetenzen der AbsolventInnen gewinnbringend für alle Seiten einzusetzen. Führungspersonen in Gesundheits- und Pflegeeinrichtungen sind daher aufgerufen, im Rahmen der strategischen Personalentwicklung Überlegungen zum gezielten Einsatz der Bachelor-AbsolventInnen zu treffen. In verschiedenen Publikationen – u.a. einem Positionspapier des DBfK (2016) sowie einer gemeinsamen Stellungnahme des Deutschen Pflegerats und der Deutschen Gesellschaft für Pflegewissenschaft (DPR & DGP 2014) – wurden Vorschläge zu Strategiemaßnahmen und hilfreiche Strukturen unterbreitet, die hier zusammenfassend dargestellt werden:

- Entwicklung eines Strategieplans durch die oberste Unternehmensebene zum Einsatz von akademisch qualifizierten Pflegefachpersonen
- Implementierung in einem geplanten Projekt mit im Vorfeld definierten Bedarfen und mit klaren Projektzielen
- Implementierung zunächst in einer begrenzten Zahl von Bereichen (2–4 Stationen)
- Herstellung von Transparenz über die Kompetenzen der AbsolventInnen
- Schaffung von Akzeptanz in den Teams und auf allen Ebenen (Abteilungen, Stationen, Wohnbereiche), u.a. durch Einbindung aller Pflegenden, durch Personalentwicklung und Qualifizierungschancen für alle pflegerischen MitarbeiterInnen
- Klare Definition der Aufgaben, Rollen und Kompetenzen der akademisch qualifizierten Pflegefachpersonen
- Förderung der Zusammenarbeit und des gegenseitigen Austauschs der unterschiedlich qualifizierten Pflegenden (z.B. durch Fallbesprechungen, Journal Club, Qualitätszirkel), u.a. zur Beförderung des Transfers von Studienergebnissen in die pflegerische Praxis
- Schaffung von attraktiven Arbeitsbedingungen für akademisch ausgebildete Pflegefachpersonen, die Handlungsspielräume und -autonomie für den Einsatz ihrer Kompetenzen in der Pflegepraxis eröffnen
- Vernetzung der Bachelor-AbsolventInnen untereinander in einer Einrichtung
- Schaffung von Zugangsmöglichkeiten zu wissenschaftlichen Publikationen
- Schaffung von zeitlichen Ressourcen im Arbeitsalltag zur Literatursichtung und Konzeptentwicklung für die direkte Pflege.

Die Einsatzmöglichkeiten und Arbeitsfelder für akademisch ausgebildete Pflegende sind breit gestreut und werden sich in den nächsten Jahren weiter herausbilden. Mit entsprechender Unterstützung kann eine gewinnbringende Eingliederung der HochschulabsolventInnen in die verschiedenen Gesundheitseinrichtungen gelingen. Dazu bedarf es allerdings vor Ort einer Neudefinition pflegerischer Tätigkeitsprofile und einer Veränderung tradierter Strukturen (vpu 2016). Verantwortliche im Pflegemanagement, die sich dieser Aufgabe nicht stellen, werden auf Dauer den Versorgungsbedarfen ihrer Klientel nicht mehr gerecht und müssen Wettbewerbsnachteile befürchten.

Breite Einsatzmöglichkeiten

Akademisierungsquote

Wie bereits erwähnt, empfiehlt der Wissenschaftsrat eine Akademisierungsrate in den Pflegeberufen von 10–20 % (Wissenschaftsrat 2012, S. 85). Bislang ist Deutschland von dieser Empfehlung weit entfernt, wie eine Untersuchung von Tannen et al. (2016) zur Einbindung von Pflegefachpersonen mit Hochschulabschlüssen an deutschen Universitätskliniken feststellt. In dem Survey, der auf einer Befragung von 24 der insgesamt 32 Universitätskliniken und Medizinischen Hochschulen in Deutschland beruht, wurde eine Quote von 1 % für in der direkten PatientInnenversorgung arbeitende akademisch ausgebildete Pflegefachpersonen ermittelt. Auch eine neuere Untersuchung, die bereits erwähnte HQG*plus*-Studie, ermittelt eine Akademisierungsquote in der Pflege von lediglich 3,2 %, bezogen auf die primärqualifizierenden Pflegestudiengänge von 0,43 % (Wissenschaftsrat 2022) (▶ Kap. 6.1). Um die angestrebte Quote in absehbarer Zeit überhaupt erreichen zu können, bedarf es nicht nur eines Ausbaus der Studienangebote, sondern auch eines Arbeitsmarktes, der den AbsolventInnen positiv gegenübersteht.

6.5 Weiterqualifizierung auf Masterebene

Gestuftes System der Hochschulabschlüsse

Im Mittelpunkt des Bologna-Prozesses steht – wie bereits an anderer Stelle aufgezeigt – die europaweite Einführung eines einheitlichen, gestuften Systems der Hochschulabschlüsse (Bachelor, Master, Promotion). AbsolventInnen eines Bachelorstudiengangs können sich demnach bei entsprechendem Interesse in einem Masterstudiengang weiterqualifizieren. Viele Masterprogramme sind *konsekutiv*, das heißt, sie bauen auf einem Bachelor im gleichen oder eng verwandten Fach auf. Sie dienen dazu, die dort erworbenen theoretischen und wissenschaftlichen Kenntnisse zu vertiefen oder sich auf ein Schwerpunktthema zu spezialisieren. Das Studium wird in der Regel direkt im Anschluss an das Bachelorstudium aufgenommen. *Nicht-konsekutive* Studiengänge sind fachlich unabhängig und knüpfen inhaltlich nicht an den vorausgegangenen Bachelorstudiengang an. Als dritte Form gibt es *weiterbildende* Master, die berufspraktische Erfahrung nach dem Bachelorabschluss erwarten. Sie werden häufig als berufsbegleitendes Teilzeitstudium mit Präsenz- und Selbststudienelementen angeboten und können mit Gebühren belegt werden.

Qualifizierung für spezialisierte Aufgaben

Für viele spezialisierte Aufgaben in der Pflege erfolgt international eine Qualifizierung auf der Masterebene, während hierzulande berufliche Fort- und Weiterbildungen dominieren. Inzwischen gibt es jedoch auch in Deutschland pflegebezogene Masterstudiengänge, sowohl in den klassischen Bereichen Pflegepädagogik, Pflegemanagement und Pflegewissenschaft als auch in neueren Themenfeldern, wie Advanced Nursing Practice, Community Health Nursing, Palliative Care oder Intensive Care. Ferner stehen diverse gesundheitsbezogene Masterstudiengänge mit interdisziplinärer Ausrichtung zur Wahl, wie beispielsweise Public Health, Sozial- und Gesundheitsmanagement, Prävention und Gesundheitsförderung oder Beratung (Counseling). Nachfolgend soll auf das international bereits weit verbreitete Modell des Advanced Nursing Practice eingegangen werden, anschließend auf Möglichkeiten einer wissenschaftlichen Karriere in der Pflege.

6.5.1 Erweiterte Pflegepraxis – Advanced Nursing Practice

Bereits verschiedentlich wurde in diesem Buch erwähnt, dass die zunehmende Komplexität gesundheitlicher Problemlagen von PatientInnen hohe Anforderungen an die pflegerische Versorgung stellt. Für spezifische Versorgungslagen bedarf es hochqualifizierter PflegeexpertInnen mit umfangreichen, erweiterten Kompetenzen. Für das Modell einer erweiterten und vertieften Pflegepraxis wird international die Bezeichnung *Advanced Nursing Practice (ANP)* verwendet. Pflegefachpersonen, die unterschiedliche erweiterte Rollen ausfüllen, werden als *Advanced Practice Nurses* bezeichnet.

Pflegeexpertinnen für komplexe pflegerische Problemlagen

Nachfolgend wird zunächst die Definition des International Council of Nurses (ICN) zur Bezeichnung Advanced Practice Nurse vorgestellt, anschließend eine deutsche Übersetzung, wie sie u. a. vom DBfK und vom Deutschen Netzwerk APN & ANP verwendet wird.

Terminologie

> **Definition Advanced Practice Nurse**
> »An Advanced Practice Nurse (APN) is a generalist or specialized nurse who has acquired, through additional graduate education (minimum of a masters's degree), the expert knowledge base, complex decision-making skills and clinical competencies for Advanced Nursing Practice, the characteristics of which are shaped by the context in which they are credentialed to practice« (ICN 2020, S. 6).
>
> »Eine Pflegeexpertin APN ist eine Pflegefachperson, welche sich Expertenwissen, Fähigkeiten zur Entscheidungsfindung bei komplexen Sachverhalten und klinische Kompetenzen für eine erweiterte pflegerische Praxis angeeignet hat. Die Charakteristik der Kompetenzen wird vom Kontext und/oder den Bedingungen des jeweiligen Landes geprägt, in dem sie für die Ausübung ihrer Tätigkeit zugelassen ist. Ein Masterabschluss in Pflege (Nursing Science) gilt als Voraussetzung« (DBfK, ÖGKV & SBK 2013, S. 2).

Je nach Ausgestaltung des Berufsbilds finden sich auch die Bezeichnungen »Nurse Practitioner«, oder »Clinical Nurse Specialist«. Wie sich diese beiden Handlungsfelder unterscheiden, findet sich ausführlich bei Ullmann et al. (2022). Allen gemeinsam ist, dass es sich um Pflegefachpersonen mit höheren Ausbildungsanforderungen und umfangreichen Kompetenzen handelt.

Wegweisend für die Konzipierung und internationale Verbreitung von APN ist die Pflegewissenschaftlerin Ann Hamric, ehemalige Professorin der Virginia Commonwealth University School of Nursing in Richmond (Hamric et al. 2013). In vielen Ländern der Welt (beispielsweise in den USA, Kanada, Großbritannien, Schweiz, Skandinavien und den Niederlanden), gibt es bereits seit Jahrzehnten ANP-ExpertInnen (Schaeffer 2017).

Schlüsselrolle in der Gesundheitsversorgung

In den USA nehmen sie eine Schlüsselrolle in der Gesundheitsversorgung ein. Die meisten arbeiten in Einrichtungen der primären Gesundheitsversorgung (Arztpraxen und Gesundheitszentren). Zu ihren Tätigkeiten gehören u. a. Anamnese und körperliche Untersuchung, Diagnostik und Beratung bei akuten und chronischen Krankheiten, Anpassung der Medikamentenversorgung und Verschreibung von Medikamenten, Case Management. Sie führen eigene Sprechstunden durch und arbeiten in eigener Verantwortung. Auch in den Niederlanden nehmen Nurse Practitioner eigenständig und unabhängig teilweise ärztliche Aufgaben sowie Aufgaben zur Verbesserung der Versorgungsqualität wahr. Sie sind in den Bereichen Beratung, Prävention und Monitoring tätig, diagnostizieren und behandeln einfache Erkrankungen und verschreiben auch in begrenztem Maße Medikamente (Maier 2019).

ANP-Charakteristika

Eine erweiterte und vertiefte Pflegepraxis weist drei Charakteristika auf (▶ Abb. 6.1) (DBfK 2013):

- *Spezialisierung:* Die Pflegefachperson ist Expertin für die Gesundheitsprobleme einer speziellen Patientengruppe (z. B. PatientInnen mit Brustkrebs, COPD-Erkrankte, PatientInnen mit Herz- oder Stoffwechselerkrankungen) oder in einem speziellen Fachgebiet (z. B. Geriatrie, Kardiologie, Rehabilitation, familien- und gemeindenahe Pflege). Sie verfügt über vertieftes Wissen und Know-how in ihrem Spezialgebiet.
- *Erweiterung:* In steter Anpassung an veränderte PatientInnenbedürfnisse bietet eine Advanced Practice Nurse erweiterte Leistungen an, die über die traditionellen Aufgaben einer Pflegefachperson hinausgehen (z. B. körperliche Untersuchungen, Management des Therapieregimes, Gesundheitsförderung, Stärkung der Selbstmanagementkompetenzen).
- *Fortschritt:* Die Kombination von Spezialisierung und Erweiterung, die Anwendung neuester Forschungserkenntnisse und der regelmäßige Austausch über PatientInnenbelange innerhalb des interdisziplinären Teams führen zu einer Verbesserung der gesamten Versorgung und der PatientInnenergebnisse.

Weltweit hohe Autonomie von ANP-ExpertInnen

Durch die Einführung von ANP hat die Pflege in vielen Ländern der Welt ein hohes Maß an Autonomie erlangt (Schaeffer 2017), während die Implementierung in Deutschland nur zögerlich in Gang kommt. Verschiedene Verbände wie der DBfK und der Bildungsrat für Pflegeberufe sprechen sich für eine Etablierung von ANP aus. Seit 2008 bemüht sich das *Deutsche Netzwerk Advanced Practice Nursing & Advanced Nursing Practice* darum, das international anerkannte Modell in Deutschland bekannt zu machen und seine Umsetzung zu befördern (Ullmann et al. 2022). Zu den Aktivitäten des Netzwerkes gehören u. a. die Veröffentlichung von Positionspapieren sowie die Organisation eines Internationalen Kongresses APN & ANP alle zwei Jahre. Ein hoffnungsvolles Zeichen ist auch die Einrichtung von ANP-Masterstudiengängen an verschiedenen Hochschulen, die BachelorabsolventInnen die Möglichkeit zur weiterführenden Qualifizierung bieten.

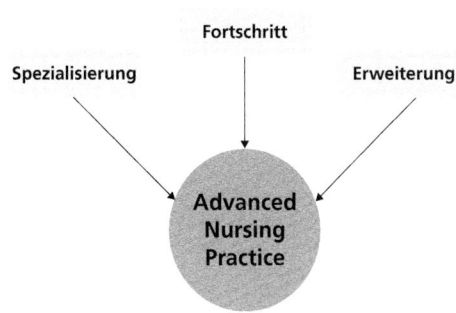

Abb. 6.1:
Charakteristika einer Advanced Nursing Practice (© DBfK 2013, S. 11)

6.5.2 Wissenschaftliche Karrierewege

Wer sich eher für eine wissenschaftliche Karriere in der Pflege interessiert, dem ist anzuraten, nach Abschluss eines Bachelorstudiums ein pflege- oder gesundheitswissenschaftliches Masterstudium aufzunehmen. An verschiedenen Universitäten und Fachhochschulen bzw. Hochschulen für angewandte Wissenschaften werden entsprechende Masterstudiengänge angeboten. Sie zeichnen sich in der Regel durch eine hohe Forschungsorientierung aus und vermitteln die notwendigen Kompetenzen zum wissenschaftsfundierten Arbeiten. Die Studierenden gewinnen Einblicke in die jeweiligen Forschungsprojekte der Hochschule und können sich ein Bild von einer Tätigkeit in der Wissenschaft machen. Mit dem Masterabschluss haben sie gute Aussichten, als wissenschaftliche Mitarbeitende an Hochschulen oder Forschungsinstituten eine Anstellung zu finden. Dort arbeiten sie in Forschungsprojekten und führen zum Teil auch Lehrveranstaltungen durch. Ein Nachteil ist, dass die meisten wissenschaftlichen Mitarbeitenden im Rahmen von Projekten lediglich befristet angestellt sind und ihre Tätigkeit mit Beendigung der Laufzeit des Projektes endet. Günstig ist es jedoch, wenn in dieser Zeit auf eine Promotion hingearbeitet werden kann.

Erwerb von Kompetenzen zum wissenschaftsfundierten Arbeiten

Sowohl konsekutive als auch nicht-konsekutive Masterstudiengänge berechtigen nach ihrem Abschluss zur *Promotion*, wenn mindestens 300 ECTS-Punkte erworben wurden. In Ausnahmefällen kann auch ein Bachelorabschluss direkt zur Promotion führen, wenn eine besondere Eignung gegeben ist, die in einer Eignungsfeststellungsprüfung ermittelt worden ist. Um zu promovieren, gilt es zunächst ein passendes Thema zu finden, mit dem man sich voll und ganz identifizieren kann. Man sollte unbedingt den eigenen Interessen folgen, da man sich für mehrere Jahre (in der Regel drei bis vier Jahre) mit diesem Thema beschäftigen wird. Im nächsten Schritt muss ein Professor oder eine Professorin einer Universität gefunden werden, die als »Doktorvater« oder »Doktormutter« die Betreuung der Dissertation übernehmen. An einigen wenigen Universitäten in Deutschland gibt es sogar Promotionsstudiengänge oder -programme speziell für Pflege- und Gesundheitswissenschaften, die den Erstellungsprozess einer Dissertation strukturiert begleiten. Gleichwohl ist die Förderung

Nächster Schritt: Promotion

pflegewissenschaftlichen Nachwuchses dringend intensivierungsbedürftig, da die Pflegewissenschaft an den deutschen Universitäten insgesamt nur schwach verankert ist (▶ Kap. 4.1.2).

Nach erfolgreicher Beendigung der Promotion und Erlangen des Doktorgrads kann eine *Post-Doc-Stelle* (Postdoktorand) angetreten werden, um im Hinblick auf eine mögliche spätere Professur weitere Forschungserfahrung zu sammeln. Um seine besondere Befähigung zum wissenschaftlichen Arbeiten in Forschung und Lehre nachzuweisen, kann außerdem eine *Habilitation* angefertigt werden.

6.6 Fazit

Trotz aller Fortschritte in Richtung Akademisierung bildet Deutschland international gesehen ein Schlusslicht. Nach wie vor ist der Anteil an akademisierten Pflegenden äußerst gering; die Empfehlung des Wissenschaftsrat nach einer Akademisierungsquote von 10–20% eines Jahrgangs wird bei weitem nicht erreicht, wie die HQG*plus*-Studie feststellte (Wissenschaftsrat 2022). Bezogen auf alle Formate der Bachelorstudiengänge mit einem auf patientInnen- und klientInnennahe Tätigkeiten ausgerichteten Studienziel beträgt die Akademisierungsquote 3,2%, bezogen auf die primärqualifizierenden Pflegestudiengänge lediglich 0,43% (Wissenschaftsrat 2022). In den kommenden Jahren wird zu beobachten sein, ob das Pflegestudiumstärkungsgesetz seinem Namen gerecht werden kann.

Trotz einer gewissen Skepsis haben sich in den letzten Jahren interessante Perspektiven für akademisch qualifizierte Pflegefachpersonen eröffnet. Die noch immer bestehenden Unsicherheiten über den Einsatz hochschulisch ausgebildeter Pflegender werden sich in den nächsten Jahren verringern, wenn immer mehr AbsolventInnen in den Arbeitsmarkt einmünden. Vor dem Hintergrund der steigenden Anforderungen an die pflegerische Versorgungsqualität und des bereits jetzt akuten Pflegepersonalmangels wäre es geradezu fahrlässig, das Potential dieser hochqualifizierten jungen Menschen ungenutzt zu lassen. Ohne adäquate Angebote werden sie ansonsten »mit den Füßen abstimmen« und sich nach Handlungsfeldern umschauen, in denen sie mit ihren Fähigkeiten wertgeschätzt werden. An die AbsolventInnen ergeht der Appell, ihre im Studium erworbenen Kompetenzen nicht zu verstecken, sondern bei Bewerbungsgesprächen mutig in die Waagschale zu werfen.

Lernaufgaben

1. Entwicklung der Akademisierung der Pflege in Deutschland erfolgte nicht von »unten nach oben«, sondern »von oben nach unten«. Welche Folgen hatte dies?

2. Welche Folgen hat die Ansiedlung von pflegebezogenen Studiengängen überwiegend an Fachhochschulen und nicht an Universitäten?
3. Was wird unter den Begriffen »Skill Mix« und »Grade Mix« verstanden?
4. Welche verschiedenen Qualifikationsstufen in der Pflege unterscheidet der International Council of Nurses (ICN)?
5. Recherchieren Sie im Internet pflegebezogene Masterstudiengänge und verschaffen Sie sich ein Bild von den verschiedenen Möglichkeiten der Weiterqualifizierung.
6. Was sind die Charakteristika einer erweiterten Pflegepraxis (Advanced Nursing Practice)?

Reflexionsaufgaben

1. In dem Fallbeispiel wird Lisa Kayser mit einem häufigen Stereotyp der Gegner einer akademischen Erstausbildung konfrontiert, nämlich dem Argument: »Wer soll denn dann noch pflegen?« Überlegen Sie, wie Sie einer solchen Äußerung begegnen.
2. In beiden Stellenangeboten wird Lisa Kayser die Perspektive geboten, ihre im Studium erworbenen Kompetenzen einzusetzen. In welchem Handlungsfeld möchten Sie demnächst arbeiten? Wie könnten Sie sich vorstellen, Ihre Fähigkeiten einzubringen?
3. Lisa Kayser interessiert sich für ein späteres Masterstudium im Bereich Advanced Nursing Practice. Bislang kommt eine Implementierung von ANP in Deutschland nur schleppend voran. Gehen Sie den Gründen dafür nach und reflektieren Sie dabei insbesondere die Gegebenheiten des bundesdeutschen Gesundheitssystems und die derzeitige Rolle der professionellen Pflege.
4. Im Fallbeispiel wird Lisa Kayser vom Stationsleiter gebeten, auf der nächsten Teamsitzung über die Möglichkeiten und Perspektiven einer akademischen Qualifizierung zu berichten. Wie würden Sie dabei vorgehen?

6.7 Literatur

Aiken LH, Ceròn C, Simonetti M, Lake T, Galiano A, Garbarini A, Soto P, Bravo D & Smith HL (2018). Hospital nurse staffing and patient outcome. Revista Médica Clínica Las Condes 29(3), S. 322–327. doi: 10.1016/j.rmclc.2018.04.011.

Aiken LH, Sloane D, Griffiths P, Rafferty A.M., Bruyneel L, McHugh M, Maier C B, Moreno-Casbas T, Ball J E, Ausserhofer D, Sermeus W (2016). Nursing skill mix in Europeans hospitals: cross-sectional study of the association with mortality, patient ratings, and quality of care. In: British Medical Journal Quality & Safety. Online Version. doi: 10.1136/bmjqs-2016–005567.

Aiken LH, Sloane DM, Bruyneel L, Van den Heede K, Griffiths P, Busse R et al. (2014). Nurse staffing and education and hospital mortality in nine European countries: a retrospective observational study. In: Lancet. 383. Jg., Heft Nr. 9931, 1823–1830.

Bartholomeyczik S (2017). Zur Entwicklung der Pflegewissenschaft in Deutschland – eine schwere Geburt. In: Pflege & Gesellschaft. 22. Jg., Heft 2, 101–118.

Bartholomeyczik S (2011). Pflegeforschung: Entwicklung, Themenstellungen und Perspektiven. In: Schaeffer D & Wingenfeld K (Hrsg.). Handbuch Pflegewissenschaft. Weinheim: Juventa, S. 67–94.

BMG (2014). Bestandsaufnahme der Ausbildung in den Gesundheitsfachberufen im europäischen Vergleich. Band 15 der Reihe Berufsbildungsforschung. Bonn: Bundesministerium für Bildung und Forschung.

Buchan J, Dal Poz M R (2002). Skill mix in the health care workforce: reviewing the evidence. In: Bulletin of the World Health Organization. 80. Jg., Heft 7, 575–580.

DBfK (2019). Advanced Practice Nursing. Pflegerische Expertise für eine leistungsfähige Gesundheitsversorgung. Berlin: Deutscher Berufsverband für Pflegeberufe (https://www.dbfk.de/media/docs/newsroom/publikationen/Advanced-Practice-Nursing-Broschuere-2019.pdf. Zugriff am 20.09.2024).

DBfK (2016). Position des DBfK zum Einsatz von primärqualifizierten Bachelor of Nursing in der Pflegepraxis. Berlin: Deutscher Berufsverband für Pflegeberufe e.V. (https://www.dbfk.de/media/docs/newsroom/dbfk-positionen/Position-BSN-Einsatz-in-Praxis_2016-07-26final.pdf f; Zugriff am 20.09.2024).

DBfK (2013). Advanced Nursing Practice. Pflegerische Expertise für eine leistungsfähige Gesundheitsversorgung. Berlin: Deutscher Berufsverband für Pflegeberufe. (https://www.dbfk.de/media/docs/newsroom/publikationen/Advanced-Practice-Nursing-Broschuere-2019.pdf; Zugriff am 20.09.2024).

DBfK (2011). Auf den Zuschnitt kommt es an … Skill Mix auf Krankenstationen – Eine Bewertung aus der Sicht der Praxis. Berlin: Deutscher Berufsverband für Pflegeberufe.

DBfK, ÖGKV & SBK (2013). Advanced Nursing Practice in Deutschland, Österreich und der Schweiz. Eine Positionierung von DBfK, ÖGKV und SBK. (https://www.dbfk.de/media/docs/newsroom/dbfk-positionen/ANP-DBfK-OeGKV-SBK_2013.pdf; Zugriff am 20.09.2024).

DGP (2023). Stellungnahme der Deutschen Gesellschaft für Pflegewissenschaft e.V. (DGP) zum Gesetzesentwurf des Pflegestudiumstärkungsgesetzes. Duisburg: Deutsche Gesellschaft für Pflegewissenschaft (https://dg-pflegewissenschaft.de/wp-content/uploads/2023/10/2023-09-23_Stellungnahme-der-DGP-zum-Gesetzentwurf-des-Pflegestudiumsstaerkungsgesetz.pdf. Zugriff am 12.09.2024).

DGP & DPR (2021). Deutsche Gesellschaft für Pflegewissenschaft und Deutscher Pflegerat zur Situation der primärqualifizierenden Pflegestudiengänge an den deutschen Hochschulen. Gemeinsames Statement. (https://dg-pflegewissenschaft.de/wp-content/uploads/2021/03/2021_03_29-Gemeinsames-Statement-DGP-und-DPR_Primaerqualifizierende-Pflegestudiengaenge.pdf. Zugriff am 15.09.2024).

DPR & DGP (2014). Arbeitsfelder akademisch ausgebildeter Pflegefachpersonen. Berlin/Duisburg: Deutscher Pflegerat e.V., Deutsche Gesellschaft für Pflegewissenschaft e.V.. (https://dg-pflegewissenschaft.de/wp-content/uploads/2023/03/2014_08_05-DGP-Papier_DPR-DGP-2014---Arbeitsfelder-akademisch-ausgebildeter-Pflegefachpersonen.pdf; Zugriff am 12.09.2024).

Fachkommission nach § 53 Pflegeberufegesetz (2022). Standardisierte Module zum Erwerb erweiterter Kompetenzen zur Ausübung heilkundlicher Aufgaben. Bonn: Bundesinstitut für Berufsbildung (https://www.bibb.de/dienst/publikationen/de/17717; Zugriff am 01.10.2024).

Genz K & von Gahlen-Hoops W (Hrsg.) (2024). Bildungsarchitektur der Pflege in Deutschland (BAPID). Bestandsaufnahme und Empfehlungen für die Pflege von morgen. Bielefeld: transcript.

Griffiths P, Ball J, Drennan J, James L, Jones J, Recio A and Simon M (2014). The association between patient safety outcomes and nurse/healthcare assistant skill mix and staffing levels and factors that may influence staffing requirements. (https://eprints.soton.ac.uk/367526/1/Safe%2520nurse%2520staffing%2520of%

2520adult%2520wards%2520in%2520acute%2520hospitals%2520evidence%2520review%25201.pdf; Zugriff am 12.09.2024).

Grünewald M, Hild T C, Jeske R, Langer S, Moullion S, Rausch A, Reimers S, Strohbücker B (2014). Einsatz akademisch ausgebildeter Pflegefachpersonen in der Praxis unter Berücksichtigung des Qualifikationsmix am Beispiel der Betreuung eines Patienten nach Herzinfarkt. Im Auftrag des VPU NRW. Berlin: Verband der Pflegedirektorinnen und Pflegedirektoren der Universitätskliniken und Medizinischen Hochschulen Deutschlands e.V.

Hamric AB, Hanson, CM & Tracy MF (2013). Advanced Practice Nursing: An integrative approach. Philadelphia: Saunders Elsevier.

Hugonnet S, Chevrolet J C, Pittet D (2007). The effect of workload on infection risk in critically ill patients. In: Critical Care Medicine. 35. Jg., Heft 1, 76–81.

ICN (2008). Nursing Care Continuum. Framework and Competencies. ICN Regulation Series. Genf: International Council of Nurses.

ICN (2020). Guidelines on Advanced Practice Nursing 2020. Genf: International Council of Nurses (https://www.icn.ch/system/files/documents/2020-04/ICN_APN%20Report_EN_WEB.pdf. Zugriff am 20.09.2024).

Institute of Medicine (2010). The Future of Nursing. Focus on Education. Washington: National Academy of Sciences.

Koch LF (2012). Pflegeausbildung in den USA: Ein Vorbild? Aufbau und Zukunftstendenzen des amerikanischen »Nursing Education«-Systems. In: PADUA. 7. Jg., Heft 3, 132–136.

Krampe E-M (2009). Emanzipation durch Professionalisierung? Akademisierung des Frauenberufs Pflege in den 1990er Jahren: Erwartungen und Folgen. Frankfurt am Main: Mabuse.

Lademann J, Latteck Ä-D, Mertin M, Müller K, Müller-Fröhlich C, Ostermann R, Thielhorn U & Weber P (2016). Primärqualifizierende Pflegestudiengänge in Deutschland – eine Übersicht über Studienstrukturen, -ziele und -inhalte. Pflege & Gesellschaft. 21. Jg., Heft 4, 330–345.

Lehmann Y, Schaepe C, Wulff I, Roßberg H & Ewers M (2019). Pflege in anderen Ländern. Vom Ausland lernen? Heidelberg: medhochzwei.

Ludwig I, Steudter E, Hulskers H (2012). Die Mischung macht's! – Erfahrungen mit neuen Berufsprofilen Pflege in der Schweiz. In: Berufsbildung in Wissenschaft und Praxis BWP. 41. Jg., Heft 6, 29–31.

Maier CB (2019). Nurse prescribing of medicines in 13 European countries. Human Resources for Health 17(95). doi: 10.1186/s12960-019-0429-6.

Meng M, Peters M, Dauer B, Hofrath C, Dorin L & Hackel M (2022). Pflegemonitoring: Hochschule – Erste Analysen des BIBB-Pflegepanels. Pflege & Gesellschaft. 27. Jg., Heft 1, 5–18.

Needleman J, Buerhaus P, Pankratz S, Leibson C L, Stevens S R, Harris M (2011). Nurse staffing and inpatient hospital mortality. In: The New England Journal of Medicine. 364. Jg., Heft 11, 1037–1045.

ÖGKV (2011). Kompetenzmodell für Pflegeberufe in Österreich. Wien: Österreichischer Gesundheits- und Krankenpflegeverband (https://jasmin.goeg.at/id/eprint/209/1/Kompetenzmodell_für_Pflegeberufe.pdf; Zugriff am 20.09.2024).

Potzmann E (2024). Spannender Change-Prozess. Pflegeausbildung in Österreich. Die Schwester/Der Pfleger. 63. Jg., Heft 4, 4–8.

Robert Bosch Stiftung (Hrsg.) (2000). Pflege neu denken. Zur Zukunft der Pflegeausbildung. Stuttgart: Robert Bosch Stiftung.

Robert Bosch Stiftung (Hrsg.) (1992). Pflege braucht Eliten. Denkschrift zur Hochschulausbildung für Lehr- und Leitungskräfte in der Pflege. Gerlingen: Bleicher.

Schaeffer D (2017). Advanced Nursing Practice – Erweiterte Rollen und Aufgaben der Pflege in der Primärversorgung in Ontario/Kanada. In: Pflege & Gesellschaft. 22. Jg., Heft 1, 18–35.

Schaeffer D (2011). Professionalisierung der Pflege – Verheißung und Realität. In: Gesundheits- und Sozialpolitik. 65. Jg., Heft 5–6, 30–37.

Schaeffer D (2002). Pflegeforschung – aktuelle Entwicklungstendenzen und -herausforderungen. In: Pflege & Gesellschaft. 7. Jg., Heft 3, 73–79.

Schaeffer D (1999). Entwicklungsstand und -herausforderungen der bundesdeutschen Pflegewissenschaft. In: Pflege. 12. Jg., Heft 3, 141–152.

Stemmer R, Remmel-Faßbender R, Schmid R, Wolke R (Hrsg.) (2017). Aufgabenverteilung und Versorgungsmanagement im Krankenhaus gestalten. Heidelberg: medhochzwei.

SVR (2024). Fachkräfte im Gesundheitswesen. Nachhaltiger Einsatz einer knappen Ressource. Gutachten 2024. Berlin: Sachverständigenrat Gesundheit & Pflege. (https://www.svr-gesundheit.de/fileadmin/Gutachten/Gutachten_2024/2._durchgesehene_Auflage_Gutachten_2024_Gesamt_bf_2.pdf. Zugriff am 15.09.2024)

SVR (2014). Bedarfsgerechte Versorgung – Perspektiven für ländliche Regionen und ausgewählte Leistungsbereiche. Gutachten 2014. Berlin: Sachverständigenrat zur Begutachtung der Entwicklung im Gesundheitswesen. https://www.svr-gesundheit.de/fileadmin/Gutachten/Gutachten_2014/Langfassung2014.pdf. Zugriff am 15.09.2024).

SVR (2007). Kooperation und Verantwortung. Voraussetzungen einer zielorientierten Gesundheitsversorgung. Berlin: Sachverständigenrat zur Begutachtung der Entwicklung im Gesundheitswesen. (https://www.svr-gesundheit.de/fileadmin/Gutachten/Gutachten_2007/Kurzfassung_2007.pdf; Zugriff am 15.09.2024).

Tannen A, Feuchtinger J. Strohbücker B, Kocks A (2016). Survey zur Einbindung von Pflegefachpersonen mit Hochschulabschlüssen an deutschen Universitätskliniken – Stand 2015. In: Zeitschrift für Evidenz, Fortbildung und Qualität im Gesundheitswesen. Online Versions. https://doi.org/10.1016/j.zefq.2016.11.002

Ullmann P, Fajardo A, Freyer S, Lehwaldt D, Pelz S, Pommersberger M, Schmitt A, Centgraf D, Hussing M & Rafler H (2022). Positionspapier – Empfehlungen für den Einsatz von Advanced Practice Nurses. Witten, Berlin: Deutsches Netzwerk APN & ANP g.e.V. & Bundesverband Pflegemanagement e.V. (https://dnapn.de/wp-content/uploads/2023/02/Thesenpapier-Advanced-Practice-Nurses.pdf; Zugriff am 20.09.2024).

Ulmer E-M, Kraushaar D, Teising M (2014). Der Fachbereich »Pflege und Gesundheit« – Von der Gründung 1993/94 bis zur Fusion im »Fachbereich 4: Soziale Arbeit und Gesundheit« 2001. Fachhochschule Frankfurt am Main, Fachbereich 4, Soziale Arbeit und Gesundheit (Hrsg.). Warum nur Frauen? 100 Jahre Ausbildung für soziale Berufe / Der Fachbereich Soziale Arbeit und Gesundheit der Fachhochschule Frankfurt am Main. S. 514–531. Frankfurt am Main: Fachhochschulverlag

vpu (Hrsg.) (2016). Implementierung von Pflegefachpersonen mit Bachelorabschluss im Krankenhaus. Leitfaden. Berlin: Verband der Pflegedirektorinnen und Pflegedirektoren der Universitätskliniken und Medizinischen Hochschulen Deutschlands e.V.

WHO (2000). Health Systems: Improving Performance. The World Health Report 2000. Genf: World Health Organization. (http://www.who.int/whr/2000/en/whr00_en.pdf; Zugriff am 20.09.2024).

Wissenschaftsrat (2022). HQGplus-Studie zu Hochschulischen Qualifikationen für das Gesundheitssystem – Update. Quantitative und qualitative Erhebungen der Situation in Studium, Lehre, Forschung und Versorgung. Köln: Wissenschaftsrat (https://www.wissenschaftsrat.de/download/2022/9541-22.pdf?__blob=publicationFile&v=17. Zugriff am 12.09.2024).

Wissenschaftsrat (2012). Empfehlungen zu hochschulischen Qualifikationen für das Gesundheitswesen. Berlin. (https://www.wissenschaftsrat.de/download/archiv/2411-12.pdf; Zugriff am 20.09.2024).

Zum Weiterlesen – Perspektiven der akademischen Pflege

Leoni-Scheiber C, Matteucci Gothe R, Müller-Staub M (2016). Die Einstellung deutschsprachiger Pflegefachpersonen gegenüber dem »Advanced Nursing Process« vor und nach einer Bildungsintervention. Quasi-experimentelle Interventionsstudie. In: Pflege. 29. Jg., Heft 1, 33–42.

Ullmann P, Fajardo A, Freyer S, Lehwaldt D, Pelz S, Pommersberger M, Schmitt A, Centgraf D, Hussing M & Rafler H (2022). Positionspapier – Empfehlungen für den Einsatz von Advanced Practice Nurses. Witten, Berlin: Deutsches Netzwerk APN & ANP g.e.V. & Bundesverband Pflegemanagement e.V. (https://dnapn.de/wp-content/uploads/2023/02/Thesenpapier-Advanced-Practice-Nurses.pdf; Zugriff am 20.09.2024).

Wissenschaftsrat (2022). HQG*plus*-Studie zu Hochschulischen Qualifikationen für das Gesundheitssystem – Update. Quantitative und qualitative Erhebungen der Situation in Studium, Lehre, Forschung und Versorgung. Köln: Wissenschaftsrat (https://www.wissenschaftsrat.de/download/2022/9541-22.pdf?__blob=publicationFile&v=17. Zugriff am 12.09.2024).

Register

A

Advanced Nursing Practice 22
Akademisierung der Pflege 80
Akademisierungsquote 164
Altenpflegegesetz 35

B

Berufliche Haltung 65
Berufsbezeichnung 36, 72, 118
Berufsgesetz 35
Berufsordnung 146
Berufsverband 119, 133

C

Caring 95
Clinical Nurse Specialist 179

D

Dachorganisation 141
Dachverband 137
Distance Caregiving 32

E

Edukative Aktivitäten 20
Ethikkodex 135

G

generalistische Ausbildung 36
Gewerkschaft 133

H

Hilde-Steppe-Archiv 51
Historische Pflegeforschung 50
Hypurgie 77

I

Interprofessionelle Ausbildung 122
Interprofessionelle Zusammenarbeit 24

K

Karrieremöglichkeiten 24
Krankenpflegeausbildung 71
Krankenpflegegesetz 35, 51, 72

L

Laienpflege 33
Leibliche Kommunikation 96

M

Masterstudiengänge 22

N

Notes on Nursing 75, 77
Nurse Practitioner 179

P

Pflegearrangement 32
Pflegebedürftigkeit 28, 30, 118
Pflegeberufereformgesetz 19
Pflegeethik 104
Pflegeforschung 50
Pflegekammer 133, 143
Pflegeprozess 18
Pflegerische Selbstverwaltung 132
Pflegestudiengänge 79
Pflegeversicherung 118
Pflegeversicherungsgesetz 28
Pflegewissenschaft 75, 78, 79, 116, 140
Primary Nursing 19
Profession 115

Professionelle Sorge 95
Professionelles Handeln 18

R

Rahmenberufsordnung 33
Registrierung 145

S

Settings 17, 18
Sonderweg der Pflege 66

V

Vorbehaltsaufgaben 36

Anhang

ICN-Ethikkodex für Pflegende 2021

(ICN 2021, mit freundlicher Genehmigung des DBfK, Berlin)

Der Ethikkodex ist online frei verfügbar unter https://www.dbfk.de/media/docs/newsroom/publikationen/ICN_Code-of-Ethics_DE_WEB.pdf oder dem angegebenen QR-Code.